U0339502

Series Editor:Salomão Faintuch

Ripal T. Gandhi / Suvranu Ganguli

Interventional Oncology

介入肿瘤学

主　编　〔美〕　里帕尔·T.甘地
　　　　　　　　苏万奴·甘古力

主　译　孙军辉

主　审　滕皋军

天津出版传媒集团

天津科技翻译出版有限公司

著作权合同登记号：图字：02-2016-149

图书在版编目（CIP）数据

介入肿瘤学 / （美）里帕尔·T. 甘地
(Ripal T. Gandhi)，（美）苏万奴·甘古力
(Suvranu Ganguli) 主编；孙军辉主译 . — 天津：天
津科技翻译出版有限公司，2020.4
书名原文：Interventional Oncology
ISBN 978-7-5433-3954-5

Ⅰ. ①介… Ⅱ. ①里… ②苏… ③孙… Ⅲ. ①肿瘤—
介入性治疗 Ⅳ. ① R730.5

中国版本图书馆 CIP 数据核字 (2019) 第 164658 号

Copyright © 2016 of the original English language edition by Thieme Medical
Publishers,Inc.,New York,USA.
Original title:
Interventional Oncology by Ripal T. Gandhi/Suvranu Ganguli
Series editor:Salomão Faintuch

中文简体字版权属天津科技翻译出版有限公司。

授权单位：Thieme Medical Publishers,Inc.
出　　版：天津科技翻译出版有限公司
出 版 人：刘子媛
地　　址：天津市南开区白堤路 244 号
邮政编码：300192
电　　话：022-87894896
传　　真：022-87895650
网　　址：www. tsttpc. com
印　　刷：山东临沂新华印刷物流集团有限责任公司
发　　行：全国新华书店
版本记录：787mm×1092mm　16 开本　14 印张　300 千字
　　　　　2020 年 4 月第 1 版　2020 年 4 月第 1 次印刷
　　　　　定价：128.00 元

（如发现印装问题，可与出版社调换）

译者名单

主　审

　　滕皋军　东南大学附属中大医院

主　译

　　孙军辉　浙江大学医学院附属第一医院

译　者　（按姓氏汉语拼音排序）

　　艾　静　浙江大学医学院附属第二医院

　　陈圣群　浙江大学医学院附属第一医院

　　范卫君　中山大学附属肿瘤医院

　　郭晓华　金华市中心医院

　　纪建松　丽水市中心医院

　　林征宇　福建医科大学附属第一医院

　　聂春晖　浙江大学医学院附属第一医院

　　王宝泉　浙江大学医学院附属第一医院

　　王宏亮　浙江大学医学院附属第一医院

　　吴安乐　宁波市第一医院

　　余子牛　浙江大学医学院附属第一医院

　　张岳林　浙江大学医学院附属第一医院

　　赵振华　绍兴市人民医院

　　周坦洋　浙江大学医学院附属第一医院

　　朱统寅　浙江大学医学院附属第一医院

编者名单

Fereidoun Abtin, MD
Associate Professor
UCLA Department of Radiological Sciences
David Geffen School of Medicine
Los Angeles, California

Muneeb Ahmed, MD
Chief
Division of Vascular and Interventional Radiology
Beth Israel Deaconess Medical Center
Assistant Professor of Radiology
Harvard Medical School
Boston, Massachusetts

Shawn Ahmed, MD, PhD
Clinical Fellow
Vascular and Interventional Radiology
Massachusetts General Hospital
Boston, Massachusetts

Karen Brown, MD
Professor of Radiology
Weill-Cornell Medical College
Cornell University
Attending Physician
Interventional Radiology
MH Member
Memorial Sloan Kettering Cancer Center
New York, New York

Matthew Brown, MD
Resident
Department of Radiology
University of Colorado School of Medicine
Anschutz Medical Campus
Aurora, Colorado

Matthew R. Callstrom, MD, PhD
Professor of Radiology
Mayo Clinic College of Medicine
Rochester, Minnesota

Arash Eftekhari, MD, FRCPC
Department of Radiology
University of British Columbia
Department of Radiology
Vancouver General Hospital
Vancouver, British Columbia
Canada

Salomão Faintuch, MD, MSc—SERIES EDITOR
Assistant Professor of Radiology
Beth Israel Deaconess Medical Center
Boston, Massachusetts
Harvard Medical School
Clinical Director of Interventional Radiology

Ripal T. Gandhi, MD, FSVM—EDITOR
Attending Physician
Vascular and Interventional Radiology
Miami Cardiac and Vascular Institute
Associate Clinical Professor
Herbert Wertheim College of Medicine at Florida
    International University
Assistant Clinical Professor
University of South Florida School of Medicine
Miami, Florida

Suvranu Ganguli, MD—EDITOR
Associate Chief of Interventional Radiology
Co-Director, Center for Image-Guided Cancer Therapy
Massachusetts General Hospital
Assistant Professor of Radiology
Harvard Medical School
Boston, Massachusetts

Scott Genshaft, MD
Assistant Professor
Radiology
UCLA Department of Radiological Sciences
David Geffen School of Medicine
Los Angeles, California

Debra A. Gervais, MD
Division Chief
Abdominal Imaging
Department of Radiology
Massachusetts General Hospital
Boston, Massachusetts

Rajan K. Gupta, MD
Assistant Professor
Department of Radiology
University of Colorado School of Medicine
Anschutz Medical Campus
Aurora, Colorado

Antonio Gutierrez, MD
Assistant Professor, Radiology
UCLA Department of Radiological Sciences
David Geffen School of Medicine
Los Angeles, California

Steven L. Hsu, MD, MBA
Assistant Professor
Radiology
University of Texas Southwestern Medical Center
Dallas, Texas

Sanjeeva P. Kalva, MD, FSIR
Chief
Interventional Radiology
Associate Professor of Radiology
University of Texas Southwestern Medical Center
Dallas, Texas

Darren Klass, MD, PhD
Clinical Assistant Professor
University of British Columbia
Division of Interventional Radiology
Vancouver General Hospital
Vancouver, British Columbia
Canada

Matthew J. Kogut, MD
Assistant Professor
Interventional Radiology
University of Washington
Seattle, Washington

A. Nicholas Kurup, MD
Assistant Professor of Radiology
Mayo Clinic College of Medicine
Rochester, Minnesota

Edward Wolfgang Lee, MD, PhD
Assistant Professor
Interventional Radiology
UCLA Department of Radiological Sciences
David Geffen School of Medicine
Los Angeles, California

Riccardo Lencioni, MD, FSIR, EBIR
Professor and Director
Division of Diagnostic Imaging and Intervention
Pisa University Hospital and School of Medicine
Pisa, Italy

David Liu, MD, FRCPC, FSIR
Clinical Associate Professor
Department of Radiology
University of British Columbia
Vancouver Imaging LLC
Vancouver, British Columbia
Canada

Charles McGraw, MD, MBA
Fellow
Miami Cardiac and Vascular Institute
Miami, Florida

Prasoon P. Mohan, MD, MRCS (Eng.)
Clinical Instructor
Vascular and Interventional Radiology
University of Miami/Miller School of Medicine
Miami, Florida

Govindarajan Narayanan, MD
Chief
Vascular and Interventional Radiology
Associate Professor of Clinical Radiology
Program Director
Vascular Interventional Radiology Fellowship
University of Miami
Miller School of Medicine
Miramar, Florida

Rahmi Oklu, MD, PhD
Assistant Professor of Radiology
Harvard Medical School
Interventional Radiologist
Massachusetts General Hospital
Boston, Massachusetts

Siddharth A. Padia, MD
Associate Professor
Interventional Radiology
University of Washington
Seattle, Washington

Elena N. Petre, MD
Senior Research Scientist
Department of Radiology
Memorial Sloan Kettering Cancer Center
Section of Interventional Radiology
New York, New York

Charles E. Ray Jr., MD, PhD
Professor
Department of Radiology
University of Illinois at Chicago
Chairman of Radiology
University of Illinois Medical Center
Chicago, Illinois

Paul J. Rochon, MD
Assistant Professor, Radiology
University of Colorado School of Medicine
Anschutz Medical Campus
Aurora, Colorado

Constantinos Sofocleous, MD, PhD, FSIR, FCIRSE
Professor of Radiology
Weill-Cornell Medical College
Cornell University
Attending Physician, Interventional Radiology
MH Member
Memorial Sloan Kettering Cancer Center
New York, New York

Robert Suh, MD
Professor, Clinical Radiology
Director, Diagnostic Radiology Training Program
Director, Thoracic Interventional Services
University of California, Los Angeles
UCLA Department of Radiological Sciences
David Geffen School of Medicine
Ronald Reagan UCLA Medical Center
Los Angeles, California

Avnesh S. Thakor, BA, MA, MSc, MD, PhD, MB, BChir, FHEA, FRCR(IR)
Assistant Professor
Division of Interventional Radiology, Department of Radiology
Lucile Packard Children's Hospital and Stanford University Medical Center
Stanford, California

Raul N. Uppot, MD
Assistant Professor
Harvard Medical School
Director, Abdominal Imaging Fellowship
Associate Director, Harvard Medical School Core Radiology Clerkship
Boston, Massachusetts

Aradhana M. Venkatesan, MD
Associate Professor, Term Tenure Track
Section of Abdominal Imaging
Department of Diagnostic Radiology
MD Anderson Cancer Center
Houston, Texas

Bradford J. Wood, MD
Chief
Interventional Radiology
Director
Center for Interventional Oncology, Radiology and Imaging Sciences
NIH Clinical Center and National Cancer Institute
National Institutes of Health
Bethesda, Maryland

Omar Zurkiya, MD, PhD
Instructor
Division of Interventional Radiology
Massachusetts General Hospital
Harvard Medical School
Boston, Massachusetts

中文版序言

　　肿瘤性疾病是严重危害人类身心健康的头号杀手,其发病率、检出率逐年提高,制约着国家和社会的发展。围绕着各种肿瘤性疾病的诊疗方法,医生们也在不断地探索、尝试和创新,并取得了长足的进步。介入诊疗在这种大背景下应运而生,到本世纪初已经发展成为肿瘤诊疗中的主要手段,其特点是微创、精准、恢复快、可重复性强、不良反应少。

　　未来的医学发展方向必将是多学科协作诊疗模式,介入诊疗很好地填补了传统内科、外科之间的空白和不足,并迅速加入到攻克肿瘤这座大山的队伍中。

　　浙江大学医学院附属第一医院孙军辉教授组织十余名年轻专家参与翻译了这本《介入肿瘤学》,在国际、国内这都是一部较为全面、通俗的肿瘤介入诊疗专著。全书共 13 章,囊括了常见的肿瘤性疾病及其主要的介入诊疗方法等内容。本书实用性强,许多观点和方法都是作者长期工作的经验积累和创新总结。在当前医学飞速发展、病患日益增多的多重压力下,本书有望起到肿瘤介入治疗实践手册和指南的作用。

　　医学是人学,需要耐心、恒心,还要有爱心,希望我们的年轻医生可以不畏艰难,为除人类之病痛做出更多、更大的贡献。

中文版前言

　　介入医学经过几十年的发展，在各个方面均取得了令人瞩目的成就，尤其是在肿瘤介入诊疗领域，不断革新的技术和更新的理念，以及日新月异的创新发明，让越来越多的肿瘤患者获得良好的生活质量和长久生存。

　　我国的介入诊疗工作较国外起步稍晚，起点低、条件差，但是在几代专家学者们的不懈努力下，我们迎头赶上，逐步缩小了差距。我国是人口大国，患者基数大、病种繁多，在介入手术方面，我国不但在数量上已经独占鳌头，手术质量也已居于世界领先水平。

　　但就全国范围而言，介入诊疗技术仍然参差不齐，大医院人满为患，小医院门可罗雀。随着人民生活水平的提高，对健康的需求越来越迫切，习近平总书记更是将"健康中国"上升为国家战略，我们一线医务工作者无疑是上阵先锋。

　　目前市面上的专业书籍虽然较多，但水平良莠不齐。本书是一本关于肿瘤方面的介入诊疗临床指南，由美国多家医学中心的多位资深介入诊疗专家编写而成，论述了肝癌、肾癌、肺癌及结直肠癌等多种疾病的介入诊疗方案，以及最新的前沿进展，内容翔实，贴近临床实践，紧跟前沿。

　　很高兴邀请到国内多位中青年介入学专家学者参与本书的翻译工作。本书共 13 章，介绍了不同疾病的介入治疗适应证、禁忌证、介入治疗技术、方法、疗效、并发症等内容，并附以相应的图片及参考文献，适合介入诊疗及相关专业的临床人员参考。

　　由于本书译者较多，叙述风格各异，谬误与不足之处在所难免，恳请诸位批评指正。

孙军辉

系列前言

几十年来,临床实践者们一直在研读介入放射学领域数千页的经典著作。然而,我们迫切需要的是精炼、主题简明、以临床为导向的指南来帮助临床医生以及学生们掌握工作中的关键技术。我们设计了一套便携的纸质书,可以很方便地应用于临床、工作间和病房。

《介入放射学临床实践指南系列》丛书,对于住院医师、研究员、执业医师,以及正在从事或者对介入放射学领域感兴趣的高年资医师,都是极为有用的。本书的各个章节系统地阐述了各种治疗方法的适应证、禁忌证、患者选择、术前准备、手术操作技术、术后管理和随访、不良反应和并发症、临床数据和结果以及主要的参考文献。

介入肿瘤学在过去的 20 年中发展迅速,被一些专业视为自己的亚专业。我很欣慰地看到无论是传统的介入肿瘤学还是新近的研究进展以及操作技术都能在本书中很好地呈现。

本书主编 Suvranu Ganguli 和 Ripal Gandhi 教授,与介入肿瘤学领域的杰出作者和思想领袖们一起完成了一件很完美的作品。

我们希望读者朋友们能够通过《介入放射学临床实践指南系列》丛书,利用一种集中的、省时的方式找到一些新的、提高的方法,去掌握介入操作技术和临床诊疗技术。

Salomão Faintuch,医学博士,理学硕士
《介入放射学临床实践指南系列》丛书编辑
贝斯以色列女执事医学中心放射学助理教授
波士顿,马萨诸塞州
哈佛医学院介入放射学临床主任

序 言

　　我很荣幸被邀请为《介入肿瘤学》作序。在介入放射学领域内,介入肿瘤学的发展是最为迅速的,而且在我看来,在过去的 10 年里,癌症患者的临床治疗方面也取得了最重要的发展。随着介入治疗的发展和革新,本书将为患者提供多种不同的治疗方式。

　　介入肿瘤学不是一个简单的领域,它强调临床治疗和各种技术考量并重。事实上,我认为在未来几年内,介入肿瘤学可能被视为介入放射学领域一个独立的专业范畴。

　　Ganguli 教授和 Gandhi 教授是介入学领域非常知名的领导者,也是介入肿瘤学方面多种治疗方法的专家。他们精湛的编写能力造就了这本易读且条理清晰的著作。书中各章节为读者们解答了介入肿瘤学各方面的具体问题(如治疗骨转移或者结直肠癌)。本书最大的特点就是每一个章节的编写和组织都非常简洁。无论是学术型或实践型介入学者,都可以从本书中获益。在本书中,编者们对介入技术、治疗结果、潜在并发症及未来的展望都做了全面的总结。

　　《介入肿瘤学》是一本非常值得阅读的参考书,对于从事介入肿瘤学以及对该领域感兴趣的读者,本书更是必读书目。

Peter R. Mueller, 医学博士

哈佛医学院放射学教授

麻省总医院介入放射学部门主管

前　言

　　介入肿瘤学是介入放射学领域发展迅速、有活力、日新月异的学科。介入肿瘤学采用影像引导技术对肿瘤进行诊断，用靶向和微创的方式对局限性肿瘤进行治疗。介入肿瘤学专业起源于肝细胞性肝癌特异性治疗的发展，包括经动脉化疗栓塞术和经皮穿刺酒精注射术，这些技术在介入肿瘤学被公认之前就开始应用了。介入放射学已经发展壮大，远超过其分散的起源，这一成熟的领域现在包括多种多样的新型治疗技术，贯穿肿瘤患者治疗过程的始终。得益于持续发展的临床诊疗技术和实验数据，介入肿瘤学正在巩固其作为全面、多学科癌症治疗的四大支柱(内科肿瘤学、放射肿瘤学、外科肿瘤学和介入肿瘤学)之一的地位。

　　考虑到该领域的迅速发展，我们设想这本书尽量言简意赅，以侧重临床为主，图片丰富一些。我们希望无论是实习医生还是经验丰富的介入放射学医生，都能把本书作为方便、简洁的工具去开启或者拓展介入肿瘤的临床实践工作。本书每章均包括适应证、禁忌证、患者选择、术前检查、操作技术(包括设备)、术后管理和随访评价、不良反应和并发症、临床数据和结果、要点和参考文献。这种内容编排有助于我们在为肿瘤患者制订治疗方案之前的临床咨询中做好充分的准备，同时对疾病的转归做到心中有数，找到患者治疗后的最佳管理方案。

　　本书各章的作者都是该领域的国际领导者和专家，他们的经验非常丰富。希望本书可以为读者的介入肿瘤学实践之路锦上添花。

Ripal T. Gandhi，医学博士
Suvranu Ganguli，医学博士

谨以此书献给我的父母，没有他们，就没有我的成就。感谢他们一直以来不断的关爱和奉献，他们用尽所有可能的方式帮助我，这些我都无以为报。

——Ripal T. Gandhi，医学博士

谨以此书献给我的父母，他们是人性、奉献和求知的代表，这些东西潜移默化地影响着我和我的兄弟姐妹们，我们以他们为榜样。感谢我的孩子们，Ronan、Kieran 和 Arik，他们每一天都在积极地探索着。感谢我的夫人，也是我的人生伴侣——Kriston，没有她我将不可能获得这一切。

——Suvranu Ganguli，医学博士

目　录

第 1 章　肾细胞癌经皮消融治疗 ⋯⋯⋯⋯⋯⋯⋯⋯⋯⋯⋯⋯⋯⋯⋯⋯⋯⋯⋯⋯⋯ 1

第 2 章　肾上腺恶性肿瘤：消融治疗 ⋯⋯⋯⋯⋯⋯⋯⋯⋯⋯⋯⋯⋯⋯⋯⋯⋯⋯ 15

第 3 章　肺癌、肺转移性病变以及胸壁恶性肿瘤的消融治疗 ⋯⋯⋯⋯⋯⋯ 37

第 4 章　肝细胞癌：消融治疗 ⋯⋯⋯⋯⋯⋯⋯⋯⋯⋯⋯⋯⋯⋯⋯⋯⋯⋯⋯⋯⋯ 59

第 5 章　肝细胞癌：化疗栓塞 ⋯⋯⋯⋯⋯⋯⋯⋯⋯⋯⋯⋯⋯⋯⋯⋯⋯⋯⋯⋯⋯ 72

第 6 章　肝细胞癌：放射栓塞 ⋯⋯⋯⋯⋯⋯⋯⋯⋯⋯⋯⋯⋯⋯⋯⋯⋯⋯⋯⋯⋯ 83

第 7 章　结直肠癌肝转移：消融治疗 ⋯⋯⋯⋯⋯⋯⋯⋯⋯⋯⋯⋯⋯⋯⋯⋯⋯ 109

第 8 章　结直肠癌肝转移：动脉内治疗 ⋯⋯⋯⋯⋯⋯⋯⋯⋯⋯⋯⋯⋯⋯⋯⋯ 125

第 9 章　类癌和神经内分泌肿瘤：动脉内治疗 ⋯⋯⋯⋯⋯⋯⋯⋯⋯⋯⋯⋯ 139

第 10 章　胆管癌：消融治疗和动脉内治疗 ⋯⋯⋯⋯⋯⋯⋯⋯⋯⋯⋯⋯⋯⋯ 152

第 11 章　骨肿瘤：消融治疗 ⋯⋯⋯⋯⋯⋯⋯⋯⋯⋯⋯⋯⋯⋯⋯⋯⋯⋯⋯⋯⋯ 160

第 12 章　门静脉栓塞术 ⋯⋯⋯⋯⋯⋯⋯⋯⋯⋯⋯⋯⋯⋯⋯⋯⋯⋯⋯⋯⋯⋯⋯ 178

第 13 章　介入肿瘤学中的新兴技术 ⋯⋯⋯⋯⋯⋯⋯⋯⋯⋯⋯⋯⋯⋯⋯⋯⋯ 185

索引 ⋯⋯⋯⋯⋯⋯⋯⋯⋯⋯⋯⋯⋯⋯⋯⋯⋯⋯⋯⋯⋯⋯⋯⋯⋯⋯⋯⋯⋯⋯⋯⋯ 197

第1章 肾细胞癌经皮消融治疗

Shawn Ahmed, Raul N. Uppot, Debra A. Gervais

1.1 引言

肾细胞癌（RCC）约占成年人恶性肿瘤的 4%，在 2015 年，美国约有超过 65 000 例新发病例，在同一时期内死亡的人数接近 14 000[1]。该疾病在男性中比在女性中更常见[1]。其危险因素包括高血压、吸烟、肥胖和终末期肾病血液透析的患者。具有某些遗传综合征，如希佩尔-林道（VHL）病的患者，肿瘤的多发性和复发率高。腹侧疼痛、血尿和可触及腹部肿块是 RCC 经典的三联征表现。其他症状还包括食欲缺乏、体重减轻、贫血和疲劳。目前已经明确的 RCC 亚型主要有四种，其中透明细胞癌约占 75%[2]。

肾脏恶性肿瘤分期使用的是 TNM 分期系统（表 1.1）[3]。约有 1/5 的患者表现为疾病晚期，且 5 年生存率较差[1]。然而，随着断层成像使用的增加，肾癌早期的检出率提高。目前，有超过一半的肾脏肿瘤是偶然发现的[4]，其中有多达 80% 的患者表现为局限性早期病变[1]。小的、局限于器官的肿瘤的早期检出导致了选择性保留肾单位治疗的发展。与根治性肾切除相比，在治疗局限于器官的 Ⅰ 期和 Ⅱ 期肿瘤方面，部分肾切除术的生存期更长[5-7]，因此，部分肾切除术成为这些患者首选的治疗手段。影像引导经皮消融治疗也很快成为小肿瘤患者可接受的选择[8-19]。这些治疗方法提供了相对于手术治疗的许多优点。首先，与手术相比，经皮消融治疗并发症更少，恢复更快[8]。当消融治疗未完全成功或同一患者肿瘤复发时，可重复进行治疗。重要的是，有证据表明，与部分肾切除术相比，孤立肾患者在接受消融治疗后，肾功能能够得到更好的保留[20]。最后，经皮消融术可能是不适合手术患者唯一的局部治疗选择。

目前已经报道的几种经皮消融术包括射频消融术（RFA）、冷冻消融术、微波消融术和高强度聚焦超声消融术。迄今为止，经验最多的是 RFA 和冷冻消融术，文献已经报道了数百例[8-68]。经皮微波消融术和高强度聚焦超声消融术的有效性数据相对有限[16, 69-76]。已经有几名研究人员报道了 RFA 和冷冻消融术治疗小的肾肿物的短期和中期效果，结果良好[8-27, 29-60, 62, 63, 65-67, 77, 78]。RCC 消融后的长期生存数据（>5 年）较少；然而早期的研究显示了希望[13, 28, 61, 64, 77]。迄今为止，还

表 1.1　肾细胞癌的 TNM 分期

原发性肿瘤（T）	
TX	原发肿瘤无法评估
T0	无原发肿瘤的证据
T1	肿瘤最大径≤7cm，局限于肾脏
T1a	肿瘤最大径≤4cm，局限于肾脏
T1b	4cm<肿瘤最大径≤7cm，局限于肾脏
T2	肿瘤最大径>7cm，局限于肾脏
T2a	7cm<肿瘤最大径≤10cm
T2b	肿瘤最大径>10cm，局限于肾脏
T3	肿瘤累及肾静脉或除同侧肾上腺外的肾组织，但未超过肾周筋膜
T3a	肿瘤严重累及肾静脉或肾静脉分支的肾段静脉（含肌层的静脉）或侵犯周围脂肪和（或）肾窦脂肪（肾盂旁脂肪），但是未超过肾周筋膜
T3b	肿瘤严重累及横膈下的下腔静脉
T3c	肿瘤严重累及横膈上的下腔静脉或侵犯下腔静脉壁
T4	肿瘤累及肾周筋膜（包括累及邻近肿瘤同侧的肾上腺）
区域淋巴结（N）	
NX	区域淋巴结无法评估
N0	无区域淋巴结转移
N1	有区域淋巴结转移
远处转移（M）	
M0	无远处转移
M1	有远处转移

没有令人信服的证据表明哪种消融术最佳。最近一项比较 RFA 和冷冻消融术的荟萃分析显示了类似的临床疗效和并发症发生率 [79]。因此，RFA 或冷冻消融术的选择通常取决于医生偏好和当地实践模式。

1.2　适应证

因为缺乏足够的经皮消融治疗的长期生存和无疾病进展的数据，手术切除仍然是 RCC 的标准治疗方案。因此，经皮消融术限于不适合手术治疗的患者。应用经皮消融术治疗 RCC 的正式适应证尚未通过前瞻性科学研究证实 [33]。然而，经皮消融术被认为适用于治疗高龄、伴有并发症、不可手术切除、孤立肾或肾功能不全，以及伴有 VHL 病的多发性或复发性肿瘤患者。

此外,消融术通常用于治疗预期寿命超过 1 年的患者,因为临床上小的 RCC 在 1 年前不可能引起显著的发病率[14]。

除了已经列出的患者特异性标准之外,还存在肿瘤特异性标准,如病变大小和位置对于确定经皮干预的可行性也很重要。多项研究表明,随着肿瘤体积的增大,RFA 治疗的有效性也随之降低[14-17, 19-21, 23, 34-37, 53, 55]。Zagoria 等人[17]报道了 RFA 消融术治疗 <3cm 肿瘤的成功率为 100%,>3cm 的肿瘤成功率为 69%。在应用 RFA 治疗的 100 例肿瘤的回顾性研究中,Gervais 等人[14, 15]发现肿瘤的大小是 RFA 成功治疗的独立预测风险因素。在单次消融治疗中,<3cm 肿瘤的成功率为 92%,而在 3~5cm 的肿瘤中,为实现全部根除,44% 的肿瘤需要进行不止一次的消融。>5cm 的肿瘤不可避免地需要多次消融。

肿瘤位置对于确定消融手术能否成功也很重要。Gervais 等人的研究显示,非中心位置是肿瘤完全坏死的独立预测风险因素[14, 15]。部分原因是周围的脂肪隔绝外部肿瘤后可产生更高的消融温度。相反,中心位置肿瘤的不良治疗结果可能是由肾门血管的“热沉”效应引起肿瘤血流灌注的冷却所致[80]。一项囊括 115 例应用冷冻消融治疗肾脏肿瘤的回顾性研究报道了关于肿瘤大小和位置相似的结果[39]。在该研究中,Atwell 等人报道了 115 例肿瘤患者中有 112 例获得技术性成功(97%)。3 例技术失败发生于中心位置的肿瘤,其中 2 例 >4cm。其他的因素包括中心位置邻近集合系统、输尿管和中枢

性肾血管系统的肿瘤,其并发症风险增加,包括显著的出血和输尿管损伤。另一方面,相邻器官或肠管的损伤是外生性肿物治疗应关注的问题。

1.3　禁忌证

经皮肾脏消融术的绝对禁忌证包括未矫正的凝血性疾病和急性疾病[33]。根据具体情况,严重的合并症(例如,充血性心力衰竭、肺动脉高压、心律失常)被认为是需要进行评估的相对禁忌证。高危患者可能需要麻醉师的密切监测。对于肿瘤较大的患者,如前所述,可以通过手术切除得到更好的治疗。同样,肿瘤的局部扩散突破肾筋膜或远处转移可能妨碍治疗目的。消融术可能仍然是晚期疾病的治疗方法,其目的是解除或缓解疼痛或血尿[81]。

1.4　患者的选择与术前处理

所有拟进行消融术的患者在治疗前几周或几个月均需进行介入放射学临床评估。诊所随访是医生与患者及其家属沟通的良好机会。医生与患者就拟进行的治疗,包括风险、获益和替代方案进行详细讨论。医生应获得详细的病史,并对患者进行全身检查。此外,每位患者都应行对比增强计算机断层扫描(CT)或磁共振成像(MRI)以进行肿瘤分期,并预定适合的实验室检查。

1.4.1　实验室检查

适当的血液学检查包括全血细胞计

数（CBC）、凝血功能和肾功能的检查。在手术治疗前，停用抗凝药物和抗血小板药物的时间应足够长，以促进凝血参数和功能恢复正常[32]。鉴于手术的选择性和RCC的富血供特性，在实验室检查结果显著异常的情况下推迟手术是合理的，如国际标准化比例（INR）>1.5或血小板计数<50×10³/μL。如果必要，可以在手术前或手术期间输注新鲜的冰冻血浆和血小板。

考虑行经皮消融治疗的患者的肾功能通常是异常的。术前利用血清肌酐和肾小球滤过率（GFR）评估肾功能是非常重要的，因为这将有助于指导手术方法和影像学随访。在CT引导下消融治疗期间，设置装置前或手术过程中，可以使用碘对比剂来明确肿瘤的边缘是否已经被成功消融。在行冷冻消融术的情况下，往往不使用对比剂，因为冰球在未增强的CT或MRI中均显示良好[9, 11, 12, 41-51, 82]。

1.4.2　术前活检

在行经皮消融术之前，对组织进行活检仍存在争议。然而鉴于大部分小的实性肿物是良性的[83]，大多数情况下，获得组织学诊断似乎是明智的。其优点不仅包括减少良性肿瘤患者（如血管平滑肌脂肪瘤或淋巴瘤）不必要的治疗，而且还可以对恶性肿瘤进行分型和分级，获得的信息可用于制订后期治疗和监测方案[84]。对于组织的活检时间也存在争议；一些研究倡导消融前活检[85]，而另一些则赞成在同一天进行[86]。在大多数情况下，在消融前进行组织活检似乎是合理的，因为这为病理学专家提供了更多的时间来分析具有特

殊染色的标本，并且在良性诊断的情况下，也避免了额外就诊和进一步处理[87]。另一方面，如果诊断为肾癌的概率相当高，如患有VHL病的患者存在可疑肿物的情况，则当天活检可能更合理。

1.4.3　预防性抗生素

围术期预防性使用抗生素是另一个颇具争议的话题[32]。一些从业者倾向于对所有患者经验性使用抗生素，而其他人则针对性地对高风险的病例进行预防性抗生素治疗[88, 89]。在我们机构，抗生素只用于具有高风险、高感染率的患者，包括具有回肠导管和输尿管支架置入史的患者。有些人主张对糖尿病患者和具有慢性免疫抑制史的患者扩大针对革兰阴性肠炎的抗生素覆盖率[54]。

1.5　技术

许多消融治疗在患者使用镇静剂的情况下可以在门诊进行。对高危患者一般使用常规麻醉。在我们机构，要求患者在术前禁食8小时。在门诊等候区放置外周静脉注射（IV）导管，如果必要，可以给予预防性抗生素和水化治疗。

许多因素决定了消融治疗和设备的选择，包括设备可用性以及操作者的经验和偏好。虽然已有诸如高强度聚焦超声（HIFU）和微波消融术等其他技术，但RFA和冷冻消融治疗仍然是应用最多、研究最广泛的技术。如前所述，每种治疗方法都有其优势，没有一种令人信服的证据表明其中一种方法优于另一种。根据目前

的现有证据,冷冻消融术和 RFA 在技术可行性和肿瘤的控制方面可能具有同样的效果[79]。

1.5.1 射频消融术

肿瘤的 RFA 涉及向组织传递电流,进而导致细胞内分子的搅动和摩擦产热[33]。通过将针状电极置入肿瘤来实现组织的高温度。电极连接到射频发生器,并在患者大腿上连接地线以完成回路。在 >45℃ 的温度下细胞发生死亡,在 60℃ ~100℃ 时肿瘤细胞完全坏死。

针对特定治疗的 RF 电极类型的选择取决于靶肿瘤的大小和操作者的偏好。小肿瘤的消融术可以使用线性电极,而对于 2~7cm 大小的肿瘤,多选用多层电极(图 1.1)。对于较大组织区域的重叠消融,其目的通常是为了获得超过肿瘤边缘的 0.5~1cm 的周边治疗。一些操作者选择进行追踪消融,同时撤回 RFA 电极,这可能降低发生针道转移和出血的风险。

1.5.2 冷冻消融术

冷冻消融术通过使组织暴露于快速冷冻融化循环,结合细胞脱水、细胞膜破裂和血管血栓形成导致细胞死亡[89]。细胞的死亡发生在 -20℃ ~-40℃[9]。该方法包括在影像引导下将冷冻消融针(图 1.2)置入肿瘤中,并利用所谓的焦耳-汤姆森效应[9]。当高压氩气转化为冷的低压液体时,组织首先被冷却。当冷的高压气体(例如,氦气)转化成温暖的低压气体后进行解冻循环。

冷冻消融术的一个优点是在影像引导下冰球的可视性。冰球具有一个非致死的前缘和可视性边缘 5mm 内的致死区域[89]。因此,建议将冰球延伸至超过肿瘤边缘至少 5mm,最好是 1cm 以确保治疗效果。可通过改变冷冻消融电极的大小、数量和位置来实现。对于小肿瘤(<2cm),可以用少至两个适当尺寸的冷冻消融电极进行充分的治疗,而较大的肿瘤通常需要使用多个电极针。将冷冻消融装置放置在距肿瘤 1.5~2cm 处以获得最佳冷冻治疗,且治疗通常由 2~3 个冷冻消融循环组成。

如前文所述,冷冻消融术的优点之一是在超声、CT 和 MRI 引导下冰球的可视性。这增加了肿瘤完全消融治疗的潜力,并且使邻近结构的损伤风险降到最小。冷冻消融装置也可以被单独控制,它允许操作者实现冰球与肿瘤几何形状相匹配。最后,冷冻消融术不需要使用接地垫,因此治疗过程中也不需要考虑皮肤灼伤的问题。

1.6 影像引导

CT、MRI 或超声均可用于经皮消融治疗的影像引导。影像引导设备的选择通常取决于设备可用性以及操作员的经验和舒适度。每种模式都各有其优缺点。

CT 引导下消融治疗是最常用的方式。它具有应用广泛的优点,并可以提供良好的对比度和空间分辨率,能够准确显示肿瘤及其周围结构。将不透射线的网格放置在皮肤后,可通过 CT 平扫获得最初的图像。操作者据此可以确定进入皮肤的

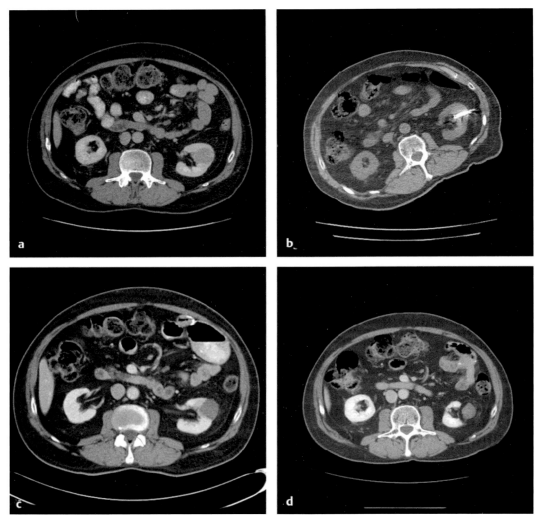

图 1.1 肾细胞癌（RCC）射频消融术（RFA）。（a）一例 60 岁老年男性患者，轴位对比增强 CT 可见左肾有 2cm 强化 RCC。（b）行 RFA 时，在稍微倾斜的位置行 CT 平扫，显示左肾肿物内的电极针，共进行了 3 次 12 分钟的重复消融。（c）1 个月后，对比增强 CT 随访见左肾消融区病灶无强化，无残余肿瘤迹象。（d）RFA 后 4 年，对比增强 CT 显示左肾中有残留的非增强软组织肿物伴周围脂肪晕，为典型假血管平滑肌脂肪瘤（AML）的影像学表现。

理想部位、针道以及与肿瘤的距离。CT 的主要限制是无法动态监测 RFA。虽然冷冻消融术在软组织中所形成的冰球是可视的，但在肾周脂肪中不太明显[90]。

MRI 也可用于引导肾脏消融[44, 52, 91, 92]。MRI 具有改善软组织对比度、无电离辐射、多平面及实时成像等优点[89]。RFA 和冷冻消融术在 MRI 引导下可以实现良好

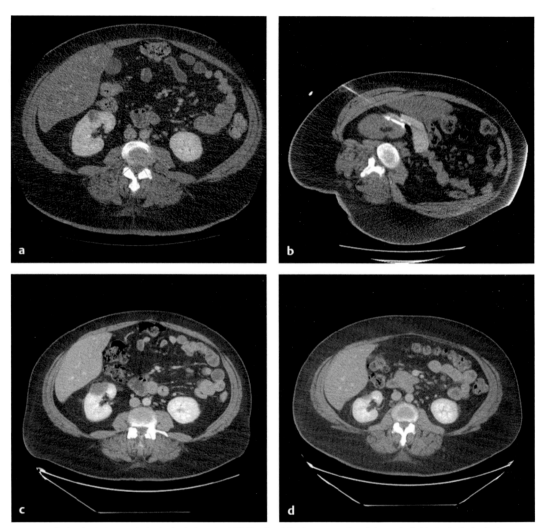

图 1.2　肾细胞癌（RCC）冷冻消融术。（**a**）轴位对比增强 CT 显示一例 44 岁女性患者右肾中有 1.9cm 的异常增强肿物。（**b**）患者术中行对侧倾斜位 CT 平扫。右肾肿物内可见冷冻消融电极。稍前方可见置入的 20 号 Chiba 针，并且通过注射生理盐水和碘帕醇对比剂混合物，使结肠和肝脏远离消融区域。消融包括两次 10 分钟冻结循环及 8 分钟解冻分离。（**c**）术后 1 个月，轴位对比增强 CT 见一小的残留的无强化肿物，无残留肿瘤迹象。（**d**）两年后随访，对比增强 CT 显示右肾消融区的肿瘤进一步缩小，无肿瘤复发迹象。

的可视性。专业化温度敏感序列可以实时监测 RFA 和冷冻消融区的温度。通过冷冻消融，冰球在 T1 和 T2 加权自旋回波序列上都呈低信号[44, 52]。与 CT 相比，冰球在肾周围脂肪中的显示也更好。MRI 引导消融术的缺点包括成本相对较高、需要专门的 MRI 兼容设备,以及需要对患者进行心电(ECG)监护等。

虽然超声引导消融治疗具有一些优点,包括电极的快速置入、实时可视化及无电离辐射等,但是这种方法在某种程度上也有一定的限制。对于小肿瘤和相邻结构的显示,超声并不占优势。此外,来自组织气体或冰球的声学阴影经常限制更深层结构的可视化[58]。大多数情况下,CT 和 MRI 的引导能提供更安全、更准确的肿瘤靶向,并且是影像引导中优先选择的模式。

1.7 患者体位

患者体位取决于肿瘤的位置。对于位于肾脏上极的肿瘤,患者最好选择与肿瘤接近的同侧卧位(同侧侧位)。这导致单侧肺组织相对通气,从而降低胸膜转移和气胸的机会。俯卧位和仰卧位往往是患者最舒服的体位。倾斜位通常有利于通过肋下方法定位到肾脏下极肿物,而仰卧位有利于靶向定位肾脏侧面或前部的肿物。有时候,探头通过弯折会很容易发现肿瘤,特别是在采用低层扫描的方法时。同侧向上的倾斜定位可用于治疗靠近肠道前部的病变,因为在该位置肠管内侧可以远离肾脏[89]。

1.8 术后处理与随访

对于低危患者,在镇静的基础上,经皮射频消融治疗通常在门诊进行。在这种情况下,患者术后通常在恢复室中观察 2~3 小时,在此期间监测生命体征。对于

伴有相关并发症的高危患者,通常进行适当的麻醉监测(MAC)或全身麻醉。其中一些患者也可以在同一天出院;然而,如果有任何疑虑,可能需要过夜观察。出院后,术后 1 周至 1 个月,患者通常在介入放射学(IR)门诊随访。通常需要评估患者的疼痛、感染迹象和小便症状,包括血尿和排尿困难。此外,在第一次预约随访时需要进行 CT 或 MRI 扫描。

治疗后的影像对于消融区域评估、复发监测和并发症的评估至关重要。成像选择取决于多种因素,包括设备可用性和患者的肾功能。CT 扫描是后续随访评估最常用的成像手段。它的高分辨率扫描可广泛应用于消融区和周围组织的观察。CT 的主要缺点包括电离辐射和静脉注射碘对比剂后的肾毒性。MRI 的主要优点是无电离辐射,这成为患者的一个考虑因素,因为他们需要对不确定的成像进行随访。在初次随访检查后,我们在第3、第6和第12个月进行再次随访,然后每年随访一次。肾脏的 CT 影像包括肾实质期和排泄期的平扫及对比增强影像。MRI 影像应包括预增强 T1 和 T2 加权成像以及增强后的多期扫描成像。减影图像也可能有用。

消融术后消融部位的成像通常表现为残留的小的无强化肿物(图 1.1c 和图 1.2c)。在 CT 成像上,可能存在与蛋白质变性一致的高密度非增强区域。射频消融术后,MRI 上薄而光滑的轻度增强区域可能表现为充血,可能持续数月[93]。残留或复发肿瘤的消融区边缘可见新月形或结节性增强[15]。RFA 和冷冻消融术后由于

组织脱水,导致其在 MRI 上呈缩短的 T1和 T2 信号。因此,消融治疗后组织通常为 T1 高信号和 T2 低信号,而活性肿瘤通常呈 T2 高信号。肿瘤发生液化性坏死并呈 T2 高信号的情况很罕见。这种情况可能会使得治疗反应和短期随访的评估复杂化,或者最终可能需要活检以排除残留或肿瘤复发 [80]。

　　肾周和腹膜脂肪的融合是消融后 CT的常见表现,是热诱导后脂肪坏死的正常结果。随着时间的推移,它可以聚集成与肾表面平行排列的显性晕轮,表现为所谓的假性血管平滑肌脂肪瘤(AML)外观(图 1.1d)[80]。重要的是,我们要认识到,这种表现是周围脂肪坏死伴随包膜形成的炎性反应,而不是肿瘤包膜 [80]。在影像随访中,沿着消融针道观察到的良性炎性结节约占 1.9% [94]。这种所谓的假性种植比真正的肿瘤种植(0.01%)更常见,并且在 RFA 后可表现为结节外观,在冷冻消融术后可表现为轨道样外观 [94]。不幸的是,通过单独成像不能区分假性种植和真正的肿瘤种植,因此需要短期成像随访或在某些情况下行组织取样活检来诊断。

1.9　副作用与并发症

　　经皮射频消融术最常见的相关并发症包括疼痛和电极插入点的感觉异常 [8-23, 31-64, 95]。其他轻微的并发症包括暂时性血尿、伤口感染和尿路感染。约 1/3的患者会出现所谓的消融术后综合征,其特征呈流感样表现,包括低热、不适、肌痛、恶心和(或)呕吐 [96]。症状通常在术后24~48 小时内出现,3 天达峰值,并在 5~7天内自行消退。持续发热超过 10 天表明存在感染可能,需要进一步进行评估 [96]。

　　出血是最常见的主要并发症 [14, 15, 97],可能位于囊下或肾上腺,或延伸到肾脏集合系统。也可见躯干肌肉组织出血。在经RFA 治疗的 100 例肿瘤患者中,Gervais 等人 [14] 报道了 5 例出血患者。位于中心位置的肿瘤由于靠近中央大的肾脏血管而具有较高的出血风险 [15]。与 RFA 相比,经冷冻消融治疗的患者发生出血的概率也很高,这可能是由于 RFA 对血管的烧灼作用 [98]。在一项对 139 例患者进行冷冻消融术和 133 例患者进行射频消融治疗的多中心回顾性研究中,Johnson 等人 [95]报道了冷冻消融术后有 2 例患者发生出血。大出血可能需要住院、输血,极少数情况下需要行血管栓塞。

　　输尿管损伤是消融治疗另一种最常见的潜在的严重并发症,通常表现为继发于尿路狭窄的小的尿路肿瘤或肾积水 [15, 19, 55, 95]。Gervais 等人 [14] 报道了 1 例输尿管狭窄和1 例临床严重尿漏。输尿管损伤的处理可能包括放置经皮肾造瘘或输尿管支架,以减轻肾脏和经皮导管引流任何相关尿道瘤的压力。

　　其他潜在的并发症包括对邻近器官(包括十二指肠、肝脏、脾脏、胰腺或结肠)的意外损伤。小气胸可能需要放置胸管。经皮消融术后,生殖性神经损伤是罕见的并发症 [99]。患者表现为慢性疼痛、触痛以及同侧腹股沟皮肤敏感性降低。最后,还有一种罕见的并发症是肿瘤的针道种植,文献报道很少 [19]。炎性结节(假性种植）的发生率相当高，可见于多达 1.9% 的病例中[94]。因此，所有沿着针道的结节都需要活检或密切随访，而不是假定为肿瘤种植转移[80]。

1.10 临床数据与结果

经皮肾射频消融治疗对于选择性肾细胞癌患者是一种良好的选择。与开放性手术或腹腔镜肿瘤切除术相比，射频消融的并发症发生率更低[8, 20, 65]。虽然长期的肿瘤学数据仍然很少，临床随机试验目前尚不可用，但已经有多项回顾性研究来探索肾肿瘤消融术后的中短期疗效。结果可以通过治疗技术的成功率和临床有效性来判断。

消融术是否成功取决于早期影像随访（例如 1 个月）时肿瘤消融区有无强化。技术的成功取决于肿瘤大小和位置，与较大的肿物或更多位于中心的肿物相比，较小的、外周性的、外生性肿瘤更易于消融。在 Gervais 等人[14] 的报道中，他们观察了经 RFA 治疗的 100 例肿瘤患者，52 例 <3cm 的肿瘤和 68 例外生性肿瘤均经过单次治疗而达到完全坏死。高达 50% 的大肿瘤（>3cm）需要一次以上的消融才能达到完全坏死。在囊括经 RFA 治疗的 105 例肾肿瘤的单独回顾性研究中，83 例（79%）肿瘤在单次治疗中达到完全消融[60]。其余 12 例肿瘤均成功缩小，技术总成功率为 90.5%。在这项研究中，肿瘤治疗的技术成功率与肿瘤的大小明显相关，73 例直径 <3.5cm 的肿瘤均一次性成功消融。Zago-ria 等人[10] 报道了类似的结果，经 RFA 治

疗的 125 例肿瘤患者中有 116 例（93%）达到完全消融。95 例 <3.7cm 的 RCC 均一次性达到完全消融，而 30 例肿瘤中有 21 例 >3.7cm 的需要重复消融。肾脏冷冻消融术也报道了类似的技术成功率。Atwell 等人[39] 回顾性分析了 115 例经皮冷冻消融治疗的肾肿瘤患者，技术成功率达 97%。肿瘤的平均直径为 3.3cm（范围为 1.5~7.3cm），其中 29 例被治疗的肿瘤直径为 4cm 或更大。在一项囊括 120 例肾肿瘤患者的前瞻性非随机对照研究中，Buy 等人[63] 报道的技术成功率为 94%。该研究中肿瘤的平均直径为 26mm（范围为 10~68mm），其中 20 例肿瘤 >40mm。

临床治疗是否成功可以通过复发率和生存率来衡量。目前的数据表明，肾脏 RFA 和冷冻消融术是有效的治疗方法，具有可接受的短期至中期临床成功率。在最近一项对 347 例患者进行的回顾性研究中，Olweny 等人[61] 报道了 T1a 期 RCC 患者经部分肾切除术治疗和 RFA 治疗的 5 年无病生存率（分别为 82.1% 和 85.4%；$P=0.06$）。Sung 等人[20] 报道了经皮 RFA 治疗和开放性部分肾切除术治疗大小和位置相匹配的肾肿瘤患者的 3 年无病生存率类似（分别为 94.7% 和 98.9%，$P=0.266$）。与技术成功率一样，临床上长期的治疗成功似乎取决于肿瘤的大小。在一项对 203 例肾肿瘤患者行 RFA 治疗的回顾性研究中，Veltri 等人[78] 报道了 3 年和 5 年总体生存率分别为 84% 和 75%，癌症特异性生存率分别为 96% 和 91%，无病生存率分别为 80% 和 75%。在 79 例 T1a 期肾肿瘤患者中，5 年癌症特异性生

存率已经提高到 100%。在对 159 例 RFA 治疗的肿瘤患者进行的回顾性分析中，Best 等人[62]发现无病生存率取决于肿瘤大小，对于 <3cm 的肿瘤，3 年和 5 年无病生存率显著改善（分别为 96% 和 95%），相比 3cm 或以上的肿瘤，其 3 年和 5 年无病生存率均为 79%。肾肿瘤的冷冻消融术已经有类似的报道结果。在 134 例经皮冷冻消融治疗的经活检证实的肾细胞癌患者（肿瘤中位大小为 2.8 ± 1.4cm）的回顾性分析中，Georgiades 和 Rodriguez[64]报道了 5 年总生存率为 97.8%，癌症特异性 5 年总生存率为 100%。总体来说，对于处于 T1a 期的肾肿瘤患者，消融治疗后的肿瘤学结果似乎略低于部分肾切除术，但是对于不适合手术的患者，其略高的复发风险似乎是可以接受的。

要点

1. 水分离。在影像引导下将液体注射到肾脏周围的组织中，目的是使关键结构远离消融区域。
   - 建议消融区域远离重要器官结构至少 1~1.5cm。
   - RFA 治疗中使用非离子型溶液，如 5% 葡萄糖（D5W），以防止电流传导。
   - 使用 CT 时，D5W 中加入少量碘对比剂使其显影。
   - 做好引导，以区分 D5W 与肠液和冰球中的液体（图 1.2b）。
   - 如果进行射频治疗，为防止沿针道的电灼伤，请移除放置在隔离层的金属针。

2. 输尿管支架置入。泌尿外科逆向置入输尿管支架时，允许滴注 D5W，其作用是保护肾集合系统和输尿管的热或冷沉积效应。这种技术有助于消融中心性肾肿瘤。

3. 利用肾脏可移动性优势。
   - 外部手动移位：通过 MRI 引导，放射科医生可用手将关键脏器结构远离肾脏位置。
   - 使用消融探头作为杠杆：使用射频电极为杠杆，对肾脏施加扭矩，并移动肾脏远离相邻结构。
   - 在冷冻电极上使用"棒"的功能：放置冷冻电极后，激活"棒"功能可使肾脏通过拉回装置移动。

4. 医源性气胸/胸膜炎。应用 20 号针头将空气或 D5W 注入胸膜腔有助于防止治疗上极肿物时所导致的肺损伤。

5. 术后亲自检查成像。亲自核查随访图像，以避免与假性血管平滑肌脂肪瘤或假性种植混淆。

（纪建松　译　余子牛　校）

参考文献

[1] National Cancer Institute. SEER Web site. http://seer.cancer.gov/statfacts/html/kidrp.html. Accessed December 27, 2013
[2] Renal and Urology News. CME articles. http://seer.cancer.gov/statfacts/html/kidrp.html. Accessed June 30, 2015. http://seer.cancer.gov/statfacts/html/kidrp.html. Accessed June 30, 2015.
[3] National Cancer Institute. Renal cell cancer treatment (PDQ). http://www.cancer.gov/cancertopics/pdq/treatment/renal-cell/HealthProfessional/page3. Accessed January 6, 2014
[4] Ahrar K, Wallace MJ, Matin SF. Percutaneous radiofrequency ablation: minimally invasive therapy for renal tumors. Expert Rev Anticancer Ther 2006; 6(12): 1735–1744
[5] Frank I, Blute ML, Leibovich BC, Cheville JC, Lohse CM, Zincke H. Independent validation of the 2002 American Joint Committee on cancer primary tumor classification for renal cell carcinoma using a large, single institution cohort. J Urol 2005; 173(6): 1889–1892

[6] Gill IS, Kavoussi LR, Lane BR et al. Comparison of 1,800 laparoscopic and open partial nephrectomies for single renal tumors. J Urol 2007; 178(1): 41–46

[7] Uzzo RG, Novick AC. Nephron sparing surgery for renal tumors: indications, techniques and outcomes. J Urol 2001; 166(1): 6–18

[8] Hui GC, Tuncali K, Tatli S, Morrison PR, Silverman SG. Comparison of percutaneous and surgical approaches to renal tumor ablation: metaanalysis of effectiveness and complication rates. J Vasc Interv Radiol 2008; 19(9): 1311–1320

[9] Littrup PJ, Ahmed A, Aoun HD et al. CT-guided percutaneous cryotherapy of renal masses. J Vasc Interv Radiol 2007; 18 (3): 383–392

[10] Zagoria RJ, Traver MA, Werle DM, Perini M, Hayasaka S, Clark PE. Oncologic efficacy of CT-guided percutaneous radiofrequency ablation of renal cell carcinomas. Am J Roentgenol 2007; 189(2): 429–436

[11] Gupta A, Allaf ME, Kavoussi LR et al. Computerized tomography guided percutaneous renal cryoablation with the patient under conscious sedation: initial clinical experience. J Urol 2006; 175(2): 447–452, discussion 452–453

[12] Silverman SG, Tuncali K, vanSonnenberg E et al. Renal tumors: MR imaging-guided percutaneous cryotherapy—initial experience in 23 patients. Radiology 2005; 236(2): 716–724

[13] McDougal WS, Gervais DA, McGovern FJ, Mueller PR. Long-term followup of patients with renal cell carcinoma treated with radio frequency ablation with curative intent. J Urol 2005; 174(1): 61–63

[14] Gervais DA, McGovern FJ, Arellano RS, McDougal WS, Mueller PR. Radiofrequency ablation of renal cell carcinoma: part 1, Indications, results, and role in patient management over a 6-year period and ablation of 100 tumors. Am J Roentgenol 2005; 185(1): 64–71

[15] Gervais DA, Arellano RS, McGovern FJ, McDougal WS, Mueller PR. Radiofrequency ablation of renal cell carcinoma: part 2, Lessons learned with ablation of 100 tumors. Am J Roentgenol 2005; 185(1): 72–80

[16] Farrell MA, Charboneau WJ, DiMarco DS et al. Imaging-guided radiofrequency ablation of solid renal tumors. Am J Roentgenol 2003; 180(6): 1509–1513

[17] Zagoria RJ, Hawkins AD, Clark PE et al. Percutaneous CT-guided radiofrequency ablation of renal neoplasms: factors influencing success. Am J Roentgenol 2004; 183(1): 201–207

[18] Su Li, Jarrett TW, Chan DY, Kavoussi LR, Solomon SB. Percutaneous computed tomography-guided radiofrequency ablation of renal masses in high surgical risk patients: preliminary results. Urology 2003; 61(4) Suppl 1: 26–33

[19] Mayo-Smith WW, Dupuy DE, Parikh PM, Pezzullo JA, Cronan JJ. Imaging-guided percutaneous radiofrequency ablation of solid renal masses: techniques and outcomes of 38 treatment sessions in 32 consecutive patients. Am J Roentgenol 2003; 180(6): 1503–1508

[20] Sung HH, Park BK, Kim CK, Choi HY, Lee HM. Comparison of percutaneous radiofrequency ablation and open partial nephrectomy for the treatment of size- and location-matched renal masses. Int J Hyperthermia 2012; 28(3): 227–234

[21] Seklehner S, Fellner H, Engelhardt PF, Schabauer C, Riedl C. Percutaneous radiofrequency ablation of renal tumors: a single-center experience. Korean J Urol 2013; 54(9): 580–586

[22] Schmit GD, Thompson RH, Boorjian SA et al. Percutaneous renal cryoablation in obese and morbidly obese patients. Ur-

ology 2013; 82(3): 636–641

[23] Wah TM, Irving HC, Gregory W, Cartledge J, Joyce AD, Selby PJ. Radiofrequency ablation (RFA) of renal cell carcinoma (RCC): experience in 200 tumours. BJU Int 201 4; 113(3): 416–428

[24] Atwell TD, Schmit GD, Boorjian SA et al. Percutaneous ablation of renal masses measuring 3.0 cm and smaller: comparative local control and complications after radiofrequency ablation and cryoablation. Am J Roentgenol 2013; 200(2): 461–466

[25] Schmit GD, Thompson RH, Kurup AN et al. Percutaneous cryoablation of solitary sporadic renal cell carcinoma. BJU Int 2012; 110 11 Pt B: E526–E531

[26] Zhao X, Wang W, Zhang S et al. Improved outcome of percutaneous radiofrequency ablation in renal cell carcinoma: a retrospective study of intraoperative contrast-enhanced ultrasonography in 73 patients. Abdom Imaging 2012; 37(5): 885–891

[27] Nitta Y, Tanaka T, Morimoto K et al. Intermediate oncological outcomes of percutaneous radiofrequency ablation for small renal tumors: initial experience. Anticancer Res 2012; 32(2): 615–618

[28] Zagoria RJ, Pettus JA, Rogers M, Werle DM, Childs D, Leyendecker JR. Long-term outcomes after percutaneous radiofrequency ablation for renal cell carcinoma. Urology 2011; 77 (6): 1393–1397

[29] Atwell TD, Callstrom MR, Farrell MA et al. Percutaneous renal cryoablation: local control at mean 26 months of follow-up. J Urol 2010; 184(4): 1291–1295

[30] Park BK, Kim CK. Percutaneous radio frequency ablation of renal tumors in patients with von Hippel-Lindau disease: preliminary results. J Urol 2010; 183(5): 1703–1707

[31] Mylona S, Kokkinaki A, Pomoni M, Galani P, Ntai S, Thanos L. Percutaneous radiofrequency ablation of renal cell carcinomas in patients with solitary kidney: 6 years experience. Eur J Radiol 2009; 69(2): 351–356

[32] Venkatesan AM, Wood BJ, Gervais DA. Percutaneous ablation in the kidney. Radiology 2011; 261(2): 375–391

[33] Zagoria RJ. Imaging-guided radiofrequency ablation of renal masses. Radiographics 2004; 24 Suppl 1: S59–S71

[34] Pavlovich CP, Walther M, Choyke PL et al. Percutaneous radio frequency ablation of small renal tumors: initial results. J Urol 2002; 167(1): 10–15

[35] Ogan K, Jacomides L, Dolmatch BL et al. Percutaneous radiofrequency ablation of renal tumors: technique, limitations, and morbidity. Urology 2002; 60(6): 954–958

[36] Roy-Choudhury SH, Cast JEI, Cooksey G, Puri S, Breen DJ. Early experience with percutaneous radiofrequency ablation of small solid renal masses. Am J Roentgenol 2003; 180(4): 1055–1061

[37] Gervais DA, McGovern FJ, Wood BJ, Goldberg SN, McDougal WS, Mueller PR. Radio-frequency ablation of renal cell carcinoma: early clinical experience. Radiology 2000; 217(3): 665–672

[38] Rouvière O, Badet L, Murat FJ et al. Radiofrequency ablation of renal tumors with an expandable multitined electrode: results, complications, and pilot evaluation of cooled pyeloperfusion for collecting system protection. Cardiovasc Intervent Radiol 2008; 31(3): 595–603

[39] Atwell TD, Farrell MA, Leibovich BC et al. Percutaneous renal cryoablation: experience treating 115 tumors. J Urol 2008; 179(6): 2136–2140, discussion 2140–2141

[40] Atwell TD, Farrell MA, Callstrom MR et al. Percutaneous cryoablation of large renal masses: technical feasibility and short-term outcome. Am J Roentgenol 2007; 188(5): 1195–1200

[41] Tacke J, Speetzen R, Heschel I, Hunter DW, Rau G, Günther RW. Imaging of interstitial cryotherapy—an in vitro comparison of ultrasound, computed tomography, and magnetic resonance imaging. Cryobiology 1999; 38(3): 250–259

[42] Saliken JC, McKinnon JG, Gray R. CT for monitoring cryotherapy. Am J Roentgenol 1996; 166(4): 853–855

[43] Permpongkosol S, Link RE, Kavoussi LR, Solomon SB. Percutaneous computerized tomography guided cryoablation for localized renal cell carcinoma: factors influencing success. J Urol 2006; 176(5): 1963–1968, discussion 1968

[44] Harada J, Dohi M, Mogami T et al. Initial experience of percutaneous renal cryosurgery under the guidance of a horizontal open MRI system. Radiat Med 2001; 19(6): 291–296

[45] Shingleton WB, Sewell PE, Jr. Percutaneous renal tumor cryoablation with magnetic resonance imaging guidance. J Urol 2001; 165(3): 773–776

[46] Shingleton WB, Sewell PE, Jr. Percutaneous renal cryoablation of renal tumors in patients with von Hippel-Lindau disease. J Urol 2002; 167(3): 1268–1270

[47] Shingleton WB, Sewell PE. Percutaneous cryoablation of renal cell carcinoma in a transplanted kidney. BJU Int 2002; 90(1): 137–138

[48] Sewell PE, Howard JC, Shingleton WB, Harrison RB. Interventional magnetic resonance image-guided percutaneous cryoablation of renal tumors. South Med J 2003; 96(7): 708–710

[49] Shingleton WB, Sewell PE, Jr. Cryoablation of renal tumours in patients with solitary kidneys. BJU Int 2003; 92(3): 237–239

[50] Kodama Y, Abo D, Sakuhara Y et al. MR-guided percutaneous cryoablation for bilateral multiple renal cell carcinomas. Radiat Med 2005; 23(4): 303–307

[51] Miki K, Shimomura T, Yamada H et al. Percutaneous cryoablation of renal cell carcinoma guided by horizontal open magnetic resonance imaging. Int J Urol 2006; 13(7): 880–884

[52] Tuncali K, Morrison PR, Tatli S, Silverman SG. MRI-guided percutaneous cryoablation of renal tumors: use of external manual displacement of adjacent bowel loops. Eur J Radiol 2006; 59(2): 198–202

[53] Mayo-Smith WW, Dupuy DE, Parikh PM, Pezzullo JA, Cronan JJ. Imaging-guided percutaneous radiofrequency ablation of solid renal masses: techniques and outcomes of 38 treatment sessions in 32 consecutive patients. AJR Am J Roentgenol 2003; 180(6): 1503–1508

[54] Dupuy DE, Goldberg SN. Image-guided radiofrequency tumor ablation: challenges and opportunities—part II. J Vasc Interv Radiol 2001; 12(10): 1135–1148

[55] Gervais DA, McGovern FJ, Arellano RS, McDougal WS, Mueller PR. Renal cell carcinoma: clinical experience and technical success with radio-frequency ablation of 42 tumors. Radiology 2003; 226(2): 417–424

[56] Lewin JS, Nour SG, Connell CF et al. Phase II clinical trial of interactive MR imaging-guided interstitial radiofrequency thermal ablation of primary kidney tumors: initial experience. Radiology 2004; 232(3): 835–845

[57] Boss A, Clasen S, Kuczyk M et al. Magnetic resonance-guided percutaneous radiofrequency ablation of renal cell carcinomas: a pilot clinical study. Invest Radiol 2005; 40(9): 583–590

[58] Park BK, Kim CK, Lee HM. Image-guided radiofrequency ablation of Bosniak category III or IV cystic renal tumors: initial clinical experience. Eur Radiol 2008; 18(7): 1519–1525

[59] Merkle EM, Nour SG, Lewin JS. MR imaging follow-up after percutaneous radiofrequency ablation of renal cell carcinoma: findings in 18 patients during first 6 months. Radiology 2005; 235(3): 1065–1071

[60] Breen DJ, Rutherford EE, Stedman B et al. Management of renal tumors by image-guided radiofrequency ablation: experience in 105 tumors. Cardiovasc Intervent Radiol 2007; 30(5): 936–942

[61] Olweny EO, Park SK, Tan YK, Best SL, Trimmer C, Cadeddu JA. Radiofrequency ablation versus partial nephrectomy in patients with solitary clinical T1a renal cell carcinoma: comparable oncologic outcomes at a minimum of 5 years of follow-up. Eur Urol 2012; 61(6): 1156–1161

[62] Best SL, Park SK, Youssef RF et al. Long-term outcomes of renal tumor radio frequency ablation stratified by tumor diameter: size matters [published correction appears in J Urol 2012;187(6):2284. Yaacoub, Ramy F corrected to Youssef, Ramy F]. J Urol 2012; 187(4): 1183–1189

[63] Buy X, Lang H, Garnon J, Sauleau E, Roy C, Gangi A. Percutaneous renal cryoablation: prospective experience treating 120 consecutive tumors. Am J Roentgenol 2013; 201(6): 1353–1361

[64] Georgiades CS, Rodriguez R. Efficacy and safety of percutaneous cryoablation for stage 1A/B renal cell carcinoma: results of a prospective, single-arm, 5-year study. Cardiovasc Intervent Radiol 2014; 37(6): 1494–1499

[65] Dominguez-Escrig JL, Sahadevan K, Johnson P. Cryoablation for small renal masses. Adv Urol 2008; 1: 479495

[66] Kunkle DA, Egleston BL, Uzzo RG. Excise, ablate or observe: the small renal mass dilemma—a meta-analysis and review. J Urol 2008; 179(4): 1227–1233, discussion 1233–1234

[67] Kunkle DA, Uzzo RG. Cryoablation or radiofrequency ablation of the small renal mass : a meta-analysis. Cancer 2008; 113(10): 2671–2680

[68] Carrafiello G, Mangini M, Fontana F et al. Single-antenna microwave ablation under contrast-enhanced ultrasound guidance for treatment of small renal cell carcinoma: preliminary experience. Cardiovasc Intervent Radiol 2010; 33(2): 367–374

[69] Liang P, Wang Y, Zhang D, Yu X, Gao Y, Ni X. Ultrasound guided percutaneous microwave ablation for small renal cancer: initial experience. J Urol 2008; 180(3): 844–848, discussion 848

[70] Terai A, Ito N, Yoshimura K et al. Laparoscopic partial nephrectomy using microwave tissue coagulator for small renal tumors: usefulness and complications. Eur Urol 2004; 45(6): 744–748

[71] Klatte T, Marberger M. High-intensity focused ultrasound for the treatment of renal masses: current status and future potential. Curr Opin Urol 2009; 19(2): 188–191

[72] Marberger M. Ablation of renal tumours with extracorporeal high-intensity focused ultrasound. BJU Int 2007; 99 5 Pt B: 1273–1276

[73] Guan W, Bai J, Liu J et al. Microwave ablation versus partial nephrectomy for small renal tumors: intermediate-term results. J Surg Oncol 2012; 106(3): 316–321

[74] Yu J, Liang P, Yu XL et al. US-guided percutaneous microwave ablation of renal cell carcinoma: intermediate-term results. Radiology 2012; 263(3): 900–908

[75] Lin Y, Liang P, Yu XL et al. Percutaneous microwave ablation of renal cell carcinoma is safe in patients with a solitary kidney. Urology 201 4; 83(2): 357–363

[76] Li X, Liang P, Yu J et al. Role of contrast-enhanced ultrasound in evaluating the efficiency of ultrasound guided percutaneous microwave ablation in patients with renal cell carcinoma. Radiol Oncol 2013; 47(4): 398–404

[77] Ramirez D, Ma YB, Bedir S, Antonelli JA, Cadeddu JA, Gahan JC. Laparoscopic radiofrequency ablation of small renal tumors: long-term oncologic outcomes. J Endourol 201 4; 28

(3): 330–334

[78] Veltri A, Gazzera C, Busso M et al. T1a as the sole selection criterion for RFA of renal masses: randomized controlled trials versus surgery should not be postponed. Cardiovasc Intervent Radiol 201 4; 37(5): 1292–1298

[79] El Dib R, Touma NJ, Kapoor A. Cryoablation vs radiofrequency ablation for the treatment of renal cell carcinoma: a meta-analysis of case series studies. BJU Int 2012; 110(4): 510–516

[80] Gervais DA, Kalva S, Thabet A. Percutaneous image-guided therapy of intra-abdominal malignancy: imaging evaluation of treatment response. Abdom Imaging 2009; 34(5): 593–609

[81] Zagoria RJ. Imaging of small renal masses: a medical success story. Am J Roentgenol 2000; 175(4): 945–955

[82] Sandison GA, Loye MP, Rewcastle JC et al. X-ray CT monitoring of iceball growth and thermal distribution during cryosurgery. Phys Med Biol 1998; 43(11): 3309–3324

[83] Frank I, Blute ML, Cheville JC, Lohse CM, Weaver AL, Zincke H. Solid renal tumors: an analysis of pathological features related to tumor size. J Urol 2003; 170(6 Pt 1): 2217–2220

[84] Wood BJ, Khan MA, McGovern F, Harisinghani M, Hahn PF, Mueller PR. Imaging guided biopsy of renal masses: indications, accuracy and impact on clinical management. J Urol 1999; 161(5): 1470–1474

[85] Tuncali K, vanSonnenberg E, Shankar S, Mortele KJ, Cibas ES, Silverman SG. Evaluation of patients referred for percutaneous ablation of renal tumors: importance of a preprocedural diagnosis. Am J Roentgenol 2004; 183(3): 575–582

[86] Heilbrun ME, Zagoria RJ, Garvin AJ et al. CT-guided biopsy for the diagnosis of renal tumors before treatment with percutaneous ablation. Am J Roentgenol 2007; 188(6): 1500–1505

[87] Silverman SG, Gan YU, Mortele KJ, Tuncali K, Cibas ES. Renal masses in the adult patient: the role of percutaneous biopsy. Radiology 2006; 240(1): 6–22

[88] Ryan JM, Ryan BM, Smith TP. Antibiotic prophylaxis in interventional radiology. J Vasc Interv Radiol 2004; 15(6): 547–556

[89] Uppot RN, Silverman SG, Zagoria RJ, Tuncali K, Childs DD, Gervais DA. Imaging-guided percutaneous ablation of renal cell carcinoma: a primer of how we do it. Am J Roentgenol 2009; 192(6): 1558–1570

[90] Fennessy FM, Tuncali K, Morrison PR, Tempany CM. MR imaging-guided interventions in the genitourinary tract: an evolving concept. Radiol Clin North Am 2008; 46(1): 149–166, vii

[91] Lewin JS, Connell CF, Duerk JL et al. Interactive MRI-guided radiofrequency interstitial thermal ablation of abdominal tumors: clinical trial for evaluation of safety and feasibility. J Magn Reson Imaging 1998; 8(1): 40–47

[92] Morrison PR, Silverman SG, Tuncali K, Tatli S. MRI-guided cryotherapy. J Magn Reson Imaging 2008; 27(2): 410–420Cantwell CP, Wah TM, G

[93] Wile GE, Leyendecker JR, Krehbiel KA, Dyer RB, Zagoria RJCT. CT and MR imaging after imaging-guided thermal ablation of renal neoplasms. Radiographics 2007; 27(2): 325–339, discussion 339–340

[94] Lokken RP, Gervais DA, Arellano RS et al. Inflammatory nodules mimic applicator track seeding after percutaneous ablation of renal tumors. Am J Roentgenol 2007; 189(4): 845–848

[95] Johnson DB, Solomon SB, Su LM et al. Defining the complications of cryoablation and radio frequency ablation of small renal tumors: a multi-institutional review. J Urol 2004; 172(3): 874–877

[96] Wah TM, Arellano RS, Gervais DA et al. Image-guided percutaneous radiofrequency ablation and incidence of post-radiofrequency ablation syndrome: prospective survey. Radiology 2005; 237(3): 1097–1102

[97] Saksena M, Gervais D. Percutaneous renal tumor ablation. Abdom Imaging 2009; 34(5): 582–587

[98] Maybody M, Solomon SB. Image-guided percutaneous cryoablation of renal tumors. Tech Vasc Interv Radiol 2007; 10(2): 140–148

[99] Boss A, Clasen S, Kuczyk M et al. Thermal damage of the genitofemoral nerve due to radiofrequency ablation of renal cell carcinoma: a potentially avoidable complication. Am J Roentgenol 2005; 185(6): 1627–1631

第2章　肾上腺恶性肿瘤：消融治疗

Aradhana M. Venkatesan，Bradford J. Wood

2.1　引言

肾上腺肿物是常见的临床问题，高达10%的人群在影像学检查时检出，常为偶发性肾上腺病灶[1-3]。大多数偶然发现的肾上腺肿瘤是良性的，其中无功能性腺瘤约占80%[1, 2]。然而，在消融治疗前，通过活检或必要的确切诊断手段来明确偶发肿物的良恶性至关重要[1, 2]。肾上腺恶性肿瘤包括肾上腺转移瘤和原发性肿瘤，如肾上腺皮质癌、恶性嗜铬细胞瘤以及神经母细胞瘤。因为肾上腺是位列第四的容易转移部位，所以肾上腺转移瘤很常见。容易转移到肾上腺的原发恶性肿瘤包括肺癌、肾癌、胃肠道肿瘤和黑色素瘤[4]。肾上腺皮质癌是一种起源于肾上腺皮质的罕见但极具侵袭性的恶性肿瘤，年发病率为百万分之一到百万分之二[5]。早期转移十分常见，5年总生存率为20%~35%[6]。嗜铬细胞瘤是一类起源于肾上腺髓质嗜铬细胞的神经内分泌肿瘤，对于标准的手术治疗或因转移或复发而采用的姑息治疗来说是一大挑战[7-9]。转移性嗜铬细胞瘤患者将面临疼痛或遭受神经内分泌肿瘤因分泌儿茶酚胺导致的相关症状，甚至危及生命[7-9]。

手术切除仍然是局灶性原发肾上腺恶性肿瘤的主要治疗方法。对于肾上腺转移瘤伴其他部位播散，按照惯例采取全身化疗[4]。虽然对于肾上腺转移瘤患者的治疗还需要不断探索，但是已有证据表明对于部分病例来说，实施外科手术切除孤立性肾上腺转移瘤能延长患者生存期[4, 10-12]。针对不适合手术的肾上腺肿瘤患者的替代治疗的发展和断层影像检出率的提高促进了经皮消融治疗在肾上腺恶性肿瘤和肾脏起源的转移瘤中的应用[4]。经皮热消融和化学消融技术已经应用于肾上腺恶性肿瘤的治疗。尽管经皮化学消融术在良性功能性肾上腺肿瘤中取得了极好的效果，但是化学消融术并没有取得满意的完全有效率[13]。本章总结了经皮热消融术，包括射频消融术（RFA）、微波消融术（MWA），以及冷冻消融术（cryoablation）等消融方法在治疗肾上腺恶性肿瘤中的应用，尤其是与肾上腺相关的临床和技术应用。

2.2　适应证

经皮肾上腺恶性肿瘤热消融术已经

应用于肾上腺转移瘤、肾上腺皮质癌局部复发或转移、无法切除的嗜铬细胞瘤转移或不适合外科手术切除、已经接受过外科减瘤手术和拒绝外科手术的患者[14、15]。多学科专家共识认为，消融治疗对患者具有潜在获益，并有利于患者生存率和生存质量的提高。

2.3 禁忌证

无法纠正的凝血功能障碍和出血倾向是肾上腺恶性肿瘤行经皮消融术的相对禁忌证[16]。同外科手术一样，可能也需要使用血液产品。手术前理想的国际化标准比（INR）应 <1.5~1.8，血小板计数 ≥ 50 × 10^9/L[15]，也有人用 75 × 10^9/L 代替 50 × 10^9/L 作为血小板计数阈值。但是一些真正病重或败血症患者仍然不适合消融治疗。合并症如慢性阻塞性肺病和充血性心力衰竭并不是消融术的禁忌证；当然，多种合并症将会增加风险预测。术前高血压危象或儿茶酚胺升高同样增加了围术期风险，但是在恰当的术前预防下其并不是绝对的禁忌证[16]。

2.4 患者选择与术前准备

肾上腺恶性肿瘤的治疗需要多学科团队合作，包括内科、外科、放射肿瘤科、内分泌科和介入放射科[4]。应全面回顾患者的临床病史和治疗史、病变组织学检查，以及影像学检查，并对现有治疗方案包括手术、放疗、化疗和消融治疗等进行深入讨论。理想情况下，在消融治疗前，所有的专家对于患者采用消融治疗的意见应达成一致，包括或不包括额外的内科或外科治疗[4]。如果患者适合消融治疗，对于那些有显著合并症患者的高血压危象风险和特殊治疗风险需要进一步讨论。应仔细评估术前断层图像的信息，如肿瘤大小、定位以及潜在穿刺路径或相邻器官[15]。对于实验室数据需要进行评估，尤其是凝血参数以证实是否适合消融手术。对于怀疑为功能性肿瘤的患者，消融治疗前需要获取适当的血清或尿液化验如皮质醇、醛固酮和儿茶酚胺等，以便评价治疗后一段时间内发生的改变[15]。

一般而言，常规推荐术前肿瘤活检，因为其能防止无效的治疗并且更加准确地报道消融效果[14、17]。支持治疗前活检的其他因素还包括：患者更愿意得到确切诊断、消融事实上并没有获得切除性标本以及有必要获得随访影像计划[17]。当对一个未知的肾上腺肿瘤计划行活检时，针对高血压危象所导致危险情况的准备工作是十分重要的，尤其当怀疑病灶为嗜铬细胞瘤时，推荐使用术中麻醉监护和准备，以便能够控制急性高血压的发生。如果临床病史和影像诊断提示病灶是嗜铬细胞瘤，活检前血浆或尿液儿茶酚胺监测将是有益的。阳性儿茶酚胺监测结果可以不做活检，如必须活检时，则需要监测动脉压，给予 α- 肾上腺素能抑制剂和 β- 肾上腺素能抑制剂，或者请麻醉科会诊[15]。当根据临床病史、影像学检查结果和内分泌学检查结果已明确肾上腺肿块的临床诊断时，活检也可以避免；但是无论如何评价应该基于每个病例的具体情况[14]。

在肾上腺肿瘤的诊治工作中，消融前内分泌科会诊很关键。肾上腺独特的内分泌功能包括肾上腺髓质分泌儿茶酚胺（肾上腺素和去甲肾上腺素）[18]。因此，介入肿瘤学专家必须意识到肾上腺恶性肿瘤或转移瘤，如嗜铬细胞瘤这类功能性肾上腺恶性肿瘤在实施消融术时发生高血压危象的风险 [14, 15, 19, 20]。需要注意的是，甚至在肾上腺附近实施消融治疗时也曾观察到高血压危象 [21]。消融术前内分泌科会诊可以确保功能性肾上腺肿瘤恰当的管理，以便降低术中高血压危象风险，并对术后监测激素水平和必要的替代治疗提供支持 [15]。消融前抗高血压方案包括联合应用 α- 肾上腺素能抑制剂和 β- 肾上腺素能抑制剂，这类药物在术前 7~21 天内根据患者的血压情况逐渐加量（表 2.1）。对一位正在接受术前用药并准备实施肾上腺消融治疗的患者来说，重要的是绝对不能仅用一种 β- 肾上腺素能抑制剂作为术前用药 [4]。为了降低因未经抑制的 α- 肾上腺素兴奋而导致的高血压危象和心力衰竭事件，使用 α- 肾上腺素能抑制剂酚苄明的时间必须早于 β- 肾上腺素能抑制剂 [4]。酚苄明使用几天后达到 α- 肾上腺素能激素充分抑制，才可以继续应用 β- 肾上腺素能抑制剂，如口服阿替洛尔或者拉贝洛尔。对于经过筛选的患者，在行转移性嗜铬细胞瘤消融术前，我们的内分泌专家也建议术前给予酪氨酸羟化酶抑制剂 α- 甲基对位酪氨酸用于抑制持续的儿茶酚胺合成。如果对于预期消融患者调整治疗方案，临床医生在这段时间内随访是十分重要的，以便对患者静态体位下的

症状及体征进行筛查，并商讨眩晕、跌倒或其他副作用的风险。对于经过筛选的患者来说，在特定的手术体位下滴定给药十分重要，目的是让患者更好地耐受后续消融术中儿茶酚胺的释放（表 2.1）。

考虑到肾上腺恶性肿瘤消融术中可能出现的儿茶酚胺释放和高血压危象，消融术前行麻醉科会诊是明智的。嗜铬细胞瘤消融术中动脉血压监测下全身气管内麻醉是手术成功的保证 [9]。当怀疑或者确诊嗜铬细胞瘤时，十分谨慎的术前和术中药物处置及医学监护尤其关键。由于术前未行 α- 肾上腺素能抑制，尽管在术中实施了麻醉监护，也曾有过嗜铬细胞瘤转移病灶在实施消融治疗时发生高血压危象和心搏骤停等灾难性临床后果的临床报道 [22]。麻醉师迅速注射（或滴注）预先混合好的速效 β- 阻滞剂（如艾司洛尔）以及抗高血压药物（如硝普钠）是可取的。利用加压输液袋快速连续给予硝普钠是有价值的预防措施。在打开或关闭消融功率时，与麻醉学家细心交流显得十分重要，可以提供足够的预警措施。在消融过程中发生高血压事件，RFA 或 MWA 可以关闭，在射频电流终止和血压峰值间常常有 30~60 秒的潜伏期。在行冷冻消融术时，冰球融化是否与短暂儿茶酚胺释放相关目前还不清楚。

2.5　技术

2.5.1　消融方法

经皮射频、微波和冷冻消融治疗已经应用于肾上腺恶性肿瘤消融治疗。

表 2.1　嗜铬细胞瘤消融术术前和术中给药方案和剂量建议 [a]

术前推荐给药方案

给药类别	推荐药物	剂量	初始	持续时间	评论
α-肾上腺素能抑制剂	酚苄明	10mg 2~3次/天	消融术前 7~14 天以上	延长至治疗时	依据血流动力学改变融术后消定给药
β-肾上腺素能抑制剂	阿替洛尔	12.5mg 2次/天	消融术前 7~14 天以上	延长至治疗时	依据血流动力学改变融术后消定给药
多巴胺合成抑制剂(酪氨酸羟化酶抑制剂)	α-甲基对位酪氨酸	250mg 2~3次/天	消融术前 7~14 天以上	延长至治疗时	依据血流动力学改变融术后消定给药

术中推荐给药方案

给药类别	药物	剂量	评论
α-肾上腺素能抑制剂	酚苄明	静脉给药	根据每个患者术中血流动力学改变处方并滴定给药
β-肾上腺素能抑制剂	拉贝洛尔,艾司洛尔,美托洛尔	静脉给药	根据每个患者术中血流动力学改变处方并滴定给药
一氧化氮为基础的血管扩张剂	硝普钠,硝酸甘油	静脉给药	根据每个患者术中血流动力学改变处方并滴定给药
阿片类镇痛剂	芬太尼,氢吗啡酮	静脉给药	根据每个患者术中血流动力学改变处方并滴定给药
安眠药/遗忘药	丙泊酚	静脉给药	根据每个患者术中血流动力学改变处方并滴定给药
短效抗焦虑药	咪达唑仑	静脉给药	根据每个患者术中血流动力学改变处方并滴定给药

注意:至关重要的是表中所列药物、给药时间、剂量、持续时间只是推荐使用。个人协同评估前评估嗜铬瘤患者的用药,否则患者将有发生高血压危象的风险。此外,有用于减轻缓解已经发生高血压危象的患者的给药方案也是十分必要的。术中,术后血流动力学改变以确保安全,最佳的治疗结果。

介入放射学专家必须在实施消融治疗前与内分泌和麻醉专家探讨,共同评估消融治疗前评估消融治疗前评价对于安全、成功实施消融和消融术前、术后血流动力学评估对于安全、成功实施消融和消融术前、术后的诊疗计划必须顾及患者临床病史和消融术前、术中、术后血流动力学改变也是十分必要的。所实施的特殊的给药方案也须考虑在内。

[a] 行肾上腺肿瘤热消融术前,经动脉血压监测下的全身麻醉必须考虑在内。

射频消融术

典型的射频消融设备包括三部分[1]：射频发生器产生 500kHz 范围的交流电[2]；单极或多极射频电极针；就单极针来说[3]，接地垫放置在患者大腿处。通常在超声和（或）CT、锥形束 CT（CBCT）或 CT/透视引导下由操作医生将电极针置入肿瘤内。电极针和接地垫与射频发生器相连接形成以患者靶肿瘤为末端电阻的闭合环路。射频发生器产生的射频能量作用于电极针引起电极针头端离子振动，导致摩擦产热，当温度达到 60℃~100℃时，肿瘤组织几乎瞬间凝固性坏死。如果肿瘤组织被彻底破坏，消融容积内温度必须达到 60℃阈值以上，以致肿瘤细胞死亡[14, 23]。消融区通常刚好限制在电极针周围组织，绝大多数射频消融设备的单针消融范围约为 3cm。若治疗更大的肿瘤，多次消融重叠产生一个直径足够大的复合消融区域覆盖肿瘤组织和无肿瘤周边[24]。消融过程中，虽然相比 CT 或 MRI 欠准确，但是实时超声可见治疗区域内气体形成，这是消融治疗的一种估计方法。在实施 CT 引导时，治疗结束后，碘对比剂增强扫描可用于评价预期的无强化消融区域。

在美国，生产射频消融设备的公司有 AngioDynamics（纽约昆士贝利）、Boston Scientific（马萨诸塞州纳蒂克）、Covidien（马萨诸塞州曼斯菲尔德）和 RFA Medical, Inc.（加利福尼亚州弗里蒙特）等[25]。射频发生器按程序设计成产生多个消融循环。应用于肿瘤消融治疗的循环长度和数量由想得到的肿瘤消融区域大小来决定。一般而言，大多数消融系统开始时功率逐渐递增，一旦功率达到峰值，消融循环将持续 12~15 分钟，直至能量输出反馈或组织内阻抗升高，中止射频发生器内电流和消融[25]。对于分泌儿茶酚胺的嗜铬细胞瘤来说，虽然其治疗原理未经证实，但是我们的治疗经验是在消融治疗开始阶段缓慢增加电流，而非一开始即应用最大电流，这样能够更好地评估高血压程度。这样操作，一旦出现显著高血压，可以立即减轻或关闭射频。这种技术让射频消融更加安全；然而，这种操作方法延长了整体治疗时间，因此耐心是必需的。

微波消融术

微波消融术通过置入肿瘤的天线传输微波来进行。应用频率为 915MHz 或 2450MHz 振荡电磁场，邻近微波天线头端的水分子发生离子振荡导致摩擦振荡发热并引起细胞凝固性坏死[25]。与射频消融术相比，考虑到电磁波本身不具有电特性，微波消融术不需要接地垫[14]。像射频消融术一样，微波消融术也利用超声实时图像引导，可观察消融过程中治疗区域内产生的气体所致超声回声改变。治疗后应用碘对比剂有助于评价消融区的大小和几何形态。与射频消融术类似，目标消融区温度必须达到 60℃以上才能最大限度破坏肿瘤组织导致细胞死亡。消融区内温度通过电热偶读数和生产商关于探针热容量信息来获得[25]。与射频消融术相比，微波升温更快、热辐射范围更宽、受热沉降或局部灌注影响更少，因而能在更短时间内达到更高温度和更大的消融范围[25-28]。对于大肿瘤如直径≥5cm 的肿瘤来说，选用微波消融术相比射频消融术具有更大优势[29]。

美国目前市场上有两款微波消融系统可供选用，915 MHz（Evident，Covidien；Avecure，Medwaves）或 2450MHz（例如 Certus140，Neuwave；Amica，Hospital Service；Acculis MTA，Angiodynamics）微波发生器。应用的天线为带头端有效部分的直型杆状，头端长度为 0.6~4cm。绝大部分现有系统要求用室温液体或 CO_2 冷却天线内部，以降低热传导并防止对皮肤的热损伤[30]。虽然微波消融技术产生长椭圆形或椭圆形的消融区，包括近端探针杆的烧灼，但最新技术已使达到圆形消融效果成为可能。

冷冻消融术

冷冻消融术利用焦耳－汤姆逊效应，该效应描述气体膨胀或压缩后气体温度改变[31]。在冷冻探针末端的小腔室内氩气膨胀导致气体温度比组织冷却更快[25]。当有效的冷冻探针置入肿瘤内部时，将会产生特别低的温度。应用一系列交变冷冻－解冻循环导致细胞内外冰晶形成和细胞膜破裂。以凋亡为基础发生细胞死亡，细胞死亡所需温度必须降到 $-40\,^{\circ}\!C \sim -20\,^{\circ}\!C$。冷冻治疗也会引起小血管血栓形成，这也会导致间接细胞破坏[25]。可以通过超声、CT、锥形术 CT、CT/透视或 MRI 引导将冷冻探针置入靶肿瘤内。如果将多枚冷冻探针置入肿瘤内，每枚探针间理想距离为 1~2cm，距离边界 <1cm[25]。在冷冻循环时冰球产生，在超声下可见近场内一个边界清楚的回声区域，CT 上为低密度区域，MRI 上为无信号区。虽然消融边缘在冰球周围约 4mm 范围内，但是这些发现有助于估计探针几何形状和覆盖肿瘤范围。在治疗过程中，冰球的可视化也有助于术中避免使用对比剂。类似于射频消融术，冷冻消融术对大血管损害相对较少，大血管导致热沉降（这种情况称为冷沉降）效应，迫使低温导致细胞死亡。与高温消融术相比，冷冻消融术可导致与缺乏凝固性坏死相关的潜在并发症，包括潜在的出血风险。此外，消融区内物质进入体循环，还会出现肿瘤溶解或冷休克[32]。目前，美国市场上有两家公司销售经皮冷冻消融系统，即 Percryo 装置（Healthtronics，Inc.）及 Presice 和 SeedNet 系统（Galil Medical）[25]。这些系统使用氩气、氦气或氮气来冷冻。这些系统所用的消融探针直径为 1.4~4.9mm，从而获得一定范围的冷冻消融区[25]。

技术考虑

影像引导

肾上腺肿瘤热消融术可以通过 CT 透视引导、CT 引导、CBCT 引导或超声和 CT 联合引导等手段来实施[33, 34]。MRI 也可以用于术中成像，但是由于需要特殊的消融系统和 MRI 机房改造等限制了其广泛使用。CT 引导消融的优点包括：目标肿物的可视化和定位准确，局部解剖关系清晰，避免损伤正常组织。同步透视的特殊优势在于在进针时实时观察，避免穿透横膈进入胸腔。尽管超声对于大的肾上腺肿瘤消融术可以起到实时监测作用，但是对于分辨肾上腺组织，单纯超声引导并不十分可靠[33, 34]。整合了实时透视功能的 CBCT 具有诸多优势，但是由于受视野限制，术中还需要联合超声引导。

患者体位

　　对肾上腺原发或转移肿瘤实施经皮消融术之前,应该在术前影像中评估穿刺路径或进针方向。此时,需要评价消融区域易损解剖结构和需要采取的保护性措施,如水分离技术的应用。行肾上腺消融术时常见的易损解剖结构包括肺和胸膜、肾脏、结肠、十二指肠、胃、胰腺、肝脏和脾脏[4、34]。消融时患者取侧卧位(肿瘤侧朝下)对于肾上腺穿刺尤其有效,可以避免

经胸腔入路穿刺(图 2.1)。对于较大的肿瘤,如果可以避免经胸腔入路穿刺,俯卧位将有助于安全穿刺抵达肿瘤内。对于那些因为肺实质干扰或存在结肠而无法实施经后路穿刺的患者,前侧位或经肝穿刺将有助于肾上腺肿瘤的消融[15](图 2.2)。

术中监测和辅助措施

　　仔细的术中监测对于安全实施肾上腺肿瘤消融术十分重要。行肾上腺消融术时儿茶酚胺释放,将导致术中高血压发

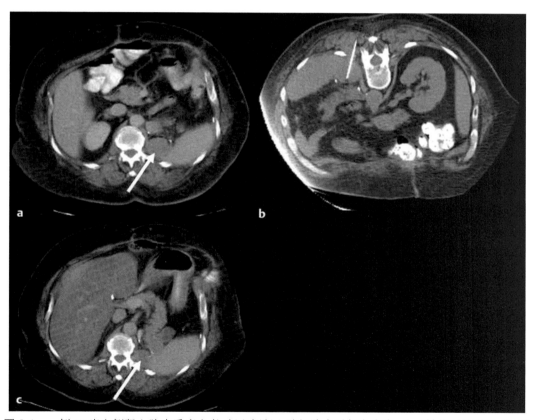

图 2.1　一例 65 岁左侧肾上腺皮质癌患者,行左侧肾上腺切除术后复发疼痛。(**a**)轴位对比增强 CT 图像显示左侧脾脏内侧、原肾上腺切除区域可见一 4.5cm 大小肿物(白箭)。(**b**)俯卧位下患者实施了射频消融治疗。(**c**)消融治疗后 12 个月,对比增强 CT 显示肿物缩小(白箭),残余病灶未见强化。经过射频消融治疗后患者疼痛得到有效解决。(Used with permission from Venkatesan AM et al.[14])

生。猪实验研究显示,正常行肾上腺射频消融术时去甲肾上腺素和肾上腺素均升高,而犬实验研究显示去甲肾上腺素升高。这些临床前试验研究表明,正常肾上腺组织射频消融会导致术中出现高血压[35, 36]。在一项包含 5 个临床研究的文献综述中,作者对超过 40 例良性功能性肾上腺肿瘤

和恶性肿瘤患者接受射频消融治疗进行了研究,发现术中高血压发生率为 0%~66.7%[34, 35, 37, 38, 39]。而且,相比腹部非肾上腺恶性肿瘤(1/9, 11.1%),肾上腺肿瘤(非嗜铬细胞瘤)行消融术时,术中高血压发生率更高(6/9, 66.7%)[35]。在一项包括 9 例接受肾上腺射频消融术患者的研

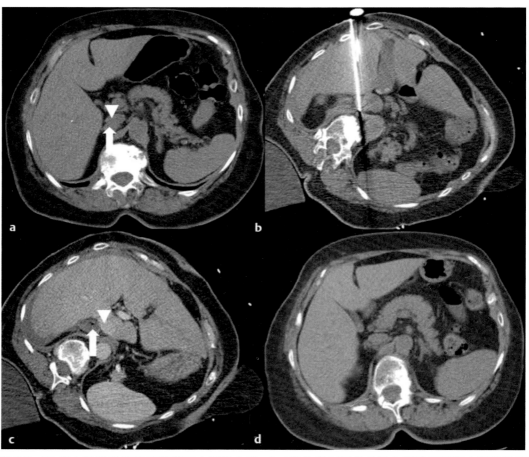

图 2.2　73 岁女性患者肺腺癌转移至右侧肾上腺。(a)轴位平扫图像显示右侧进展型肾上腺转移瘤(箭),肿瘤大小约为 1.8cm,邻近下腔静脉(箭头)。(b)消融针经肝穿刺置入右侧肾上腺转移瘤实施消融治疗。(c)消融后即刻行对比增强 CT 显示肿瘤完全坏死,无残存强化病灶(箭)。邻近下腔静脉未受消融治疗影响(箭头)。(d)9 个月后随访平扫 CT 显示无肿瘤进展,肿瘤缩小与有效治疗相一致。(Used with permission from Welch BT et al.[46])

究中，术中收缩压与血清肾上腺素密切相关（$R^2 = 0.68$，$P < 0.0001$），与去甲肾上腺素也显著相关（$R^2 = 0.72$，$P < 0.0001$），而收缩压与肾上腺其他激素（多巴胺、肾上腺皮质醇）不相关[35]。虽然罕见，但是在对靠近肾上腺组织的肝肿瘤实施消融时，可见发生高血压危象的相关报道[19]。肾上腺消融过程中涉及术中高血压的医源性因素包括疼痛和紧张焦虑所介导的儿茶酚胺释放，正常肾上腺组织破坏导致儿茶酚胺的快速释放，射频消融术所介导的电刺激导致儿茶酚胺释放等[35]。曾有报道行肾上腺肿瘤冷冻消融术病例发生恶性高血压，推测发生高血压的机制可能与热消融术的机制类似[20]。

　　射频消融肾上腺肿瘤时，可观察到经动脉测定的收缩压 [>200mmHg（1mmHg =0.133kPa）] 和舒张压（>100mmHg）显著升高，特别是对嗜铬细胞瘤转移灶行热消融术时[9]。类似于在手术室内对肿瘤的生理刺激，消融相关的生理和温度刺激可以启动肿瘤内儿茶酚胺的大量释放，造成患者心率和血压的突然升高[9]。在对嗜铬细胞瘤转移瘤进行消融时，与麻醉专家的密切沟通至关重要，即在消融针置入肿瘤之前、热能应用时、消融针重置和拔出时要有相应的注意事项。虽然这种现象不是很常见，但是拔出消融针本身会导致即刻高血压发生。采取缓慢、手动给予热能和持续增加能量的措施将使操作者有时间观察血流动力学改变，并根据需要谨慎地滴定给药[9]。在实施肾上腺肿瘤热消融术前，应该考虑采用经动脉途径行血压测定和全麻监护。β- 肾上腺素能抑制剂（如艾司洛尔、拉贝洛尔、美托洛尔）、酚苄明、硝普钠、硝酸甘油和镇痛药 / 麻醉剂（如氢吗啡酮、咪达唑仑、异丙酚）等药物联合使用已经成功应用于控制术中高血压，目的就是实现作者倡导的将目标血压和心率控制在患者基线血流动力学水平 20% 以内[9]。虽然介入放射学专家对每一例患者实施了个体化评估，但是与内分泌专家、麻醉专家共同协商，并探讨最佳医疗方案显得尤为重要。表 2.1 总结了推荐术前和术中用于嗜铬细胞瘤消融治疗的药物干预和推荐剂量。由于血流动力学的快速或显著波动，嗜铬细胞瘤消融术对于手术医生来说是一项严峻的挑战。

　　为了确保热消融术的安全和成功，水分离术必须在消融术前实施，可以对靶肿瘤附近的易损区进行适当保护。水分离术对保护肠道、胰腺等组织十分有效，同时有利于保护肺脏、肾脏、横膈和胸壁（包括肋间神经）[14]。在超声引导下经 20~22 号穿刺针缓慢灌注小剂量的 5% 葡萄糖水溶液（D5W）约 50mL 至目标区域。因为常规的生理盐水这类离子溶液会导电（即使它们常用于冷冻消融治疗），但这类离子溶液仍不可在射频消融术前用于水分离术[14]。明确细针放置和水分离局部积液的位置后，将带鞘导管针（如 Yueh 穿刺导管，Cook medical；或 Skater 穿刺导管，Angiotech）插入之前注入的积液腔隙内，拔出针芯，将带阀装置与导管相连，依靠悬挂吊瓶的重力作用将额外的液体持续经导管输入[14]。如果在腹腔或后腹膜区域内，输注的液体必须自由流动。通过连续的 CT 扫描确定液体的积聚和分布，并观察消融区域内正常解剖器官的位移情况。在输注的液体中可以加入碘对比剂（10mL）以提高 CT 引导下输注液体的可视性。输入液体总量根据非靶目标正常器官或组织避免被热损伤所需位移距离而定[14]。如果初始的水分离不足以保护正常解剖结构，需要重新改变患者体位并继续增加液体输注，或者重新布针，以便确保消融针、肿瘤组织和非靶邻近正常器官间的安全距离和最理想的消融工作区域[14]。

囊性成分肾上腺肿瘤会增加治疗难度。当对囊性或混合囊性和实性肾上腺肿瘤实施射频消融术时，需要多次调整射频消融针，以便消融实性成分，确保完全治疗肿瘤组织[14]。对于这些病灶来说，可以利用微波来达到理想消融热度[14, 26]。对于囊性病灶来说，需要更长的治疗时间，最终将瞬间发生凝固性坏死（图 2.3）。

2.6 术后处理与随访评价

消融治疗术后立即仔细监测血流动力学并持续数小时是非常重要的，特别是对于嗜铬细胞瘤的消融术。完成转移性嗜铬细胞瘤热消融治疗后，如果观察到收缩压（>200mmHg）和舒张压（>100mmHg）明显升高，表明患者可能需要进一步的监护，包括麻醉后监护（PACU）、术后重症监护（ICU）及血流动力学监测，并能从中获益[9]。在某些情况下，嗜铬细胞瘤消融术后需要密切监测患者的儿茶酚胺诱导血压和心率的变化[9]。在一例射频消融联合栓塞术治疗嗜铬细胞瘤病例中，术后发生了血流动力学波动，随后趋于稳定。同样，

消融术后几天，α- 肾上腺素能抑制剂和 β- 肾上腺素能抑制剂的需求量迅速降低，而其他抗高血压药可能需要谨慎地滴定给药。

随着患者术后康复及出院，临床和影像学的随访是必需的。消融后最初的影像可验证手术技术是否成功，鉴别有无并发症，并且作为参照可与后续的影像图像做对比[4, 14, 40]。后续的随访图像监测是非常必要的，通过治疗后肿瘤是否存留在原位，可提示医生到底是原发病灶治疗失败还是晚期肿瘤复发[14, 40]。目前并没有循证指南来指导肾上腺恶性肿瘤消融术后具体的影像随访细则。一般来说，消融术后 1~3 个月行基础扫描（对比增强 CT 或 MRI），然后在 3~6 个月的时间间隔内再次复查，以便早期发现复发灶，及时重复干预[41, 42]。

像其他肿瘤一样，肾上腺肿瘤热消融术后的前 6 个月内，肿瘤治疗区平扫 CT 和 MRI 图像上可表现为区域内部衰减增加或信号强度增加，分别对应于蛋白质碎片或肿瘤内出血[14, 42]。在短期随访中常见气泡和脂肪，不应将其混淆为感染[41]。在肿瘤消融成功的病例中，影像中应该观察到消融区无强化。仔细评价随访 CT 平扫或动态减影 MRI（注入造影剂后 - 注入造影剂前），有利于鉴别造影前的高密度或高信号到底归因于蛋白质碎片或出血，还是归因于肿瘤残留及局部复发相关的肿瘤强化。消融区域的大小应随时间缩小[4, 14, 42, 43]（图 2.4 和图 2.5）。在最初的随访中，对比增强的区域通常表明肿瘤残存和最初的治疗失败（通常 CT 值 >10HU

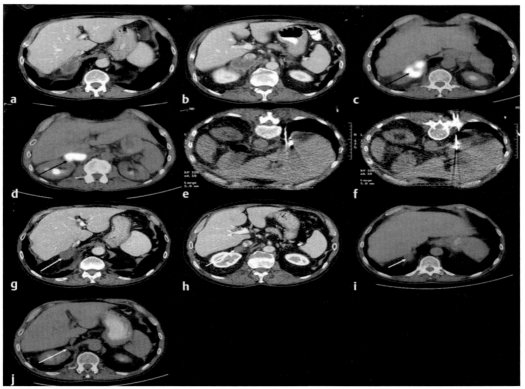

图 2.3　一例经化疗和放射治疗的ⅢA 期非小细胞肺癌男性患者，伴有右侧孤立性右侧肾上腺转移瘤，该孤立病灶持续 1 年。消融前 CT（**a，b**）和 PET-CT（**c，d**）显示 FDG 浓聚囊性右侧肾上腺肿块，大小约为 6cm×4cm（**a，b**：白箭；**c，d**：黑箭）。活检符合转移性非小细胞癌。考虑到肿块大小和肿瘤囊性特征，采取微波消融治疗。（**e，f**）置入三枚头端为 3.7cm 微波天线消融针（Evident，Covidien），以覆盖肿块。功率 45W，微波消融持续 10 分钟。（**g，h**）消融术后 1 个月随访对比增强 CT 显示消融区缩小，无强化（白箭）。（**i，j**）消融术后 8 个月随访，PET-CT 显示肿瘤完全无代谢反应，消融区进一步缩小（白箭）。（Used with permissim from Venkatesan et al.[14]）（见彩图）

或 MRI 信号增强 >15%)[14, 42, 43]。姑息性大肿瘤消融治疗往往可观察到以上现象，其治疗的目标是缓解患者的症状而非根治性消融肿瘤（图 2.6）。随访影像中，消融区增强或扩大被认为预示着肿瘤的复发，应该告知患者其他适当的治疗方法，包括重复消融、手术、化疗或继续随访观察[14]。氟（18F）脱氧葡萄糖正电子发射断层扫描（FDG-PET）也非常有效，作为消融术前的影像学检查，可用于显示病灶的 FDG 亲和力，并可用于评估消融疗效及复发或残留病灶的存在[14,41]。

具有激素活性的肾上腺恶性肿瘤消融治疗后，临床和生化指标的评估在随访中是相当重要的，其目的是确保治疗后的生化反应正常，确认消融术后用药方案的

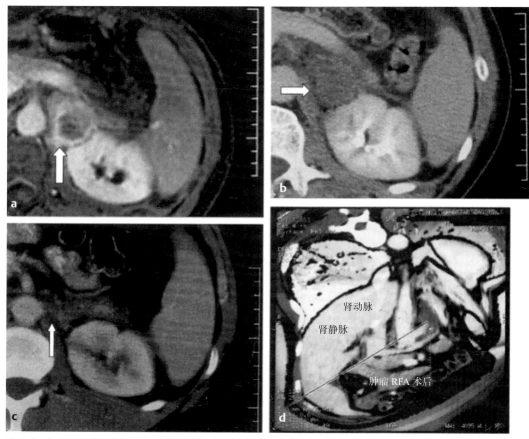

图 2.4 （a）射频消融术（RFA）前,增强磁共振 T1 加权像显示肾上腺皮质癌（ACC）外科手术后边缘复发的强化病灶（箭）。肿瘤位于肾上腺主动脉和肾脏之间。（b）射频消融术后即刻行增强 CT 扫描,显示肿瘤无血供,未见明显强化（箭）。（c）射频消融术后 14 个月的增强 CT 扫描,显示肿瘤区域收缩伴小残留（箭）。（d）射频消融后即刻行对比增强 CT,三维表面遮蔽显示（3D-SSD）。治疗区域的平面被切掉,以显示肾动脉、肾静脉和两血管之间的介入治疗时的热损伤区。（Used with permission from Wood et al.[31]）

充分性,并监测消融术后持续的激素过量或激素不足的症状 [41, 44]。正规的内分泌咨询随访和建议在这个阶段最有价值。对于肾上腺皮质腺癌合并原发性醛固酮增多症的患者,治疗后需监测血清钠和钾的水平,并进行代谢性碱中毒评估 [4, 44]。肿瘤治疗后,血压和血钾水平可能会下降,可能需要减少抗高血压药物的剂量 [4]。嗜铬细胞瘤或皮质醇分泌性肿瘤的患者在接受消融治疗后,需监测肾上腺素和皮质醇水平,治疗成功后患者可以减少抗高血压药物的剂量 [4]。

2.7　副作用与并发症

肾上腺消融术最常见的副作用是术中

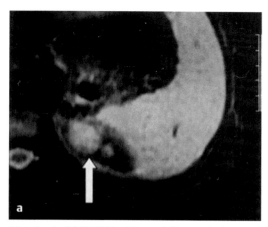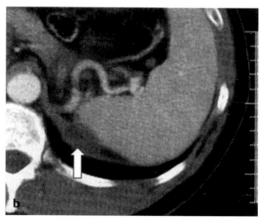

图 2.5　(a)射频消融术(RFA)前, T2 加权 MRI 成像显示紧邻脾脏的肾上腺双叶肿瘤(箭)。(b)射频消融治疗后 20 个月,增强 CT 扫描显示肿瘤萎缩,近乎完全消退,热损伤后的残余病灶未见增强(箭),推断为瘢痕组织。15 年后,该患者在此位置仍然没有病灶。(Used with permission from Wood et al.[33])

高血压,据报道,其发生率高达 66.7%[34-39]。在对肾上腺肿瘤行射频消融术和微波消融术的治疗过程中,以及对肾上腺肿瘤行冷冻消融术的解冻过程中,均可观察到术中高血压的发生,需要强调手术医生对术中及术后血流动力学监测的重要性[41,45,46]。文献中描述的肾上腺恶性肿瘤热消融术的其他不常见并发症包括气胸、血胸、腹膜后血肿(见于血小板减少的患者),以及术后疼痛,所有这些并发症均需要术后对症保守治疗[34, 37]。肿瘤沿着针道播散种植是一个潜在的并发症。与其他器官的消融治疗一样,可通过在拔针过程中行针道消融来减少这一风险。据我们所知,迄今为止尚无关于肾上腺肿瘤消融术后肿瘤转移的病例报道。由于儿茶酚胺的释放,也可能发生卒中和心脏综合征,特别是具有激素活性的肿瘤、存在其他合并症的患者、高龄患者,以及动脉粥样硬化患者。然而,据我们所知,目前并没有

公开的报道证明对肾上腺恶性肿瘤的消融治疗可导致上述并发症的发生[4, 14, 35],而我们的经验表明,尽管使用 α- 和 β- 肾上腺素能抑制剂和硝普钠快速滴注,仍可观察到收缩压显著升高。目前仅有一篇关于肾上腺恶性肿瘤消融术后围术期死亡率的报道,其中 4 个病例为后腹膜嗜铬细胞瘤转移至膈脚后方, RFA 后发生了难以诊断的肠穿孔导致死亡[47]。正如作者所强调的,这种并发症不归因于该项研究中转移性嗜铬细胞瘤消融术的内在特殊性,而是体现消融术本身的固有风险,即使由经验丰富的医生来操作,该风险也存在[47]。

2.8　临床数据与结果

经皮射频消融术、微波消融术及冷冻消融术已成功地用于治疗原发性肾上腺皮质癌和肾上腺转移瘤。迄今为止的临床研究表明上述都是有效的治疗方

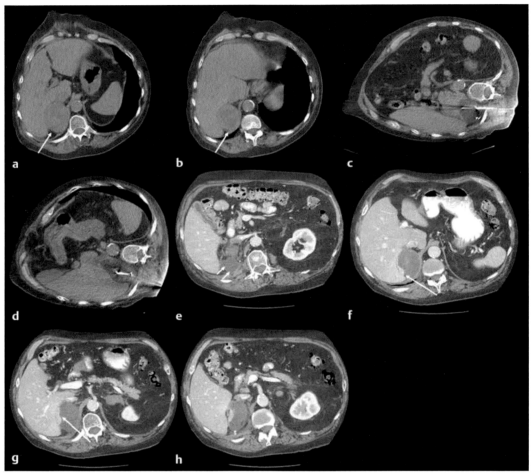

图 2.6 肾细胞癌转移至右肾上腺的冷冻消融治疗。（**a，b**）CT 平扫显示右侧肾上腺不均质的巨大肿物（箭）。（**c，d**）对患者右肾上腺肿物行冷冻消融治疗，使用 6 根探针冷冻消融 10 分钟，解冻 8 分钟，再冷冻 10 分钟，如此循环。（**e~h**）3 个月后的随访对比增强 CT 显示消融区域未见明显强化（白色双箭），沿消融区的外侧缘有线性强化的残余病灶（白色长箭）符合残余肿瘤。消融术后患者疼痛明显改善。（Used with permission from Venkatesan et al. [14]）

法，它们具有可接受的短期疗效，且施以适当的术前、围术期和术后处理后风险较低 [33、34、39、41、46、48、49]。关于经皮消融治疗转移性嗜铬细胞瘤效果的早期数据也被认可 [8、47]。表 2.2 总结了热消融治疗肾上腺恶性肿瘤现有的短期研究结果（≤5 年

随访）。影像引导的热消融术也被用于良性功能性肾上腺肿瘤的治疗（表 2.2）。虽然肾上腺良性肿瘤消融结果的详细评估已经超出了本章的论述范围，但是我们依然鼓励读者查阅肾上腺良性肿瘤消融的相关临床研究，并总结醛固酮瘤、皮质

醇和睾酮分泌腺瘤以及局限性肾上腺嗜铬细胞瘤等的消融治疗经验 [37,38,50]。

2.8.1　肾上腺转移瘤

很多临床经验提示,经皮热消融治疗肾上腺恶性肿瘤应包括肾上腺转移瘤的治疗。Welch 等人治疗了 37 例肾上腺转移瘤,其中 10 例经过射频消融治疗,27 例经过冷冻消融治疗 [46]。32 例患者(25 名男性和 7 名女性,平均年龄为 66 岁,年龄范围为 44~88 岁)共有 37 个肾上腺肿瘤病灶,共进行了 35 次消融治疗。1 例患者肿瘤病灶为 8.2cm,行冷冻消融手术。36 例接受根治性治疗,其中 35 例(97%)达到技术成功,1 例为左肾上腺转移瘤,病灶为 3.3cm,尝试冷冻消融治疗时发生出血,出血掩盖了病灶的边界。影像学随访了 37 个肿瘤病灶中的 34 个,其中排除了手术切除($n=1$)、技术失败($n=1$)和失访($n=1$)的患者, 34 个病灶中有 3 个(8.8%)局部复发。在平均 22.7 个月的随访期内,34 个病灶中的 31 个获得了局部控制(冷冻消融治疗后肿瘤的平均大小为 3.2cm;射频消融治疗后肿瘤的平均大小为 1.8cm)。36 个月的无复发生存率和总生存率为 88% 和 52%,中位生存期为 34.5 个月。不良事件常用术语标准(CTCAE)4.0 版本中定义的 3 级或 4 级并发症发生了 3 例(8.6%),包括血胸、胸腔积液和脾出血 [46]。Wolf 等人共收治了 22 例患者,共 23 个肿瘤,23 个肿瘤中有 20 个为肾上腺转移瘤 [39]。这些肿瘤中,16 例行射频消融术,4 例行微波消融治疗。平均 14 个月的随访期中,16 例行射频消融术的肿瘤中有 3 例出现局部肿瘤

进展(所有治疗后肿瘤的平均大小为 3.9cm)[39]。早期的临床研究包括 Mayo-Smith、Dupuy 和 Carrafiello 等人的研究,显示出类似的局部控制率和肿瘤大小 [34, 48]。Carrafiello 等人描述了 1 例消融后综合征和 1 例右肾上腺转移瘤消融术中出现高血压(249/140mmHg),立即静脉注射艾司洛尔,未发生更严重的临床后遗症 [48]。

一系列临床试验显示,肾上腺转移瘤经皮微波消融治疗对于局部肿瘤的控制具有类似的结果,不过患者样本量一般较小。Li 等人应用微波消融的方法共治疗了 10 例患者,其中 9 例为肾上腺转移瘤,所有转移瘤均治疗成功(平均大小为 3.8cm),在平均 11.3 个月的随访期内,无局部肿瘤进展 [45]。该系列中的 1 例患者在左肾上腺肺癌转移瘤的治疗过程中经历了高血压危象,术中血压升高至 243/147mmHg,伴头痛、心动过速、室性心律失常,随后立即静脉注射酚妥拉明,最终微波消融治疗顺利完成,无后续临床后遗症发生 [45]。Wolf 等人进行了系列研究,用经皮微波消融治疗的患者($n=4$)在平均 14.5 个月的随访期内无局部肿瘤进展(肿瘤平均大小为 5.1cm)[39]。同样,Wang 等人对 5 例肾上腺转移瘤采用经皮微波消融治疗(肿瘤平均大小为 3.5cm),在平均 19.2 个月的随访期内,没有发现局部肿瘤进展的证据 [49]。

2.8.2　肾上腺皮质癌与转移性肾上腺皮质癌

Wood 等人分享了经皮射频消融治疗局部复发性和转移性肾上腺皮质癌的经

表 2.2 经皮消融治疗肾上腺肿瘤的短期 a 研究结果

作者	肿瘤特征	肿瘤数目/患者数目	平均肿瘤大小(范围)(cm)	平均随访期(范围)(月)	结果
射频消融术					
Welch 等人 (2014)[146]	37 例肾上腺转移瘤 10 例转移瘤采用射频消融治疗	10/36	1.8 (0.8~2.8)	22.7 (1~88)	1. 35/36 例 (97%) 肿瘤手术成功 2. 可随访病例中 31/34 例 (91%) 成功治疗 3. 3/34 例 (8.8%) 肿瘤局部复发
Wolf 等人 (2012)[39]	20 例肾上腺转移瘤, 2 例嗜铬细胞瘤, 1 例醛固酮瘤 16 例转移瘤和 3 例高功能性肿瘤经射频消融治疗	19/18	肾上腺转移瘤: 3.9 (2~8) 高功能性肿瘤: 2.3 (1~4)	肾上腺转移: 14 (1~67) 高功能性肿瘤: 78 (38~91)	1. 13/16 例 (81%) 肾上腺转移成功治疗 c 2. 2/3 例 (67%) 高功能性肿瘤成功治疗 d
McBride 等人 (2011)[147]	47 例转移性嗜铬细胞瘤和副神经节瘤, 其中 7/13 例转移肾上腺嗜铬细胞瘤经射频消融治疗	7/3	1.9 (1.4~3.5)	3.7 (2~9.3)	1. 所有治疗的患者中可随访的有 27 例, 成功治疗 15/27 例 (56%) 2. 2/18 例 (11%) 射频消融术后发生严重并发症, 其中消融术后不稳定性高血压 1 例, 围术期并发肠穿孔死亡 1 例
微波消融术					
Venkatesan 等人 (2009)[9]	7 例肾上腺嗜铬细胞瘤远处转移	7/6	3.4 (2.2~6)	12.3 (2.5~28)	1. 6/7 例 (85.7%) 转移瘤成功治疗 2. 所有消融术中均行严格的麻醉监测, 均抑制 α- 和 β- 肾上腺素和儿茶酚胺的合成, 无高血压危象 3. 相比基线水平和消融术后水平, 观察到术中血浆儿茶酚胺水平升高

(待续)

表 2.2(续)

作者	肿瘤特征	肿瘤数目/患者数目	平均肿瘤大小(范围)(cm)	平均随访期(范围)(月)	结果
Carrafiello 等人(2008)[48]	6 例肾上腺转移瘤	6/6 f	2.9(1.5~4)	21(6~36)	1. 5/6 例(83%)肿瘤成功治疗 2. 1 例残留强化病灶,10 天后接受再次治疗
Mayo-Smith, Dupuy (2004)[34]	11 例肾上腺转移瘤,1 例嗜铬细胞瘤,1 例醛固酮瘤	13/12	3.9(1~8)	11.2(1~46)	1. 9/11 例(82%)肾上腺转移瘤成功治疗 2. 2/2 例高功能性肿瘤成功治疗
Wood 等人(2003)[33]	局部复发性或转移性肾上腺皮质癌	15/8	4.3(1.5~9)	10.3(1~20)	1. 8/15 例(53%)成功治疗 2. 4/15 例(27%)大小未改变 3. 3/15 例(20%)肿瘤增长 4. 8/12 例(67%)≤ 5cm 的肿瘤成功治疗
Wolf 等人(2012)[39]	20 例肾上腺转移瘤,2 例嗜铬细胞瘤,1 例醛固酮瘤 4 例转移瘤经微波消融治疗	4/4	肾上腺转移瘤:5.1(4~6)	14.5(3~28)	4/4 例(100%)成功治疗
Li 等人(2011)[42,45]	8 例转移瘤,1 例原发性肾上腺皮质癌	10/9	3.8(2.1~6.1)	11.3(3~37)	1. 9/10 例成功治疗 2. 1 例肿瘤残留强化灶,1 个月后再次治疗

(待续)

表 2.2（续）

作者	肿瘤特征	肿瘤数目/患者数目	平均肿瘤大小（范围）(cm)	平均随访期（范围）（月）	结果
Wang 等人（2009）[49]	5 例肾上腺转移瘤	5/5	3.5（2.3~4.5）	19.2（8~31）	5/5（100%）成功治疗
冷冻消融术					
Welch 等人（2014）[46]	37 例肾上腺转移瘤 27 例转移灶行冷冻消融治疗	27/36	3.2（1.2~8）g	22.7（1~88）	1. 35／36 例（97%）肿瘤技术成功 2. 1 例肾冷冻消融治疗技术失败，原因是发术中出血，要求术中转行射频消融治疗 3. 可随访的病例中，31/34 例成功治疗 4. 局部复发率为 3/34（8.8%）

a 短期反馈≤ 5 年随访。

b 平均随访期及其范围，并没有描述嗜铬细胞瘤和副神经节瘤组治疗成功的相关统计量[47]。

c 成功治疗的定义为经过一次消融治疗，随访影像显示病灶完全坏死。

d 成功治疗的定义为生化检验结果转为正常。

e 射频消融组和冷冻消融组对比，成功治疗病例的平均随访期和范围及统计数据并未描述[46]。

f 一例肿瘤组治疗两次。

g 排除了一例肿瘤大小为 8.2cm，行冷冻消融治疗的患者，目的是减瘤而非治愈。

验，共 8 例患者，15 个肿瘤病灶。所有患者的病灶均为不可手术切除或难以耐受外科手术[33]。在该队列研究中，射频消融治疗的复发率最低，对于直径 ≤ 5cm 的肿瘤特别有效，12 例中有 8 例（67%）治疗成功，平均 10.3 个月的随访期内无局部肿瘤进展。一例肿瘤大小为 9cm 的患者，射频消融治疗后出现迟发性脓肿形成，抗生素和置管引流对症治疗成功；在该系列报道中无高血压危象发生[33]。Li 等人应用经皮消融术治疗较大（> 5cm）的肾上腺皮质癌，研究结果相似。其中一例患者为 6.1cm 大小的原发性左肾上腺皮质癌，接受了微波消融治疗，1 个月后随访 CT 检测到残存瘤灶，重复消融后治疗成功[45]。

2.8.3　转移性嗜铬细胞瘤

　　经皮射频消融术可成功治疗肾上腺嗜铬细胞瘤的转移灶，对于手术不可切除的转移性病灶和转移相关的症状控制，这种方法具有实用价值[9, 47]。两篇文章报道了采用经皮射频消融治疗转移性肾上腺嗜铬细胞瘤。Venkatesan 等人总结了 6 例嗜铬细胞瘤的肝和骨转移（共 7 个转移灶）患者的治疗（平均肿瘤大小为 3.4cm，范围为 2.2~6cm）[9]。所有患者经外科手术评估后均不适合行手术切除，因为在其他部位有转移灶或肿瘤病灶快速增大且拒绝行外科手术[9]。通过术前应用酚苄明、阿替洛尔和 α- 甲基对位酪氨酸，来抑制 α- 和 β- 肾上腺素能和儿茶酚胺的合成，并且术中应用严格的麻醉监测。7 个转移灶中有 6 个消融成功，平均随访期为 12.3 个月（范围为

2.5~28 个月），无术中或术后高血压危象。在术前、术后及射频消融术中特定的时间间隔内（例如，在电极针置入肿瘤时，射频电流刚开启时，电极针重新定位入肿瘤时）采集血液样本。有趣的是，在射频消融过程中观察到血浆中儿茶酚胺水平相对于基线和术后儿茶酚胺水平升高，这与动态平均动脉压和心率的升高相对应[9]。在射频消融过程中，可观察到动态平均动脉压以 1mmHg/s 的速度迅速升高，对症处理立即给予静脉注射降压药物或停止射频电流，或者两者同时进行，平均动脉压可下降[9]。根据 McBride 等人描述的经验，他们治疗了 3 例嗜铬细胞瘤的肝脏和膈肌转移的患者，共 7 个转移病灶，属于 47 例嗜铬细胞瘤和副神经节瘤转移经射频消融、冷冻消融、无水酒精（乙醇）消融治疗的大样本研究的一部分[47]。其中转移性嗜铬细胞瘤患者的平均肿瘤大小为 1.9cm，范围为 1.4~3.5cm。虽然没有明确描述这些转移性嗜铬细胞瘤患者，但在他们的随访研究中，27 例接受治疗的患者中有 15 例（52%）治疗成功。在两项消融治疗研究中，有关于主要并发症的报道。其中包括射频消融术后高血压，是否可将高血压归因于嗜铬细胞瘤和副神经节瘤暂不能确定。此外，1 例嗜铬细胞瘤转移至膈脚的患者行射频消融术后在围术期死亡，原因是并发了结肠和十二指肠穿孔[47]。在这两项研究中，虽然大部分射频消融治疗转移性嗜铬细胞瘤可成功地控制局部病灶，但是射频消融治疗嗜铬细胞瘤仍然需要进一步研究，包括大样本的研究和长期的随访。全面的术前检查、术中和术后监测以及对降低血流动

力学的风险因素的认识,也是减少并发症的关键。这就需要经验丰富的术者和多学科团队的参与 [9]。

要点

- 经皮消融治疗,包括射频消融术、微波消融术、冷冻消融术已成功地用于治疗肾上腺恶性肿瘤,包括肾上腺转移瘤、局部复发和转移性肾上腺皮质癌及转移性嗜铬细胞瘤。

- 肾上腺肿瘤消融治疗过程中,介入医生必须注意术中高血压危象。肾上腺肿瘤消融术相比腹部非肾上腺肿瘤消融术,前者的术中高血压发生率明显高于后者。

- 在嗜铬细胞瘤消融的过程中,警惕高血压危象的发生尤为重要。术前、术中以及术后的监测是至关重要的,包括术前的内分泌科及麻醉科会诊,术中全麻的监控,以及术后血流动力学的监测。

- 术中具体的技术操作可以显著影响肾上腺恶性肿瘤消融术的成功率,包括卧位、俯卧位或需肝脏穿刺的患者的体位,以及用于保护其余脏器的水分离技术。

- 在嗜铬细胞瘤消融术中,与麻醉医生进行沟通是非常重要的,需要麻醉医生密切关注可能引起高血压危象的操作(布针、校针或拔针)。

2.9 结论

对于影像引导经皮热消融术治疗肾上腺恶性肿瘤以及射频消融术、微波消融术和冷冻消融术治疗肾上腺肿瘤,目前的数据提示以上方法短期疗效可以接受,并发症发生率较低。施以适当的围术期处理,上述疗法可以用来治疗某些肾上腺转移瘤、局部复发和转移性肾上腺皮质癌及转移性肾上腺嗜铬细胞瘤。目前持续的争议包括不同的肾上腺恶性肿瘤消融治疗方式的实用性比较,虽然目前已经明确了一些方式具有其特定的优点,但这些优点与其他部位恶性肿瘤的消融治疗类似,包括微波消融术具有更大的消融区、冷冻消融术的冷冻冰球可视性等 [41]。今后需进一步研究来确认:经皮消融术治疗肾上腺恶性肿瘤的远期疗效,与标准对照治疗或姑息性肿瘤治疗的疗效对比,以及其对总体生存率的影响。

（吴安乐 译　张岳林 校）

参考文献

[1] Boland GW, Blake MA, Hahn PF, Mayo-Smith WW. Incidental adrenal lesions: principles, techniques, and algorithms for imaging characterization. Radiology 2008; 249(3): 756–775

[2] Kloos RT, Gross MD, Francis IR, Korobkin M, Shapiro B. Incidentally discovered adrenal masses. Endocr Rev 1995; 16(4): 460–484

[3] Low G, Dhliwayo H, Lomas DJ. Adrenal neoplasms. Clin Radiol 2012; 67(10): 988–1000

[4] Ethier MD, Beland MD, Mayo-Smith W. Image-guided ablation of adrenal tumors. Tech Vasc Interv Radiol 2013; 16(4): 262–268

[5] Golden SH, Robinson KA, Saldanha I, Anton B, Ladenson PW. Clinical review: Prevalence and incidence of endocrine and metabolic disorders in the United States: a comprehensive review. J Clin Endocrinol Metab 2009; 94(6): 1853–1878

[6] Libè R, Fratticci A, Bertherat J. Adrenocortical cancer: pathophysiology and clinical management. Endocr Relat Cancer 2007; 14(1): 13–28

[7] Lenders JW, Eisenhofer G, Mannelli M, Pacak K. Phaeochromocytoma. Lancet 2005; 366(9486): 665–675

[8] Reisch N, Peczkowska M, Januszewicz A, Neumann HP. Pheochromocytoma: presentation, diagnosis and treatment. J Hypertens 2006; 24(12): 2331–2339

[9] Venkatesan AM, Locklin J, Lai EW et al. Radiofrequency ablation of metastatic pheochromocytoma. J Vasc Interv Radiol 2009; 20(11): 1483–1490

[10] Paul CA, Virgo KS, Wade TP, Audisio RA, Johnson FE. Adrenalectomy for isolated adrenal metastases from non-adrenal cancer. Int J Oncol 2000; 17(1): 181–187

[11] Lo CY, van Heerden JA, Soreide JA et al. Adrenalectomy for metastatic disease to the adrenal glands. Br J Surg 1996; 83 (4): 528–531

[12] Kim SH, Brennan MF, Russo P, Burt ME, Coit DG. The role of surgery in the treatment of clinically isolated adrenal metastasis. Cancer 1998; 82(2): 389–394

[13] Xiao YY, Tian JL, Li JK, Yang L, Zhang JS. CT-guided percutaneous chemical ablation of adrenal neoplasms. Am J Roentgenol 2008; 190(1): 105–110

[14] Venkatesan AM, Locklin J, Dupuy DE, Wood BJ. Percutaneous ablation of adrenal tumors. Tech Vasc Interv Radiol 2010; 13 (2): 89–99

[15] Uppot RN, Gervais DA. Imaging-guided adrenal tumor ablation. Am J Roentgenol 2013; 200(6): 1226–1233

[16] Sudheendra D, Wood B. Thermal ablation of the adrenal gland. In: Mauro M, Murphy K, Thomson K, Venbrux A, Zollikofer C, eds. Image-Guided Interventions. Amsterdam, Netherlands: Elsevier; 2008:1606–1612

[17] Tuncali K, vanSonnenbe , rg E, Shankar S, Mort , ele KJ, Cibas ES, Silverman SG. Evaluation of patients referred for percutaneous ablation of renal tumors: importance of a preprocedural diagnosis. Am J Roentgenol 2004; 183(3): 575–582

[18] Olson JA, Wells SA. The pituitary and adrenal glands. In: Sabiston DC, ed. Textbook of Surgery: The Biological Basis of Modern Surgical Practice. Montreal, QC: WB Saunders; 1997:684–687

[19] Chini EN, Brown MJ, Farrell MA, Charbonea , u JW. Hypertensive crisis in a patient undergoing percutaneous radiofrequency ablation of an adrenal mass under general anesthesia. Anesth Analg 2004; 99(6): 1867–1869

[20] Atwell TD, Wass CT, Charboneau JW, Callstrom MR, Farrell MA, Sengupta S. Malignant hypertension during cryoablation of an adrenal gland tumor. J Vasc Interv Radiol 2006; 17 (3): 573–575

[21] Onik G, Onik C, Medary I et al. Life-threatening hypertensive crises in two patients undergoing hepatic radiofrequency ablation. Am J Roentgenol 2003; 181(2): 495–497

[22] Mamlouk MD, vanSonnenberg E, Stringfellow G, Smith D, Wendt A. Radiofrequency ablation and biopsy of metastatic pheochromocytoma: emphasizing safety issues and dangers. J Vasc Interv Radiol 2009; 20(5): 670–673

[23] Rhim H, Goldberg SN, Dodd GD, III et al. Essential techniques for successful radio-frequency thermal ablation of malignant hepatic tumors. Radiographics 2001; 21(Spec No): S17–S35, discussion S36–S39

[24] Shah DR, Green S, Elliot A, McGahan JP, Khatri VP. Current oncologic applications of radiofrequency ablation therapies. World J Gastrointest Oncol 2013; 5(4): 71–80

[25] Saldanha DF, Khiatani VL, Carrillo TC et al. Current tumor ablation technologies: basic science and device review. Semin Intervent Radiol 2010; 27(3): 247–254

[26] Simon CJ, Dupuy DE, Mayo-Smith WW. Microwave ablation: principles and applications. Radiographics 2005; 25 Suppl 1: S69–S83

[27] Martin RC, Scoggins CR, McMasters KM. Safety and efficacy of microwave ablation of hepatic tumors: a prospective review of a 5-year experience. Ann Surg Oncol 2010; 17(1): 171–178

[28] Wright AS, Sampson LA, Warner TF, Mahvi DM, Lee FT, Jr. Radiofrequency versus microwave ablation in a hepatic porcine model. Radiology 2005; 236(1): 132–139

[29] Zhang L, Wang N, Shen Q, Cheng W, Qian GJ. Therapeutic efficacy of percutaneous radiofrequency ablation versus microwave ablation for hepatocellular carcinoma. PLoS ONE 2013; 8(10): e76119

[30] Alexander ES, Dupuy DE. Lung cancer ablation: technologies and techniques. Semin Intervent Radiol 2013; 30(2): 141–150

[31] Ahmed M, Brace CL, Lee FT, Jr, Goldberg SN. Principles of and advances in percutaneous ablation. Radiology 2011; 258(2): 351–369

[32] Kujala N, Beland M. Principles of cryoablation. In: Mueller P, Adam A, eds. Interventional Oncology: A Practical Guide for the Interventional Oncologist. New York, NY: Springer; 2012:39–49

[33] Wood BJ, Abraham J, Hvizda JL, Alexander HR, Fojo T. Radiofrequency ablation of adrenal tumors and adrenocortical carcinoma metastases. Cancer 2003; 97(3): 554–560

[34] Mayo-Smith WW, Dupuy DE. Adrenal neoplasms: CT-guided radiofrequency ablation—preliminary results. Radiology 2004; 231(1): 225–230

[35] Yamakado K, Takaki H, Yamada T et al. Incidence and cause of hypertension during adrenal radiofrequency ablation. Cardiovasc Intervent Radiol 2012; 35(6): 1422–1427

[36] Fransson BA, Keegan RD, Ragle CA, Haldorson GJ, Greene SA. Hemodynamic changes during laparoscopic radiofrequency ablation of normal adrenal tissue in dogs. Vet Surg 2009; 38 (4): 490–497

[37] Mendiratta-Lala M, Brennan DD, Brook OR et al. Efficacy of radiofrequency ablation in the treatment of small functional adrenal neoplasms. Radiology 2011; 258(1): 308–316

[38] Liu SY, Ng EK, Lee PS et al. Radiofrequency ablation for benign aldosterone-producing adenoma: a scarless technique to an old disease. Ann Surg 2010; 252(6): 1058–1064

[39] Wolf FJ, Dupuy DE, Machan JT, Mayo-Smith WW. Adrenal neoplasms: Effectiveness and safety of CT-guided ablation of 23 tumors in 22 patients. Eur J Radiol 2012; 81(8): 1717–1723

[40] Venkatesan AM, Wood BJ, Gervais DA. Percutaneous ablation in the kidney. Radiology 2011; 261(2): 375–391

[41] Pua BB, Solomon SB. Ablative therapies in adrenal tumors: primary and metastatic. J Surg Oncol 2012; 106(5): 626–631

[42] Zagoria RJ. Imaging-guided radiofrequency ablation of renal masses. Radiographics 2004; 24 Suppl 1: S59–S71

[43] Levinson AW, Su LM, Agarwal D et al. Long-term oncological and overall outcomes of percutaneous radio frequency ablation in high risk surgical patients with a solitary small renal mass. J Urol 2008; 180(2): 499–504, discussion 504

[44] Weingärtner K, Gerharz EW, Bittinger A, Rosai J, Leppek R, Riedmiller H. Isolated clinical syndrome of primary aldosteronism in a patient with adrenocortical carcinoma. Case report and review of the literature. Urol Int 1995; 55(4): 232–235

[45] Li X, Fan W, Zhang L et al. CT-guided percutaneous microwave ablation of adrenal malignant carcinoma: preliminary results. Cancer 2011; 117(22): 5182–5188

[46] Welch BT, Callstrom MR, Carpenter PC et al. A single-institution experience in image-guided thermal ablation of

adrenal gland metastases. J Vasc Interv Radiol 2014; 25 (4): 593–598

[47] McBride JF, Atwell TD, Charboneau WJ, Young WF, Jr, Wass TC, Callstrom MR. Minimally invasive treatment of metastatic pheochromocytoma and paraganglioma: efficacy and safety of radiofrequency ablation and cryoablation therapy. J Vasc Interv Radiol 2011; 22(9): 1263–1270

[48] Carrafiello G, Laganà D, Recaldini C et al. Imaging-guided percutaneous radiofrequency ablation of adrenal metastases: preliminary results at a single institution with a single device. Cardiovasc Intervent Radiol 2008; 31(4): 762–767

[49] Wang Y, Liang P, Yu X, Cheng Z, Yu J, Dong J. Ultrasound-guided percutaneous microwave ablation of adrenal metastasis: preliminary results. Int J Hyperthermia 2009; 25(6): 455–461

[50] Arima K, Yamakado K, Suzuki R et al. Image-guided radiofrequency ablation for adrenocortical adenoma with Cushing syndrome: outcomes after mean follow-up of 33 months. Urology 2007; 70(3): 407–411

第3章 肺癌、肺转移性病变以及胸壁恶性肿瘤的消融治疗

Charles McGraw，Scott Genshaft，Fereidoun Abtin，Antonio Gutierrez，Robert Suh

3.1 引言

近十余年来，热消融术在胸部恶性肿瘤治疗中的作用日益重要。对于原发性肺癌、肺部转移性病变及治疗后肿瘤局部复发的患者，热消融术已成为外科手术切除确切有效的替代手段。目前新的适应证还包括胸膜及胸壁原发性或继发性肿瘤的治疗，以及疼痛性软组织及骨病灶的姑息性消融术。

对于早期非小细胞肺癌（NSCLC）（Ⅰ/Ⅱ期），外科手术切除或肺叶切除术仍然是首选的治疗手段[1]。然而，很多患者不适合接受肺叶切除术或拒绝外科手术。研究显示，早期肺癌患者接受某些治疗的预后比那些没有接受任何治疗的患者要好[2]。因此，大部分不能接受外科手术切除的早期肺癌患者可以从微创治疗，如经皮热消融术中获益。

大约20%的肺部转移瘤以及原发软组织肿瘤术后患者，肺部有孤立性转移灶，可以接受手术切除或转移瘤切除术[3]。虽然对于部分经过筛选的患者，转移瘤切除术可以改善其无病生存期，但多次外科切除会减少患者的肺体积[4]。因此，保肺技术，包括经皮热消融术，对于那些肺部局限性转移、局限性复发或外科切除、化疗、放疗后局灶性残留的患者是一个很有吸引力的选择。

对于胸部肿瘤消融治疗来说，胸壁和胸膜恶性肿瘤是非常有前景的适应证，但还没有经过充分的评估。越来越多的数据支持热消融治疗对软组织肿瘤的有效性[5]，因此自然可以将其应用于治疗胸部软组织肿瘤。虽然目前已发表的应用热消融术治疗胸膜和胸壁病变的数据有限，但我们中心的经验显示，应用消融术治疗胸腺瘤、间皮瘤、转移性病变，包括但不限于软骨肉瘤，已获得令人鼓舞的结果。

3.2 热消融术原理

3.2.1 射频消融术

射频消融术（RFA）是指基于热能输出系统，激励两极分子之间的离子，从而导致周围的组织和液体摩擦产热。肺肿瘤

消融术的最主要挑战是正常充气肺组织和肿瘤的组织学特性不一致。肺脏像是个绝缘体，其天然高阻抗会限制消融区扩张至病灶边缘，降低了局部治疗成功的可能性。但正常肺脏的绝缘性也有正效应，它可以增加消融针直接穿刺的肺实性肿块中心的温度，称为"烤箱效应"[6]。

胸膜和胸壁肿瘤与相邻组织特性相似，因此消融范围往往更容易预测。在治疗计划和加热过程中，还需要考虑与电极放置或消融相关的潜在穿过神经和神经损伤的可能性（如膈神经、臂丛神经）[7]。在实际应用中，高温消融术，尤其是射频消融术，可能导致术中明显不适，这时需要增加镇静药物用量，甚至可能需要全麻。此外，有些患者可能会因组织炭化引起消融术后疼痛，偶尔也会有神经消融损伤引起的神经性疼痛[8,9]。

3.2.2　微波消融术

微波消融术是指通过微波能量（900～2450MHz）诱导偶极子激发，依次引起水分子自旋、部分动能转移、产生摩擦，从而导致热生成和组织高热[10]。微波天线发射电磁辐射到组织中，且不需要电流，因此天线周围的碳化和气泡不影响能量的沉积，同射频消融术相比，微波消融术可产生更高的瘤内温度和更猛烈的消融效果[11]。

3.2.3　经皮冷冻疗法

相比高温消融技术，经皮冷冻疗法（PCT）使用极端低温模式导致细胞凋亡，低温产生一个低于冰点的冷冻区域并形

成冰球，通常情况下，冰球在 CT 上可见。

在实际应用中，冷冻消融系统允许应用"固定"模式程序，即降低探针温度至−10℃，形成一个小冰球，并固定探针于邻近肿瘤或组织的相对位置。这就使得在冷冻消融术中，当将一个探针置于满意位置后，其他探针的放置就很方便，或在冷冻消融术时，牵拉肺实质内的靶肿瘤远离重要结构。

3.2.4　专用设备

射频消融术

目前，商用射频电极有单极针或者多极针，而使用单极针逐渐成为一种趋势。可以通过单电极重叠消融、逐级展开细电极、使用带同一开关的多支电极或者通过特制的电极向瘤内注入高渗盐水来扩大消融范围。一般来说，多支电极间的距离不能超过 2cm，这样重叠的消融区域才能完全融合。

大表面积的接地电极片应谨慎用于患者，应避开骨头突出的部位，剃除皮肤电极处的多余毛发，便于电极片和皮肤紧密贴合。

微波消融术

微波发生器可以同时激活单根或多根天线。与 RFA 相比，其改善了对流状态，微波可以获得更高的瘤内温度，在更短的时间内获得更大的消融体积，热沉现象也更少见。相比 RFA，微波消融术不需要散热或接地电极片，无电刺激，这样可以减少因神经刺激引起的疼痛，特别是在治疗胸膜旁和胸壁病灶时，这些部位的病

灶在接受 RFA 时会刺激肋间神经而产生较剧烈的疼痛。

经皮冷冻消融术（PCA）

有两种商用 PCA 系统可以提供 1.2~3.8mm 直径的冷冻探针。理论上，这两种系统能根据冷冻探针的不同直径达到一样的冷冻范围。然而，根据我们的经验，2.4mm 的探针更容易形成致死的冰球。

相比其他热消融技术，PCA 有许多优点：不依靠电流，应用于已植入心脏器械的患者也很安全；相比 RFA 和 MWA，消融术中、术后疼痛较轻（这对于胸膜旁和胸膜 / 胸壁肿瘤尤为重要）；在软组织内消融时，低密度的冰球很容易显示。此外，有学者建议，PCT 更适合处理胸膜旁和纵隔旁的肺部病灶及胸膜和胸壁的病灶，因为它能保留组织的胶原结构[12]。

当然，冷冻消融也有缺陷，与 17G 的热消融针相比，其探针的直径偏大（通常至少 2.4mm 或 13G），很难甚至不能穿透位于顺应性较好的肺内的小肿瘤。当然，因为冷冻消融发生器可以控制多达 20 根探针，通过在病灶周围放置两根以上的探针就可以克服这种不足，这种方法称为筷子法。

在肺脏内，笔者使用三重冷冻技术（3 分钟冷冻，3 分钟被动复温，7 分钟冷冻，3 分钟被动复温，7 分钟冷冻），通过冷冻循环中较短的 3 分钟被动复温间隔，导致肺内气腔充满渗出液和出血，这会显著增加热传导率并扩大消融范围（图 3.1）。在胸膜及胸壁处，我们通常使用双重冷冻技

术，一般被动复温循环要更长，达 8 分钟，除非预期的消融边缘扩展到邻近的肺实质内。

3.3　适应证

患者的合理选择高度依赖于预期达到的目标。虽然患者选择没有严格的标准，但是迄今为止，对肺、胸壁、胸膜病变确定可行经皮热消融的适应证包括：①有潜在治愈可能的、临床上不能手术或患者拒绝手术的早期非小细胞肺癌（Ⅰ期）；②延长肺或胸壁 / 胸膜上局部复发或转移性病变患者的生存期；③对大肿瘤的减瘤术可提高存活肿瘤对化疗或放疗的敏感性；④缓解症状，特别是外周肿瘤侵犯胸膜和胸壁引起的疼痛[13]；⑤消融位于邻近重要结构旁的肿瘤，限制或减缓肿瘤侵犯。

3.4　禁忌证

胸部消融术的绝对或相对禁忌证较少，与肺部影像引导活检相似。绝对禁忌证包括急性肺炎、重度肺动脉高压（>40mmHg）和不可纠正的凝血功能障碍。相对禁忌证包括肺功能差〔第一秒用力呼气量（FEV_1）<1L〕、肺切除术或单侧功能肺，因为潜在的肺出血、气胸或血胸并发症可能导致呼吸储备功能差的患者发生呼吸衰竭。起搏器和起搏器导线可以从射频传导电流，并且虽然程度较轻，但微波能量也可以沿着起搏器导线传导，可能导致在非靶区的远处产生热能。此外，RFA 期间心脏起搏器可能发生故障。如

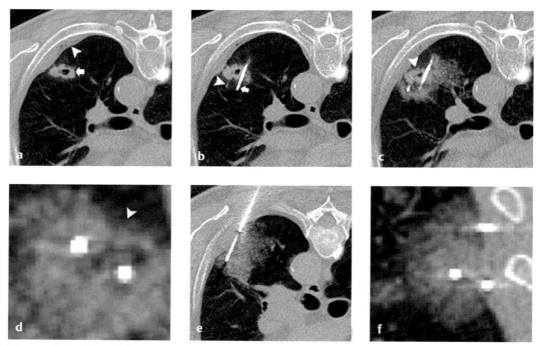

图 3.1　肺实质出血扩大了 PCT 范围。(**a**)患者取俯卧位,轴位肺窗图像显示左肺下叶一空洞性结节(箭),为肾细胞癌转移灶。在置入探针前预先于胸膜外注入 1% 的利多卡因(箭头)。(**b**)消融前图像显示置入两支探针;一支在结节的上中部(箭),另一支在结节外下部(箭头)。(**c**)通过结节上部的轴位图像可以看到没有片状出血包绕结节外上方(箭头)。(**d**)冠状位图像证实结节(箭头)无出血。(**e**,**f**)在结节外上方再置入一支探针进行冷冻消融,(**e**)轴位和(**f**)冠状位图像显示出血,因此可能消融边缘包绕结节。注意:冰球所代表的消融范围在这些图像上显示欠佳。

果在手术之前关闭起搏器,患者仍可接受 RFA[14]。

3.5　术前准备

患者的术前评估主要包括病史,尤其是心肺状态、肺部感染、出血体质和用药史。血小板计数和凝血功能测定是必不可少的。应关注患者的肺功能,以检查氧合作用、肺功能储备、肺活量是否足够,以及镇静和肺减容的适应性,特别是那些患肺部疾病或先前已行手术切除的患者。

使用心脏起搏器或自动植入式心律转复除颤器(AICD),特别是永久植入的患者,应优先考虑 PCT 和 MWA 治疗,而不是 RFA,因为 RFA 可能会导致上述装置功能失常。当然,如果 RFA 是首选的消融技术,而且患者对心脏起搏器的依赖较小,暂停心脏起搏器并经静脉或临时心脏外起搏是可行的。

术前应充分了解患者既往用药史,尤其要关注抗凝剂和抗血小板药物的使用,应在手术预期时间前停药或减量。口服抗凝药物的患者可以考虑改用皮下注射低分子肝素,术前应至少停药 24 小时。

消融术前应明确病理学诊断。活检应在消融术前单独进行,或者在消融术前作为同步操作立即进行。在我们机构,我们通常在消融术前大约 1 周进行经皮活检,以便使病灶周围出血吸收,同时确定最终病理,以便在消融术时清晰显示肿瘤边缘。而消融术前即刻活检可能延长消融操作时间或因活检相关并发症导致消融术延期或推迟。

术前或术后是否应用抗生素没有统一标准。在我们机构,通常情况下大多数胸部消融术不使用抗生素。

理想情况下,术前 4 周内应行胸部 CT 扫描,以评估:①肿瘤大小和数目;②病灶形态、部位及与血管、支气管和其他重要结构关系;③并存的肺部疾病,包括进展期大疱性疾病,放射性损伤或感染;④安全的经皮入路。

尽管有时在消融期间有必要进行全身麻醉及更高程度的监护,但通常情况下胸部 PCT 在清醒镇静下进行。无论胸部热消融期间选择何种麻醉方式,均应有效控制疼痛,同时在靶肿瘤定位上实现可重复性的最大化,以便精准地置入探针。此外,全身麻醉的正压通气会增加气胸的风险[15]。由于上述原因,大多数有经验的术者倾向于在几乎所有的胸部经皮热消融术中选择使用清醒镇静。

在某些情况下应优先选择全身麻醉,包括出血风险增加的病例、呼吸状态差的患者,或采用选择性支气管插管以改善对侧肺部靶病灶与重要结构的位置关系。镇静水平上升至全身麻醉的最常见指征是

使用 RFA 治疗胸壁和胸膜病变,因为这一过程疼痛通常较剧烈[9]。

3.6 选择标准

大量研究已经反复证实,具有某些特征的病灶,消融能够实现完全杀灭肿瘤,并且无复发(表 3.1,图 3.2)。选择标准包括病灶大小、部位、数目和毗邻的结构。

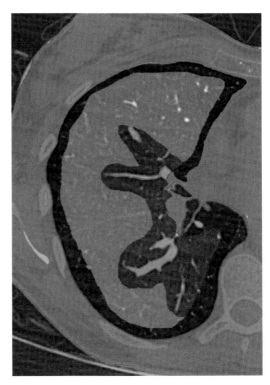

图 3.2 基于作者经验的热能偏好图(黄色:射频消融;红色:微波消融;蓝色:冷冻消融)。所有消融方式都适用于直径 <3cm 的病灶;然而,直径 >3cm 的病灶与邻近血管或直径 >3mm 的支气管病灶一样,首选微波消融。对于外围肺组织以及靠近胸膜、胸壁、肺门、纵隔或其他重要结构的病灶,冷冻消融是首选方式。(见彩图)

表 3.1 影响消融方式选择［从较不适合(＋)到较适合(＋＋＋)］的不同因素比较

技术比较

参数	射频消融	微波消融	冷冻消融
<3cm	＋＋＋	＋＋＋	＋＋＋
>3cm	＋(最多 3 个)[a]	＋＋＋(最多 3 个)[a]	＋＋(最多 20 个)[a]
≤ 1.5cm 胸膜	＋(疼痛)	＋(气胸)	＋＋＋
胸壁和胸膜	＋	＋＋	＋＋＋
纵隔	＋	＋	＋＋
沉积效应(热／冷)	＋	＋＋＋	＋＋
起搏器与 AICD	＋	＋＋	＋＋＋
凝血功能障碍	＋＋＋	＋＋＋	＋
可操作性	(＋)	(＋)	＋

缩写：AICD，埋藏式自动除颤复律器。

[a] 每一种治疗方式同时置入探针的数量。

3.6.1 大小

<3~3.5cm[13, 16] 的病灶比较大的病灶更有可能被完全治愈。多支射频消融电极和冷冻探针用来治疗直径 >2cm 的病灶。MWA 能够治疗大至 3.5cm(图 3.3)甚至更大的病灶，因此 MWA 更适用于治疗较大病灶。

3.6.2 位置

对于完全的肺实质内病灶，三种经皮消融治疗方法都是适用的。由于患者不适感更轻且并发症更少，所以对于胸膜旁、胸膜以及胸壁的病灶来说，冷冻消融术比其他高温消融治疗更佳[17]。

3.6.3 病灶数目

转移瘤切除术的数据表明，随着切除转移灶数目的增多，患者生存率下降[18]。基于这一数据，理想情况下，肺部转移灶数目最好少于 6 个。

3.6.4 毗邻结构

对于邻近 >3mm 的肺动脉和肺静脉[19, 20] 或者较大支气管[20] 的病灶，由于热沉或冷沉效应，采用 RFA 或者 PCT 可能导致病灶边缘消融不完全。MWA 可以减少，但不会完全消除这种热沉现象[10](图 3.4)。

为了能保留组织的胶原结构及冰球的可视性，对于邻近肺门以及重要纵隔结构如主动脉、心脏、食管及气管的病灶来说，PCT 是更好的选择(图 3.5)。在一些情况下，可将冷冻探针"固定"在肿瘤上，使得靶组织能够被扭曲从而远离邻近结构。

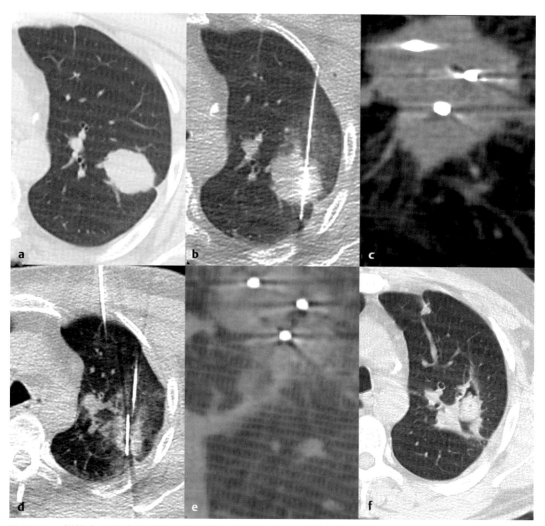

图 3.3 一例较大的结直肠癌肺转移瘤的微波消融术。（a）肺窗轴位图像可见左肺上叶一个直径 3.5cm 的结直肠癌转移灶。（b）轴位消融前图像可见三支微波天线中的一支位于转移瘤的上部。（c）冠状位消融前图像可见三支微波天线相距大约 2cm，且距离肿瘤边缘大约 1cm。（d，e）轴位和冠状位消融图像可见肿瘤干燥且体积缩小，肿瘤周围有毛玻璃影包绕。（f）术后 2 个月随访 CT 显示，消融灶缩小伴空洞形成。

相比 RFA 和 MWA 来说，冷冻消融术可以减轻患者疼痛并减少组织的损伤，所以，冷冻消融术同样适用于胸膜和胸壁的病灶。

3.7 技术

3.7.1 影像设备选择

CT 是影像引导消融针放置于肺脏、

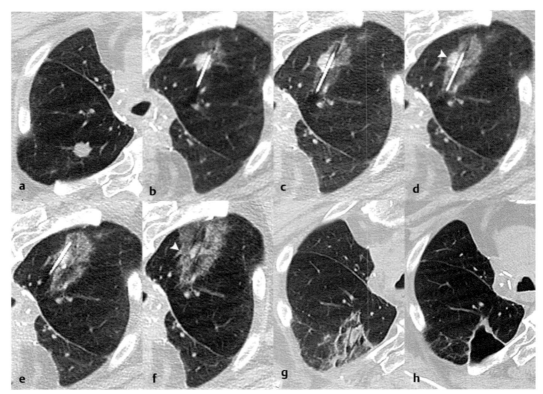

图 3.4　由于热沉效应,微波消融天线需要重新定位。(**a**)肺窗轴位图像可见右肺下叶一结直肠癌转移灶。(**b**)患者俯卧位消融图像可见消融天线穿过瘤体。90W 输出功率消融 5 分钟(**c**)和消融 10 分钟(**d**)后,轴位图像见肿瘤周围出现毛玻璃影,但其未包绕肿瘤中部(箭头)。(**e**)考虑到肿瘤中部消融不完全,重新调整天线置于瘤体的中部。(**f**)用 90W 输出功率补充消融 5 分钟后见肿瘤中部边缘完全消融(箭头)。术后 1 个月消融区域可见出血和炎症反应(**g**),术后 2 个月见空洞形成(**h**)。

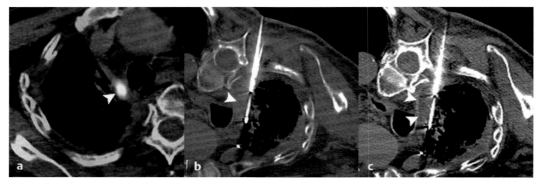

图 3.5　一例气管旁间皮瘤复发后的经皮冷冻治疗(PCT)。(**a**)PET-CT 轴位图像可见一高代谢病灶(箭头)位于右气管旁,提示为间皮瘤复发。(**b**)患者呈俯卧位,将单极冷冻探针置于右气管旁边界不清的软组织块(箭头)中。(**c**)PCT 后冰球(箭头)包绕于软组织肿物周围,但保持了邻近气管的完整性,这种现象部分是由于冷沉积效应造成的。(见彩图)

胸膜、胸壁肿瘤内或肿瘤周围的主要设备。CT 能清晰显示肿瘤，尤其是肺内肿瘤。现代 CT 能快速获取肿瘤容积数据，并且提供多平面重组，从而准确地显示肿瘤 - 探针之间的关系。虽然传统的 CT 成像缺乏实时引导能力，但是，CT 透视能够实时或接近实时地显示探针位置。

3.7.2　解剖与入路

常见消融技术均可应用于肺内。如果条件允许，CT 床上的最佳体位应允许消融针沿着皮肤到靶肿瘤的最短距离穿刺进针。除此之外，胸膜旁结节通常采用较长的、与胸膜呈切线位的肺内穿刺针道，最大程度以活性针尖靶定肿瘤，避免沿消融针杆向后消融而形成支气管胸膜瘘（图 3.6 和图 3.7）。同样，肺门区病灶的最佳穿刺入路是沿着从肺门轴向放射的支气管血管束走行方向进针。

同等情况下，鉴于后肋骨受呼吸运动影响较小，俯卧位后侧入路优于仰卧方式。消融入路最好越过肋骨上缘，避免肋

下神经丛损伤。

相比肺肿瘤，胸壁、胸膜恶性肿瘤的经皮热消融技术要求有所不同。虽然热消融和冷消融技术已被运用于软组织肿瘤治疗，但是我们临床的经验仍仅局限于 PCT。

复发性胸膜肿瘤通常是较细长的。如果可能，应沿着肿瘤长轴置入冷冻探针，保证椭圆形冰球能最大范围覆盖靶肿瘤。沿肿瘤长轴放置冷冻探针时，可以沿着肿瘤长轴从深到浅多方位进行重复冷冻 - 复温循环，从而避免了额外使用冷冻探针。我们未公开的数据显示，当消融边缘达到 7mm 时，复发性间皮瘤能得到有效的局部控制；这个原则是否适用于其他胸膜恶性肿瘤还需要进一步研究。

3.7.3　技术方面

一旦患者在 CT 床上选择好舒适的体位，下面就开始进行术前 CT 扫描，应用不透射线的标记物标记皮肤进针点。局部麻醉时使用 19G 或者更细的同轴针

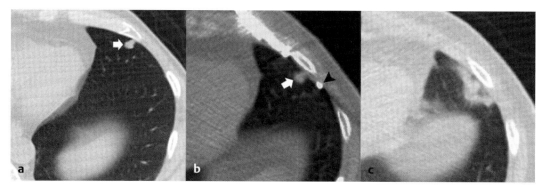

图 3.6　切线位入路用于射频消融治疗骨肉瘤胸膜旁转移灶。（**a**）肺窗轴位 CT 图像显示一个不规则结节（箭）位于左肺上叶胸膜旁。（**b**）消融图像显示射频针位于结节旁（箭头，针尖；箭，结节）且与胸膜呈切线位，以保证充分消融胸膜旁转移瘤。（**c**）消融后图像显示毛玻璃影完全覆盖结节。

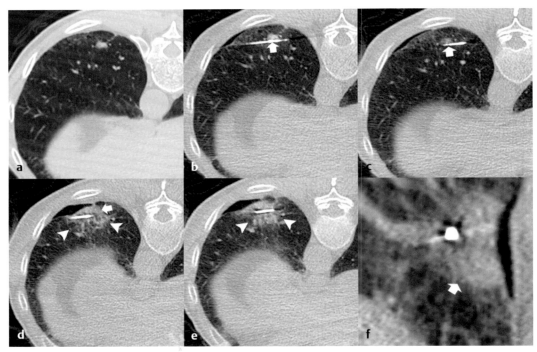

图 3.7 微波消融左肺下叶胸膜旁结节的切线位入路,经活检证实为非小细胞肺癌病灶。(a)患者取俯卧位,肺窗轴位 CT 图像显示左下肺近胸膜可见针状的小结节。(b,c)连续轴位图像显示微波天线邻近肿瘤(箭),肿瘤位于微波天线与胸膜之间,避免消融损伤胸膜。注意置针相关的气胸。(d,e)连续轴位图像显示充分的消融边界(箭头):毛玻璃影及实变影包绕肿瘤(箭)伴邻近肺体积缩小。(f)冠状位图像证实消融边界由包绕肿瘤的实变影及周围毛玻璃影组成。

注射 1% 利多卡因溶液达壁层胸膜,使用足量的(至少 5~10mL)1% 利多卡因或长效 0.5% 丁哌卡因完成胸膜的麻醉(图3.8)。使用胸膜外串联针技术或偶尔应用绝缘同轴套管穿入病灶内或病灶旁。在所有间断的 CT 扫描过程中,指导患者保持相似幅度屏气(最常使用吸气末屏气)非常重要,这样有利于在胸壁和肺部的消融针朝着病灶的方向逐步进针。特别是当病灶位于肺底或沿膈面生长时,因为相比胸壁,这些部位肺活动度是最大的。

了解消融区的影像学表现是必要的。射频消融术或者微波消融术后即刻行肺 CT 扫描可见局部毛玻璃影、肿瘤及相邻肺组织的凝固性坏死、瘀血、炎症和出血区。由于毛玻璃影不完全是凝固性坏死,所以理想情况下,其要超出瘤体边缘5~10mm,以达到肿瘤完全坏死(图 3.9)。同时,因为等温线外带的非致死性温度,PCT 中可有意诱导病灶周围实质出血或者胸壁软组织的低密度冰球应超出肿瘤边缘 5~10mm(图 3.10)。

在完成肺部高温消融(射频消融术或

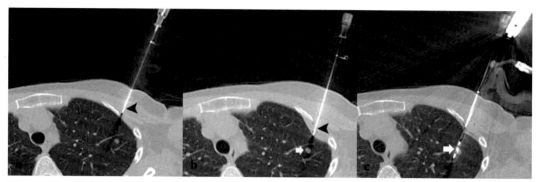

图 3.8　经皮热消融前胸膜麻醉。(**a**)轴位 CT 显示 19G 同轴针(箭)针尖位于胸膜外软组织。(**b**)麻醉后，19G 同轴针(箭头)到达胸膜外，10mL 1% 利多卡因在胸膜外聚呈弧形。肺部靶病灶(箭)位于进针路径上。(**c**)术中 CT 图像显示随后微波消融天线置入肺肿瘤内(箭)。

微波消融术)拔针时，许多术者会使用低功率模式对肺实质进行针道烧灼，但是要确保在暴露的消融针尖到达胸腔外软组织前关闭发生器。理论上，这样可能减少肺实质出血、肿瘤针道种植及气胸的发生率 [22]。

3.7.4　先进技术

许多技术可用于增加探针和重要结构间的距离以尽可能减少附带的组织损伤。在冷冻消融治疗过程中，将探针与冰一同固定在靶组织内或紧靠靶组织，保证探针能安全地扭转并将消融区域移离邻近结构。这项技术对于将消融区域从神经组织(如膈神经)和重要结构(如食管)中分离出来十分有效。另一项技术是诱导医源性气胸或气腹，利用空气隔绝靶肿瘤和易受损组织(图 3.11)。最后，在胸壁上进行冷冻消融，将装有温水的无菌手套置于皮肤上，或向皮下组织注射无菌水和利多卡因的混合制剂，有可能避免覆盖处皮肤产生冻疮 [23]。

3.8　并发症

气胸、胸腔积液和血胸是最常见的并发症，在三种肺部消融方法中都有不同程度的体现(表 3.2)。其中气胸最为常见，在经皮肺穿刺的消融治疗中出现的概率为 15%~40%，依使用的热量不同而异，仅有 10%~15% 的情况需要穿刺抽吸或胸腔置管引流(图 3.12)[23-28]。渐进性胸腔积液是经皮穿刺消融术一个较常见的后遗症，发生率为 15%~20%。极少数(约 4%)患者需要干预以缓解症状。术后 CT 或 X 线片监测到胸腔积液快速增加，应迅速进行临床评估，排查潜在的致命性血胸并立即予以干预，例如在必要情况下，可对出血血管进行栓塞、结扎等。

消融后综合征(PAS)常见于射频消融术，偶尔见于微波消融术，可能由炎性细胞因子在消融部位释放，进入系统循环导致。经过射频消融治疗的患者，有大约 40% 出现消融后综合征，而经微波消融术治疗的患者只有 2% 出现消融后综合

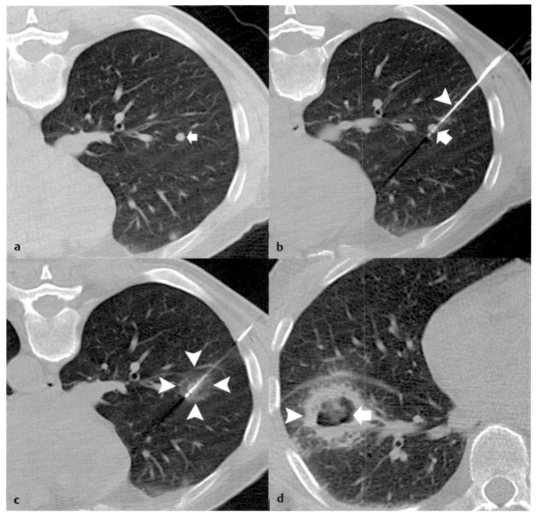

图 3.9　末次 RFA 影像。（a）肺窗消融前 CT 图像显示右肺下叶经活检证实的非小细胞肺癌（箭）。（b）患者取俯卧位，单极射频电极（箭头）置入结节（箭）。（c）消融图像显示毛玻璃影完全覆盖肿瘤（箭头）。（d）1 周后，CT 轴位图像显示消融区中央形成空洞（箭），周围实变（箭头）。

征 [23,26,28]。症状包括：低热、寒战、乏力、肌痛、厌食和恶心，这些症状通常在最初的 24~48 小时内接连出现，持续 7~14 天。对于这种情况大多采用对症治疗，包括退热、止痛和必要时镇咳等 [29]。

　　较少见的并发症包括感染、支气管胸膜瘘、肺出血、神经损伤、肿瘤种植和空气栓塞。支气管胸膜瘘多见于对肺外周、胸膜、胸壁病变的过度消融治疗（尤其是微波消融术），导致外周呼吸道或肺部与胸膜腔之间形成通道 [30]。要治疗支气管胸膜瘘，需要长期置管引流，还可能需要加

表 3.2　射频消融术(RFA)、微波消融术(MWA)和经皮冷冻疗法(PCT)的并发症发生率

总结	RFA[54]	MWA[26]	PCT[23]
并发症(%)			
气胸	42.7	39	12
次要症状	28.3	27	11
胸腔置管	14.4	12	1.4
胸腔积液	14.8	21	14
疼痛	14.1	2	
发热	4.4	2	42
咯血	4.3	6	62
肺炎	1.5		
脓肿	0.4	3	
支气管胸膜瘘	0.4		
皮下气肿	0.2		5
皮肤灼伤/皮肤损伤		3	5
急性呼吸窘迫/入院		2/15	
操作相关死亡	0.2		1

用辅助治疗,包括植入自体胸膜血块补片或填充材料,或者采取外科楔形切除[31-33](图 3.13)。

3.9　术后处理与随访评价

3.9.1　术后处理

　　射频消融术后,接受过肺穿刺治疗的患者需在监护病房内进行恢复治疗。对于曾行肺穿刺的患者,取与穿刺部位同侧卧位,以降低迟发性气胸的风险,减少中央气道出血的可能性,同时需要密切监测生命体征及血氧饱和度。肺部消融术后,通常在术后 2~4 小时行胸片检查,排除并发症,如气胸。然而,在某些情况下穿刺未经过肺实质,如胸壁消融治疗,此时无须频繁胸片检查。偶尔患者有症状出现,在消融术后 24 和(或)48 小时随访胸片以评估胸腔积液及肺实变范围,或者判断是否有延迟或进展性气胸。

3.9.2　随访评价

　　出院后,需定期行影像学复查以确定是否有并发症,确定是否出现预期的消融后表现,排除局部肿瘤进展,筛查胸腔内外是否出现疾病进展等情况。虽然在过去的文献中并没有已经过验证的标准化的影像检查手段或模式,但是许多人仍认为 CT 联合 PET-CT 检查有助于明确消融术的疗效[34,35](图 3.14)。

　　无论使用何种热能,消融术最终的共同病理学改变均为凝固性坏死,而它们在影像学表现方式上也惊人地相似。有关消融后时间相关性放射检查结果的描述已超出了本章的讨论范围,但通常来说,在术后前 3~6 个月内(PCT 后 2 个月内)的放射检查影像中,消融区域的大小应超过消融前肿瘤的大小,而一般在 6 个月后,消融区域缩小(图 3.15 和图 3.16)[34,36,37]。

3.10　结果

　　肺部经皮热消融术的数据大多数来自 RFA。综合有限的肺部热消融治疗数据,可以发现存在患者群体的异质性,以及病灶处理和治疗标准的不一致。

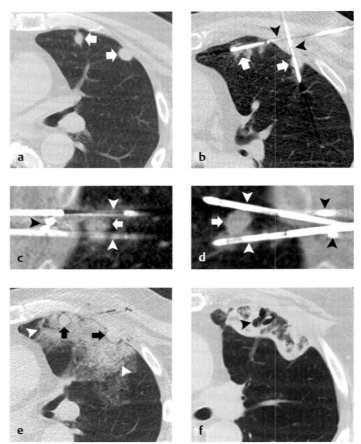

图 3.10 经皮冷冻疗法（PCT）分别使用两根冷冻探针治疗位于左肺上叶的两个结直肠癌转移灶。（a）术前 CT 图像显示两个结节位于左肺上叶胸膜旁（箭），适合使用 PCT 治疗。（b）轴位图像显示两根探针（箭头）邻近或置入小结节（箭）。（c）矢状位和（d）冠状位图像证实两根探针（箭头）邻近或置入结节内（箭）。使用较大直径的冷冻探针难以穿刺入较小的病灶，在这种情况下使用两根冷冻探针保证了足够的消融范围。每张图像上均显示冷冻探针相互交叉（箭头）。（e）消融后即刻图像显示病灶周围广泛出血（箭头），包绕靶结节边缘（箭）。（f）约 3 周后 CT 随访显示消融区出血吸收，消融区中央形成空洞（箭头）。

3.10.1 射频消融术

　　热消融术后的生存期取决于很多因素。对于非小细胞肺癌的患者，生存期与肿瘤临床分期密切相关，例如，ⅠA 和 ⅠB 期的非小细胞肺癌有治愈可能。越小的肿瘤生存期越长，理论上小肿瘤可以达到完全坏死。Simon 及其同事报道，射频消融术治疗临床上不能手术的 Ⅰ 期非小细胞肺癌患者的中位生存期是 29 个月，1 年、2 年、3 年、4 年和 5 年生存率分别为 78%、57%、36%、27% 和 27%[25]。再次强调肿瘤大小

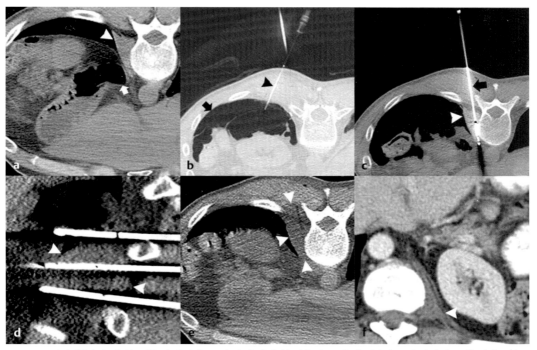

图 3.11　左侧椎旁复发的恶性胸腺瘤行经皮冷冻治疗前需行人工腹膜后注气。(**a**)患者呈俯卧位,软组织窗轴位 CT 显示,左侧椎旁软组织肿物(箭头)为复发的恶性胸腺瘤。相对减压的胃紧邻椎旁软组织肿物(箭)。(**b**)19G 同轴针(箭头)置入腹膜后注入大量空气,形成腹膜后积气(箭头)。(**c**)消融前的 CT 图像显示三支冷冻探针中的一支(箭)已经置入瘤灶内(箭头)。胃已经与预期的消融边界隔离开。(**d**)矢状位重建 CT 图像证实了三支冷冻探针与瘤灶的位置关系(箭头)。(**e**)消融术后 CT 显示低密度冰球(箭头)包绕原先的瘤灶,冰球范围扩展入左侧椎间孔。(**f**)3 个月后 CT 随访显示肿瘤体积缩小,左侧椎旁肿瘤低密度增加(箭头),考虑为瘢痕组织形成。

的重要性是因为随时间进展,较小肿瘤患者的局部进展率显著降低(≤ 3cm 比 >3cm, $P < 0.002$),≤ 3cm 的中位进展时间为 45 个月,而 >3cm 为 12 个月。Lencioni 及其同事开展的一项针对应用 RFA 治疗不能手术的非小细胞肺癌的前瞻性、意向性治疗、多中心临床研究也取得了相似的生存率[38]。不能手术的非小细胞肺癌患者的 1 年和 2 年生存率分别为 70% 和 48%,Ⅰ期非小细胞肺癌的 2 年生存率为 75%。在一次囊括 50 例接受 RFA 治疗的不能手术的 Ⅰ 期非小细胞肺癌患者的回顾性研究中,Hiraki 及其同事发现 1 年、2 年、3 年、4 年及 5 年总生存率分别为 94%、86%、74%、67% 和 61%[39]。有趣的是,肿瘤大小对于预后没有意义。此外,Ⅰ A 和 Ⅰ B 期患者的总生存率无显著差异($P = 0.057$)。

考虑到手术切除、化疗和放疗对于不可切除的复发性非小细胞肺癌的不良转归,

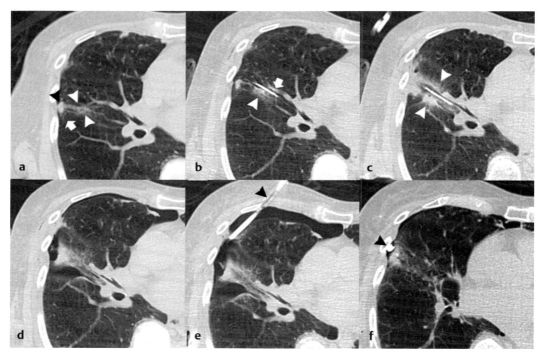

图 3.12 经活检证实的非小细胞肺癌患者行微波消融术后出现气胸并发症。(a)消融前肺窗轴位 CT 图像显示右肺中叶一半实性病灶(箭头)边界不清且邻近右肺裂(箭)。注意,肿瘤一侧的活检后改变(箭头)与大约 3 周前的活检相关。(b)微波天线置于肿瘤(箭头)旁,不经过邻近的肺裂。微波天线位置介于可能引起热沉效应的肺大血管(箭)与病灶之间。(c)消融图像显示肿瘤边缘被毛玻璃影及实变组织所包绕(箭头)。(d)拔除微波天线后 CT 图像可见少量气胸, 5 分钟后扫描(图像未显示),发现气胸缓慢增多,证实存在气体渗漏。(e)将一根 12F 胸腔引流管(箭头)置入胸膜腔内。(f)少 - 中量的气胸(箭头)抽吸后少量气胸残留。胸管的侧孔置于漏气的大致区域。将翼瓣引流管连接于胸管后,患者当天回家观察。3 天后气体不再渗漏,拔除胸管。

Kodoma 及其同事回顾分析了采用 RFA 治疗 44 例患者,共 51 个瘤灶的经验 [40]。1 年、3 年和 5 年总生存率分别为 97.7%、72.9% 和 55.7%。41 例患者中有 5 例超过 5 年才复发,其中 3 例经 RFA 成功再治愈。1 年、3 年和 5 年继发性局部肿瘤进展率为 5.4%。

RFA 辅助化疗治疗Ⅲ期和Ⅳ期非小细胞肺癌的疗效优于单独化疗,总生存期分别为 42 个月和 29 个月($P = 0.03$)[41]。

Grieco 等人使用 RFA 联合外照射放疗或近距离放射治疗 41 例Ⅰ期和Ⅱ期非小细胞肺癌患者,1 年总生存率为 86.8%,2 年总生存率为 70.4%,3 年总生存率为 57.1%,相比单一疗法,生存率有所提高 [42]。

已发现许多因素可影响接受 RFA 治疗的肺转移性病变患者的生存期和局部控制率,包括肿瘤大小≤ 3cm,消融同期无肺外转移灶 [43],单发转移灶,结直肠癌转

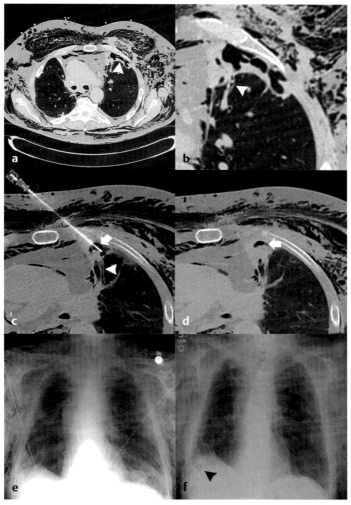

图 3.13　经皮治疗 PCT 相关支气管 – 纵隔瘘的新技术。（**a**）结直肠癌左肺上叶转移行 PCT 后随访，轴位 CT 图像显示大量皮下及纵隔气肿，未见气胸。消融空洞（箭头）与胸壁及纵隔相通（未显示）。（**b**）放大图像显示支气管（箭头）与消融空洞位置相通，是最可能导致持续漏气的责任灶。（**c**）19G 同轴针（箭头）置入消融空洞（箭）及受累气管间。（**d**）经同轴针的外套管注入手术密封剂封闭空洞部位（箭）。（**e**）对比术前便携式胸部 X 线片和（**f**）术后 1 天胸片，提示皮下及纵隔气肿显著减少，证实成功治疗了消融后持续漏气。随访胸片（**f**）可见纵隔引流管（箭头），在注射手术密封剂期间放置纵隔引流管以快速减轻纵隔气肿的压力。

移治疗前癌胚抗原（CEA）正常，首次治疗到发现第一个转移灶之间有较大的无疾病间隔期以及肿瘤初次完全消融[44, 45]。

局部控制率的影响因素为肿瘤较小（≤ 1.5~3.5cm）和缺少 > 2mm 的引流支气管[46,47]。

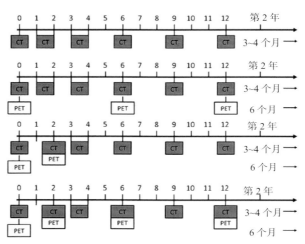

图 3.14　我们机构的随访法则。依据单独使用 CT 或联合使用 PET 随访的不同,该时间表会有所不同。（见彩图）

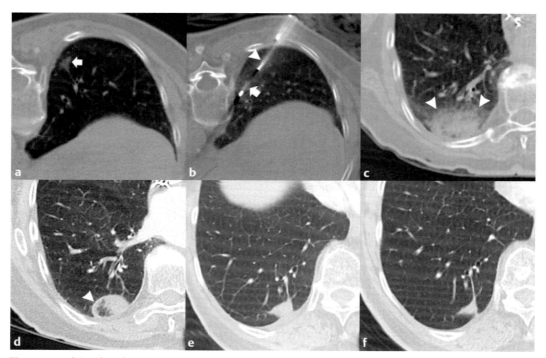

图 3.15　一例活检证实的非小细胞肺癌 PCT 随访的影像变化。（**a**）消融前肺窗 CT 图像显示患者取俯卧位,右肺下叶见一不规则半实性的病灶（箭）。（**b**）术中 CT 图像显示将一支冷冻探针（箭头）置入病灶（箭）内。（**c**）术后仰卧位 CT 图像显示在术前肿瘤区域可见广泛出血和实变影（箭头）。（**d**）术后 5 周,肺窗轴位 CT 图像显示消融区出现密度不均的实变影（箭头）。（**e**）大约 5 个月和（**f**）接近 9 个月的随访 CT 图像显示冷冻消融区呈现出预期的持续退缩改变。

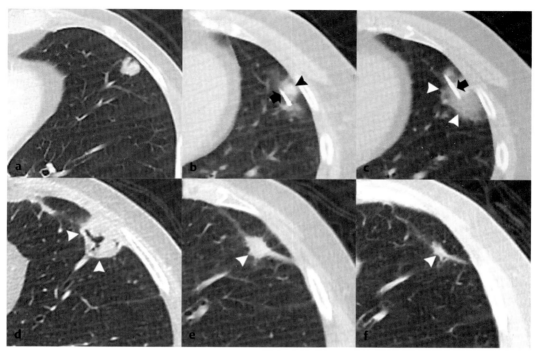

图 3.16 一例活检证实的非小细胞肺癌 RFA 术后随访的影像变化。(a)肺窗轴位 CT 图像显示一近胸膜的不规则肿瘤。(b)一支单极射频针尖(箭)置于邻近肿瘤(箭头)处。(c)消融中的 CT 图像显示在射频探针(箭)的切线面上,有毛玻璃影及实变影(箭头)包绕。(d)术后 1 个月随访 CT 图像显示,消融区(箭头)边缘变清晰,中心出现空洞改变。(e)术后 3 个月随访 CT 图像显示消融区(箭头)范围缩小。(f)术后超过 5 年随访 CT 图像显示消融区退缩,呈细线样瘢痕(箭头),无复发征象。

对于结直肠癌肺转移而不能手术的患者,Chua 及其同事发现肿瘤无进展的中位生存期是 11 个月(95% 置信区间为 9~14),患者中位总生存期是 51 个月。3 年和 5 年生存率分别是 60% 和 45%[43],优于外科转移灶切除。NaKamura 及其同事报道了骨肉瘤肺转移完全消融是影响患者预后的重要因素,完全消融后 1 年和 3 年的生存率分别是 88.9% 和 59.2%,而不完全消融后生存率仅为 29.6% 和 0%[48]。此外, Simon 及其同事报道了结直肠癌肺

转移 1 年、2 年、3 年、4 年和 5 年的生存率分别是 87%、78%、57%、57% 和 57%[25]。

与非小细胞肺癌一样,射频消融术可以作为肺转移性病变化疗的辅助治疗手段。Inoue 及其同事发现,结直肠癌肺转移的患者接受化疗联合 RFA 与单独行化疗对比, 3 年生存率分别是 88% 和 33%[44]。Chua 及其同事发现,采用辅助性全身化疗,对于接受 RFA 的不可切除的结直肠癌转移患者是一个总生存期的独立预测因素 [47]。

3.10.2 微波消融术

与 RFA 不同,虽然关于 MWA 治疗肺癌和肺转移性病变的疗效数据还十分有限,但因为消融范围更大、热沉效应更少,其疗效预期很好。Wolf 等人报道了他们治疗混合肺部肿瘤的 1 年、2 年和 3 年的生存率分别是 65%、55% 和 45%。与 RFA 不同,MWA 的总生存率不受病灶大小 >3cm 指标的影响;尽管如此,对于 >3cm 的肿瘤,局部控制率在统计学上仍有显著下降 [26]。

Lu 及其同事在混合肺恶性肿瘤 MWA 和 RFA 的小组研究中发现,非小细胞肺癌和肺转移性疾病的生存率和临床疗效相当。虽然 < 3cm 和 3~4cm 肿瘤的治疗后局部进展没有显著差异,但是 >4cm 肿瘤的局部进展率增加 [49]。

对于原发性和转移性肺癌,MWA 治疗肿瘤局部进展的危险因素包括:肿瘤直径(> 1.55cm)、肿瘤形状(不规则与圆形或卵圆形)、应用低能量(< 26.7J / mm³)以及胸膜粘连。值得注意的是,肿瘤邻近直径 >3mm 的血管与肿瘤进展没有显著相关性 [50]。

3.10.3 冷冻消融术

与 MWA 相似,PCT 在治疗肺恶性肿瘤方面的数据很有限。相比 RFA 和亚肺叶切除,对于在临床上不能手术的 I 期非小细胞肺癌,PCT 也有类似的疗效,3 年总生存率为 77%,对比亚肺叶切除的生存率为 87.1%,RFA 的生存率为 87.5%($P>0.05$)。在癌症特异性生存率方面,PCT 与其他两种治疗几乎没有什么不同 [51]。

Yashiro 等人回顾了 371 例混合型肺部肿瘤患者,其中以转移瘤为主,发现 1 年、2 年和 3 年局部无进展生存率分别是 80.4%、69% 和 67.7%。肿瘤边缘 3mm 内存在直径 ≥ 3mm 的血管,与肿瘤局部进展相关 [52]。

Yamauchi 等人对 160 例不能手术的 I 期非小细胞肺癌患者行 PCT,2 年和 3 年总生存率均为 88%。2 年和 3 年中位无病生存率分别为 78% 和 67%。重要的是,不同于手术切除和放射治疗,这种手术方式不会影响患者的肺功能 [53]。

要点

- 热消融术对于经过筛选的原发性或继发性肺脏或胸壁恶性肿瘤患者来说,是一项有效的治疗选择。
- 选择 RFA、MWA 或 PCT,不仅取决于操作者更加适应哪一种方式,也取决于患者和肿瘤的个体差异,包括肿瘤的大小、部位等因素。
- 肺脏或胸壁肿瘤患者可以安全地在门诊进行热消融术,术后应观察 4 小时以上。
- 不同种类热消融并发症类似,虽然气胸是最常见的并发症,但只是偶尔需要胸腔置管。
- 使用各种不同能量设备进行肺部热消融术,其生存期接近外科手术与放射治疗。
- 由于较 RFA 和 MWA 疼痛更轻,PCT 更适用于治疗胸壁和胸膜的病变。

- 尽管关于胸壁、胸膜恶性肿瘤的治疗数据是有限的，但我们的经验是热消融术对于局部控制和缓解复发性间皮瘤、胸腺瘤和转移瘤有着重要的作用。

（林征宇 译　聂春晖 校）

参考文献

[1] Spira A, Ettinger DS. Multidisciplinary management of lung cancer. N Engl J Med 2004; 350(4): 379–392

[2] McGarry RC, Song G, des Rosiers P, Timmerman R. Observation-only management of early stage, medically inoperable lung cancer: poor outcome. Chest 2002; 121(4): 1155–1158

[3] Burt MMN, Ginsberg RJ. Surgical treatment of lung carcinoma. In: Baue AE, ed. Glenn's Thoracic and Cardiovascular Surgery. 6th ed. Stamford, CT: Appleton & Lange; 1996:421–443

[4] Welter S, Cheufou D, Ketscher C, Darwiche K, Maletzki F, Stamatis G. Risk factors for impaired lung function after pulmonary metastasectomy: a prospective observational study of 117 cases. Eur J Cardiothorac Surg 2012; 42(2): e22–e27

[5] Littrup PJ, Bang HJ, Currier BP et al. Soft-tissue cryoablation in diffuse locations: feasibility and intermediate term outcomes. J Vasc Interv Radiol 2013; 24(12): 1817–1825

[6] Goldberg SN, Gazelle GS, Compton CC, McLoud TC. Radiofrequency tissue ablation in the rabbit lung: efficacy and complications. Acad Radiol 1995; 2(9): 776–784

[7] Hiraki T, Gobara H, Mimura H et al. Brachial nerve injury caused by percutaneous radiofrequency ablation of apical lung cancer: a report of four cases. J Vasc Interv Radiol 2010; 21(7): 1129–1133

[8] Gadaleta C, Mattioli V, Colucci G et al. Radiofrequency ablation of 40 lung neoplasms: preliminary results. Am J Roentgenol 2004; 183(2): 361–368

[9] VanSonnenberg E, Shankar S, Morrison PR et al. Radiofrequency ablation of thoracic lesions: part 2, initial clinical experience—technical and multidisciplinary considerations in 30 patients. Am J Roentgenol 2005; 184(2): 381–390

[10] Simon CJ, Dupuy DE, Mayo-Smith WW. Microwave ablation: principles and applications. Radiographics 2005; 25 Suppl 1: S69–S83

[11] Wright AS, Lee FT, Jr, Mahvi DM. Hepatic microwave ablation with multiple antennae results in synergistically larger zones of coagulation necrosis. Ann Surg Oncol 2003; 10(3): 275–283

[12] Maiwand MO, Homasson JP. Cryotherapy for tracheobronchial disorders. Clin Chest Med 1995; 16(3): 427–443

[13] Lee JM, Jin GY, Goldberg SN et al. Percutaneous radiofrequency ablation for inoperable non-small cell lung cancer and metastases: preliminary report. Radiology 2004; 230(1): 125–134

[14] Skonieczki BD, Wells C, Wasser EJ, Dupuy DE. Radiofrequency and microwave tumor ablation in patients with implanted cardiac devices: is it safe? Eur J Radiol 201 1; 79(3): 343–346

[15] Rose SC. Radiofrequency ablation of pulmonary malignancies. Semin Respir Crit Care Med 2008; 29(4): 361–383

[16] Akeboshi M, Yamakado K, Nakatsuka A et al. Percutaneous radiofrequency ablation of lung neoplasms: initial therapeutic response. J Vasc Interv Radiol 2004; 15(5): 463–470

[17] Abtin FWC, Golshan A, Suh R. CT guided percutaneous cryoablation of thoracic tumors: technical feasibility, early efficacy and imaging of 27 treated tumors. Paper presented at: Scientific session 8, #713, 2nd World Congress of Thoracic Imaging and Diagnosis in Chest Disease; May 30–June 2, 2009; Valencia, Spain

[18] Murthy SC, Kim K, Rice TW et al. Can we predict long-term survival after pulmonary metastasectomy for renal cell carcinoma? Ann Thorac Surg 2005; 79(3): 996–1003

[19] Steinke K, Haghighi KS, Wulf S, Morris DL. Effect of vessel diameter on the creation of ovine lung radiofrequency lesions in vivo: preliminary results. J Surg Res 2005; 124(1): 85–91

[20] Hinshaw JL, Lee FT, Jr. Cryoablation for liver cancer. Tech Vasc Interv Radiol 2007; 10(1): 47–57

[21] Oshima F, Yamakado K, Akeboshi M et al. Lung radiofrequency ablation with and without bronchial occlusion: experimental study in porcine lungs. J Vasc Interv Radiol 2004; 15(12): 1451–1456

[22] Yamakado K, Akeboshi M, Nakatsuka A et al. Tumor seeding following lung radiofrequency ablation: a case report. Cardiovasc Intervent Radiol 2005; 28(4): 530–532

[23] Wang H, Littrup PJ, Duan Y, Zhang Y, Feng H, Nie Z. Thoracic masses treated with percutaneous cryotherapy: initial experience with more than 200 procedures. Radiology 2005; 235(1): 289–298

[24] Rose SC, Thistlethwaite PA, Sewell PE, Vance RB. Lung cancer and radiofrequency ablation. J Vasc Interv Radiol 2006; 17(6): 927–951, quiz 951

[25] Simon CJ, Dupuy DE, DiPetrillo TA et al. Pulmonary radiofrequency ablation: long-term safety and efficacy in 153 patients. Radiology 2007; 243(1): 268–275

[26] Wolf FJ, Grand DJ, Machan JT, Dipetrillo TA, Mayo-Smith WW, Dupuy DE. Microwave ablation of lung malignancies: effectiveness, CT findings, and safety in 50 patients. Radiology 2008; 247(3): 871–879

[27] Dorsey ER, Jarjoura D, Rutecki GW. The influence of controllable lifestyle and sex on the specialty choices of graduating U.S. medical students, 1996–2003. Acad Med 2005; 80(9): 791–796

[28] Wasser EJ, Dupuy DE. Microwave ablation in the treatment of primary lung tumors. Semin Respir Crit Care Med 2008; 29(4): 384–394

[29] Zhu JC, Yan TD, Morris DL. A systematic review of radiofrequency ablation for lung tumors. Ann Surg Oncol 2008; 15(6): 1765–1774

[30] Sakurai J, Hiraki T, Mukai T et al. Intractable pneumothorax due to bronchopleural fistula after radiofrequency ablation of lung tumors. J Vasc Interv Radiol 2007; 18(1 Pt 1): 141–145

[31] Wagner JM, Hinshaw JL, Lubner MG et al. CT-guided lung biopsies: pleural blood patching reduces the rate of chest tube placement for postbiopsy pneumothorax. Am J Roentgenol 2011; 197(4): 783–788

[32] Shackcloth MJ, Poullis M, Jackson M, Soorae A, Page RD. Intrapleural instillation of autologous blood in the treatment of prolonged air leak after lobectomy: a prospective randomized controlled trial. Ann Thorac Surg 2006; 82(3): 1052–1056

[33] Droghetti A, Schiavini A, Muriana P et al. Autologous blood patch in persistent air leaks after pulmonary resection. J Thorac Cardiovasc Surg 2006; 132(3): 556–559

[34] Abtin FG, Eradat J, Gutierrez AJ, Lee C, Fishbein MC, Suh RD. Radiofrequency ablation of lung tumors: imaging features of the postablation zone. Radiographics 2012; 32(4): 947–969

[35] Beland MD, Wasser EJ, Mayo-Smith WW, Dupuy DE. Primary non-small cell lung cancer: review of frequency, location, and time of recurrence after radiofrequency ablation. Radiology 2010; 254(1): 301–307

[36] Vogl TJ, Naguib NN, Gruber-Rouh T, Koitka K, Lehnert T, Nour-Eldin NE. Microwave ablation therapy: clinical utility in treatment of pulmonary metastases. Radiology 2011; 261 (2): 643–651

[37] Ito N, Nakatsuka S, Inoue M et al. Computed tomographic appearance of lung tumors treated with percutaneous cryoablation. J Vasc Interv Radiol 2012; 23(8): 1043–1052

[38] Lencioni R, Crocetti L, Cioni R et al. Response to radiofrequency ablation of pulmonary tumours: a prospective, intention-to-treat, multicentre clinical trial (the RAPTURE study). Lancet Oncol 2008; 9(7): 621–628

[39] Hiraki T, Gobara H, Mimura H, Matsui Y, Toyooka S, Kanazawa S. Percutaneous radiofrequency ablation of clinical stage I non-small cell lung cancer. J Thorac Cardiovasc Surg 2011; 142(1): 24–30

[40] Kodama H, Yamakado K, Takaki H et al. Lung radiofrequency ablation for the treatment of unresectable recurrent non-small-cell lung cancer after surgical intervention. Cardiovasc Intervent Radiol 2012; 35(3): 563–569

[41] Lee H, Jin GY, Han YM et al. Comparison of survival rate in primary non-small-cell lung cancer among elderly patients treated with radiofrequency ablation, surgery, or chemotherapy. Cardiovasc Intervent Radiol 2012; 35(2): 343–350

[42] Grieco CA, Simon CJ, Mayo-Smith WW, DiPetrillo TA, Ready NE, Dupuy DE. Percutaneous image-guided thermal ablation and radiation therapy: outcomes of combined treatment for 41 patients with inoperable stage I/II non-small-cell lung cancer. J Vasc Interv Radiol 2006; 17(7): 1117–1124

[43] Chua TC, Sarkar A, Saxena A, Glenn D, Zhao J, Morris DL. Long-term outcome of image-guided percutaneous radiofrequency ablation of lung metastases: an open-labeled prospective trial of 148 patients. Ann Oncol 2010; 21(10): 2017–2022

[44] Inoue Y, Miki C, Hiro J et al. Improved survival using multi-modality therapy in patients with lung metastases from colorectal cancer: a preliminary study. Oncol Rep 2005; 14(6): 1571–1576

[45] Yamakado K, Inoue Y, Takao M et al. Long-term results of radiofrequency ablation in colorectal lung metastases: single center experience. Oncol Rep 2009; 22(4): 885–891

[46] Sakurai J, Hiraki T, Mimura H et al. Radiofrequency ablation of small lung metastases by a single application of a 2-cm expandable electrode: determination of favorable responders. J Vasc Interv Radiol 2010; 21(2): 231–236

[47] Chua TC, Thornbury K, Saxena A et al. Radiofrequency ablation as an adjunct to systemic chemotherapy for colorectal pulmonary metastases. Cancer 2010; 116(9): 2106–2114

[48] Nakamura T, Matsumine A, Yamakado K et al. Lung radiofrequency ablation in patients with pulmonary metastases from musculoskeletal sarcomas [corrected].[corrected] Cancer 2009; 115(16): 3774–3781

[49] Lu Q, Cao W, Huang L et al. CT-guided percutaneous microwave ablation of pulmonary malignancies: Results in 69 cases. World J Surg Oncol 2012; 10: 80

[50] Vogl TJ, Worst TS, Naguib NN, Ackermann H, Gruber-Rouh T, Nour-Eldin NE. Factors influencing local tumor control in patients with neoplastic pulmonary nodules treated with microwave ablation: a risk-factor analysis. Am J Roentgenol 2013; 200(3): 665–672

[51] Zemlyak A, Moore WH, Bilfinger TV. Comparison of survival after sublobar resections and ablative therapies for stage I non-small cell lung cancer. J Am Coll Surg 2010; 211(1): 68–72

[52] Yashiro H, Nakatsuka S, Inoue M et al. Factors affecting local progression after percutaneous cryoablation of lung tumors. J Vasc Interv Radiol 2013; 24(6): 813–821

[53] Yamauchi Y, Izumi Y, Hashimoto K et al. Percutaneous cryoablation for the treatment of medically inoperable stage I non-small cell lung cancer. PLoS ONE 2012; 7(3): e33223

[54] Chan VO, McDermott S, Malone DE, Dodd JD. Percutaneous radiofrequency ablation of lung tumors: evaluation of the literature using evidence-based techniques. J Thorac Imaging 2011; 26(1): 18–26

第4章 肝细胞癌：消融治疗

Riccado Lencioni

4.1 引言

目前肝细胞癌（HCC）是全球肿瘤相关死亡的第二大原因 [1]。与其他大部分实体肿瘤不同，预计未来10年内在全球的几个地区，HCC的发病率和死亡率都将明显升高 [2,3]。

早期、无症状 HCC 的诊断正在明显提高，这主要得益于对高危患者的监控 [4]。对于早期 HCC 的治疗需要精心的安排。由于 HCC 病情的复杂性，需要多学科团队来评估患者的肿瘤分期、肝功能以及身体状态，以便制订出恰当的治疗方案。对于早期 HCC 患者，有效的根治疗法主要包括外科切除、肝移植和影像引导消融治疗 [5-7]。

对于不适合外科手术治疗的早期 HCC 患者，可选择采用影像引导消融治疗 [5-7]。尽管消融治疗可以在腹腔镜下或者外科开腹中进行，但大部分消融操作是通过经皮穿刺途径来完成的。因此部分学者将这种操作称为经皮治疗。在过去的25年间，出现了一些用于肿瘤局部毁损的技术，治疗效果得到临床认可 [8]。尽管射频消融术（RFA）是最常用的肿瘤消融方法，但近年来一些基于热消融或非热消融方式的消融技术正逐渐引起大家的关注，原因在于这些技术能够克服 RFA 的某些局限性 [9-11]。

4.2 适应证与禁忌证

多学科团队应该对每一位患者的临床表现、实验室检查以及影像资料进行仔细评估，以判断其是否适合影像引导消融治疗。实验室检查应该包括对患者凝血状态的全面评估，凝血酶原时间比值 >50%，血小板计数 >50 000/μL 被认为是防止出血的可接受的低水平状态。肿瘤分期常规包括对肝脏行三期增强 CT 扫描或 MRI 检查，此外，可以酌情行影像学检查以排除肝外疾病。

对于将实施影像引导消融治疗的患者，要求应是单个病灶 <5cm，或多达3个 <3cm 的病灶，无血管侵犯和肝外转移，美国东部肿瘤协作组（ECOG）行为状态指数为0或者1，Child-Pugh 分级为 A 或 B 级 [5-7]。在治疗前，影像检查必须明确病变的位置与周围结构的关系。对于肝脏表面的肿瘤行热消融术，需要术者有丰富的经验，该操作可能有较高的并发症发生风险。当病

变位于肝脏浅表且紧邻胃肠道时,应该避免行热消融治疗,因为热消融有损伤胃壁或肠壁的风险。与胃和小肠相比,结肠似乎更容易因热损伤导致肠穿孔。胃的并发症罕见,可能是因为胃壁较厚,或者消融后极少出现的胃与肝胃韧带粘连。对邻近胆囊或者肝门区的病变进行热消融时,有可能导致胆管热损伤。对于有丰富经验的医生来讲,当病变位于胆囊附近时,虽然也可以实施热消融治疗,但大多数病例术后出现自限性医源性胆囊炎。相比较而言,由于血流能够保护血管壁以避免热损伤,因此热消融可以治疗邻近肝血管的病变。但是,在这些病例中,肿瘤组织不完全消融的风险明显增高,因为血液流动导致消融过程中热量流失。

与热消融技术——RFA 和微波消融术(MWA)相比,新的消融技术是否可以改善影像引导消融治疗的临床效果,尚需要进一步研究来验证。特别是不可逆电穿孔(IRE)这类非热消融技术,已经有了鼓舞人心的数据报告,显示其对邻近重要结构的肿瘤也能安全、有效地消融。但是,必须指出的是,经皮无水乙醇注射(PEI)这种最古老的且费用最低的消融技术仍然可以用于治疗不适合热消融的小 HCC。

4.3 技术

RFA 是目前最标准的消融治疗方法 [12,13]。但是,其他一些基于能量效应导致局部组织毁损的技术目前也已经在临床中得到应用。这些新型消融技术之所以能消灭肿瘤,是通过热效应(加热或冷冻)或依据非热效应机制达到治疗目的。无论采用何种消融方法,为了能达到手术切除肿瘤的类似效果,消融的边界必须要超过肿瘤的实际范围。理想情况下,消融的范围应该完全覆盖肿瘤,且应包含目标肿瘤周围 0.5~1cm 的正常组织。这种"袖"式消融方式不仅保证了对肿瘤边缘的部分毁损,而且能彻底消灭相邻的微小浸润性病变(图 4.1)。

RFA 系统的工作频率范围为 375~500KHz。目前大部分设备为单极射频电极,即只有一个活性电极,电流需通过一个或多个回路电极板进行消散。而双极射频电极具有两个活性电极板,它们常常在两个电极之间或者单个电极上紧密固定。RFA 临床应用多种类型电极针,包括内冷型电极针、多尖端伸展型电极针,包括灌注型和非灌注型两种类型 [12,13]。

MWA 系统的工作频率为 915MHz 或者 2.45GHz。这些波长的微波对组织的渗透压和微波电极针设计具有特殊的物理效应。微波能够在很短的时间内产生非常高的温度,从而能够提高治疗效果并扩大消融范围,而且降低了热沉效应。当多级微波电极针以适当的近距离方式布针时,多个电极针同时发射微波能产生协同作

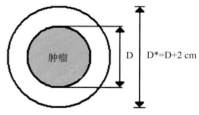

图 4.1　热消融图解模型。消融区的目标直径(D*)理论上必须比肿瘤直径(D)大 2cm。

用,增强热效应;而以分开方式布针时,可以同时消融多个病灶。

冷冻消融术指通过低温冷冻方法,或者应用冷冻和轻度升温交替技术毁损组织。组织的快速冷冻和升温可破坏细胞膜,导致细胞死亡,产生最大的细胞毒性效应。冷冻消融术明显的优势是在治疗过程中能监测冰球的形态。

IRE技术是应用重复的短脉冲、高千伏的电脉冲方式导致细胞膜不可逆损伤,从而诱导细胞凋亡。尽管IRE在高功率状态下也可能使组织产生一些高热消融变化,但是IRE导致细胞死亡主要机制为非热消融。因此,这项技术不受组织灌注所致的热冷却影响。IRE要求在全麻状态下实施,术中需要应用神经肌肉阻滞剂以防止肌肉收缩。为防止心律失常,术中还需要应用心电门控技术,使发射脉冲与心电周期的绝对不应期同步。

其他基于能量消融的技术还有激光消融术和高能聚焦超声。这些技术在全球已经有少数中心开展并应用于治疗肝脏恶性肿瘤。

4.4 影像

病变的精准定位可以在超声、CT或者MRI引导下完成(图4.2)。引导系统的选择主要是根据术者的喜好和操作室可以应用的设备,如CT透视或开放性MRI。实时超声/CT(或者超声/MRI)的融合影像技术可以提高导向性能和监测肝脏肿瘤消融过程。在消融术中,监测的重要内容包括肿瘤被覆盖范围,周围正常

结构是否受到影响等。尽管在RFA过程中和消融后即刻行超声检查可以发现在肿瘤内和周围组织出现的一过性低回声区,这种超声征象可作为初步判断肿瘤破坏程度的方法,但是,目前MRI仍作为唯一经过验证的实时监控温度变化的影像检查技术。

消融完成后的对比增强影像可以对治疗效果做出初步的评估。但是术后1个月的CT或者MRI检查被公认为评估治疗效果的标准手段。成功消融的CT和MRI表现是消融区无强化,伴有或不伴有边缘强化环(图4.3)。在消融区周围可以观察到强化环,表现为消融区内一个同心圆状、对称且均匀的结构,其内侧光滑。这种暂时的征象代表对热损伤的良性生理反应(最初,反应性水肿;随后,纤维化和巨细胞反应)。消融周围良性强化需要与不规则强化相鉴别,因为后者是肿瘤残留,出现在消融的边缘。与消融周围良性强化不同,不完全消融的残留肿瘤常常呈分散的结节状或者偏心状生长。后期影像学随访的主要目的是检测经治疗的病变是否复发(例如,局部肿瘤进展),是否发生新的肝脏病变或者肝外病变。

4.5 并发症

几项多中心的调查结果报道了肝肿瘤行RFA的并发症发生率和死亡率是可以接受的。死亡率为0.1%~0.5%,严重并发症发生率为2.0%~3.1%,轻微并发症发生率为5%~8.9%[14]。最常见的死亡原因包括败血症、肝衰竭、结肠穿孔和门静脉

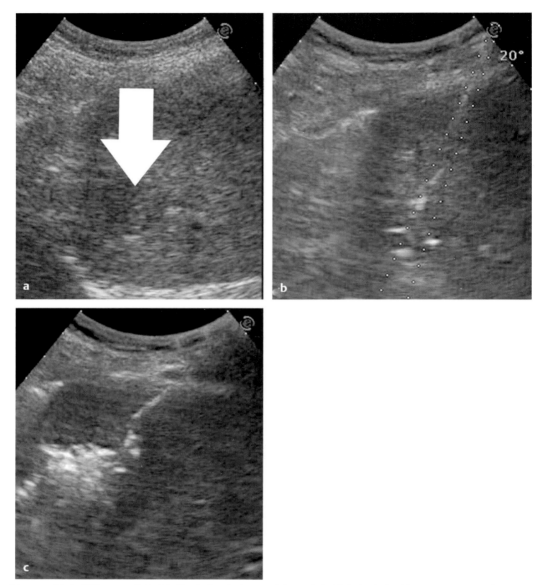

图 4.2 超声引导 RFA 治疗小肝细胞癌。(a)通过肋间超声扫描定位肿瘤(箭)。(b)RFA 可伸展多极射频针精确置入病变内并释放展开。(c)消融结束时超声扫描显示大片高回声区覆盖肿瘤。

血栓形成；最常见的并发症包括腹腔内出血、肝脓肿、胆管损伤、肝功能失代偿和皮肤电极板灼伤[15-17]。轻微并发症和副作用通常是短暂的和自限性的。RFA 少见的迟发性并发症是肿瘤沿着针道种植。多中心研究结果显示，1610 例 HCC 患者中有 8 例(0.5%)出现针道种植[15]。包膜下病变和分化程度差的浸润肿瘤患者发生针

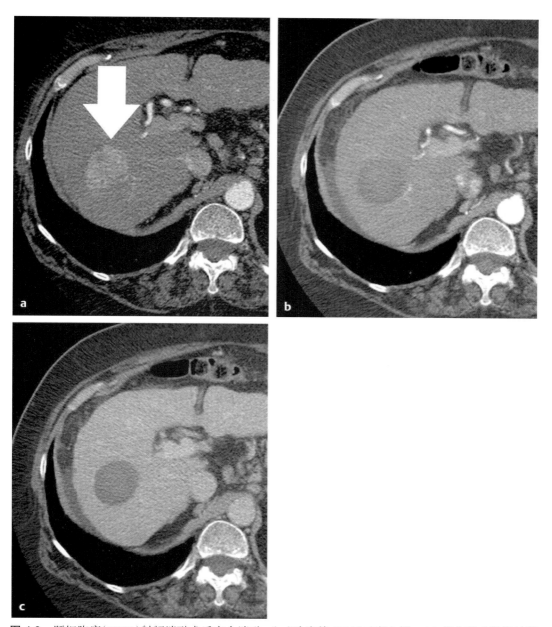

图 4.3　肝细胞癌(HCC)射频消融术后完全消融。(**a**)治疗前 CT 显示富血管 HCC 伴典型动脉期的强化征象(箭)。治疗后 1 个月,CT 显示在动脉期(**b**)和门静脉期(**c**),原肿瘤消融区均无强化,表明完全消融。

道种植的概率似乎更高[18]。尽管这些数据表明 RFA 是一种相当安全的操作,但多

学科团队还是应该对每一例接受 RFA 治疗的患者进行细致的相关风险和获益的

评估。

4.6 临床数据与结果

大量的数据和初步临床证据都支持应用 RFA 局部消融治疗早期 HCC。在 5 项随机对照研究（RCT）中，比较了 RFA 与 PEI 治疗早期 HCC 的效果。研究结果一致表明 RFA 相比 PEI 有更好的抗癌效应，能对肿瘤产生更理想的局部控制[19-23]（表 4.1）。RFA 对患者生存期影响的评估结果存在较大争议。尽管在亚洲已经完成的 3 项 RCT 研究结果证实患者明显受益，但 2 项欧洲的 RCT 结果表明接受 RFA 与 PEI 患者的总生存期并无显著差异，尽管医生更倾向于应用 RFA 治疗（表 4.1）。对于接受经皮消融治疗的早期 HCC 患者，长期生存常常得益于各种续贯介入治疗，大约 80% 的患者在初始治疗后的 5 年内肝脏出现复发的 HCC 病灶，并且需接受额外治疗[24]。因此，包括全部的 RCT 信息在内的 3 项独立荟萃分析结果已经证实，与 PEI 相比，接受 RFA 治疗的患者

表 4.1 射频消融术经皮无水乙醇注射治疗早期肝细胞癌的随机对照研究

参考文献	初始 CR	治疗失败率 [a]	总生存率 %		
			1 年	3 年	P
Lencioni 等人 [19]					
RFA（n=52）	91%	8%	88	81	NS
PEI（n=50）	82%	34%	96	73	
Lin 等人 [20]					
RFA（n=52）	96%	17%	82	74	0.014
PEI（n=52）	88%	45%	61	50	
Shiina 等人 [21]					
RFA（n=118）	100%	2%	90	80	0.02
PEI（n=114）	100%	11%	82	63	
Lin 等人 [22]					
RFA（n=62）	97%	16%	88	74	0.031
PEI（n=62）	89%	42%	96	51	
Brunello 等人 [23]					
RFA（n=70）	96%	34%	88	59	NS
PEI（n=69）	66%	64%	96	57	

缩写：CR，完全消融；NS，无变化；PEI，经皮无水乙醇注射；RFA，射频消融术。

[a] 包括初始治疗失败（不完全消融）和后期治疗失败（局部复发）。

能够得到生存期获益,特别是肿瘤 >2cm 的患者,从而将 RFA 确立为标准的经皮治疗技术[25-27]。但是,已报道的接受 RFA 患者的严重并发症发生率为 4.1%(95%CI 为 1.8%~6.4%),接受 PEI 的发生率为 2.7%(95%CI 为 0.4%~5.1%)[28]。差异无明显统计学意义;但是,对于每一例患者,其安全性作为总风险 / 获益的一部分,也应该受到重视。

最近有关接受 RFA 的患者的长期结果显示,肝功能 Child-Pugh A 级的早期 HCC 患者 5 年生存率达 51%~64%,而符合巴塞罗那临床肝癌标准(BCLC)的患者接受手术切除后, 5 年生存率可以达到 76%[24、29-31](表 4.2)。然而,必须要注意的是,在分析和总结这些研究结果时, RFA 治疗后病变中存在不完全组织病理反应 。事实上, RFA 能否使肿瘤完全毁损似乎取决于肿瘤的大小和位置。特别对于将 RFA 作为肝移植前桥连治疗手段的部分患者,对其接受 RFA 治疗后的肝脏标本进行了组织学研究,发现肿瘤邻近较大血管(≥ 3mm)可能导致肿瘤坏死率降低 50%,原因是消融区域的组织灌注冷却效应导致热量流失[32]。

人们已经尝试一些措施来提高 RFA 治疗 HCC 的效果。由于在产热和热丢失相互作用过程中,可导致热效应的差异,大部分研究者主要关注的目标是最大限度降低因为组织灌注冷却导致的热量流失。由于 HCC 主要由肝动脉供应营养,为了提高 RFA 治疗过程中的热效应,可以应用 RFA 联合肿瘤供血动脉的球囊阻滞或者经动脉化疗栓塞(TACE)[33-36]。RFA

表 4.2　接受射频消融治疗作为一线治疗方案的早期肝细胞癌患者的 5 年生存期研究

参考文献	患者	总生存率		
	例数	1 年	3 年	5 年
Lencioni 等人[24]				
Child-Pugh A 级	144	100	76	51
Child-Pugh B 级	43	89	46	31
Tateishi 等人[29]				
Child-Pugh A 级	221	96	83	63
Child-Pugh B~C 级[a]	98	90	65	31
Choi 等人[0]				
Child-Pugh A 级	359	NA	78	64
Child-Pugh B 级	160	NA	49	38
N' Kontchou 等人[31]				
BCLC 可切除[b]	67	NA	82	76
BCLC 不可切除	168	NA	49	27

缩写:BCLC,巴塞罗那肝癌临床分期。
[a] 98 例患者中仅 4 例有 Child-Pugh C 级硬化。
[b] BCLC 肝切除标准包括单个肿瘤、胆红素正常(<1.5mg/dL)和无明显门脉高压。

联合 TACE 治疗小 HCC(<3cm)并没有明显的临床获益[37]。但是,应用这种方法治疗中等大小 HCC(3~5cm)[38、39]和肝切除术后复发性 HCC[40],患者的肿瘤局部控制和生存期显示出明显的临床优势。

至今已经完成的最大型 RCT 研究共包括 189 例 HCC 患者,肿瘤 <7cm[41]。患者被随机分成两组:TACE 联合 RFA 组(TACE-RFA; n=94)和单独 RFA 组(n=95)。1 年、3 年和 4 年总生存期分别为 92.6%、66.6% 和 61.8%;RFA 组分别为 85.3%、59% 和 45.0%。TACE-RFA 组相

应的无复发生存率为 79.4%、60.6% 和 54.8%，RFA 组为 66.7%、44.2% 和 38.9%。TACE-RFA 组患者的总生存期和无复发生存期比 RFA 组更佳 [风险率（HR）为 0.525；95% CI 为 0.335~0.822；$P=0.002$；HR 为 0.575；95% CI 为 0.374~0.897；$P=0.009$]。逻辑回归分析发现，治疗分配方案、肿瘤大小和数目对患者总生存期是重要的预后影响因素，而肿瘤数目对于无复发生存期是重要的预后影响因素。

尽管最常见的联合治疗模式是先行 TACE，再行 RFA 治疗，但其他治疗策略也得到研究应用。尤其治疗程序调整为 RFA 术后实施药物缓释微球（DEB）-TACE 治疗，而不是在 RFA 术前，该治疗方案是基于不同的机制 [42]。在常规 RFA 治疗过程中，可以利用足够高的温度（>50℃~55℃）诱导肿瘤发生凝固性坏死。但是，在电极针周围尚存在大量的亚致死温度区域，它们不能产生稳定的治疗效应。关于动物肿瘤模型的实验性研究，证实了通过亚致死温度和化疗药物对肿瘤细胞的协调作用能够使细胞坏死，这样降低细胞死亡的温度阈值方式来提高肿瘤坏死，这种现象在组织被加热至 45℃~50℃ 时明显发生。对出现上述结果的假设如下：由于 DEB 释放高浓度的阿霉素进入少量的残留活性肿瘤内并且通过亚致死性加热作用降低了肿瘤细胞对药物的耐受性，因此，对于 RFA 尚没有完全杀死的肿瘤，DEB 的应用能够提高抗癌效果。

一项前瞻性临床研究显示，RFA 术后 24 小时行 DEB-TACE 治疗，主要利用

RFA 能够使肿瘤组织产生充血，这样微球更容易进入肿瘤内。事实上，血管造影研究发现在消融区边缘出现血管增生。对于标准 RFA 难以治疗的大肿瘤，应用 DEB 能够增强肿瘤组织破坏，20 例患者中有 12 例（60%）病变完全缓解（CR）[42]（图 4.4）。患者能够耐受 DEB 增强的 FRA 治疗且无严重并发症。尽管如此，初步评估其有效性和安全性以后，还需进一步临床研究来提高其临床效应。

RFA 一直是最佳的肿瘤消融技术吗？一些新的消融方法正在接受临床实践的检验。尤其是 MWA，作为 RFA 替代技术，表现出潜在的临床应用价值，对于多发肿瘤、>2~3cm 的肿瘤和邻近血管的肿瘤，MWA 能够提高肿瘤完全坏死率 [43, 44]。一篇关于 MWA 治疗肝脏肿瘤的综述性文章中所包括的每一项研究均囊括至少 30 例患者且均为英文文献 [43]。作者们得出的结论是，为了达到更大的坏死区和（或）消融多个病灶，MWA 是最佳的治疗方法。回顾数据支持 MWA 潜在的优势为治疗 >3cm 的 HCC，而不是 <3cm 的 HCC[43]。近期一项多中心研究由美国 4 家顶尖的医疗中心对 450 例患者进行 473 次 MWA 治疗 [包括 HCC 129 例、结直肠癌（CRC）肝转移 198 例、神经内分泌肝转移 61 例、其他 75 例]，术后断层影像随访证实 865 例肿瘤中有 839 例（97%）完全消融，局部复发率为 6%[44]。另外一项大宗病例研究共囊括 100 例患者，配对比较了 RFA 和 MWA 两组的治疗结果 [45]，评估了消融成功率、消融复发率和消融时间，MWA 组的这 3 项指标得到明显改善，

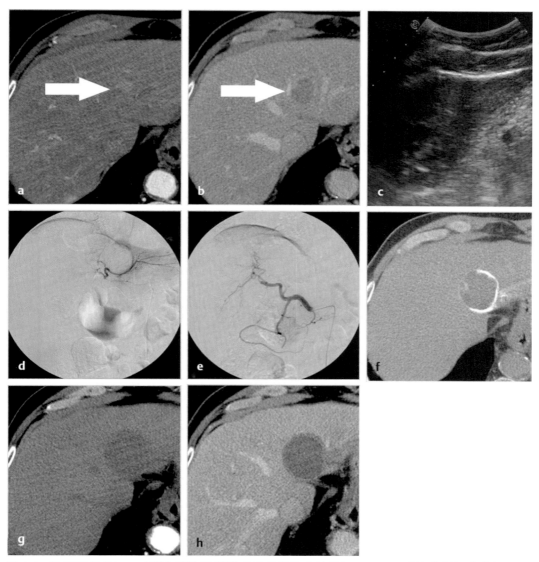

图 4.4　射频消融术（RFA）联合药物控释微球经动脉化疗栓塞（DEB-TACE）治疗肝细胞癌（HCC）。（**a,b**）治疗前 CT 显示富血管 HCC，紧邻心脏（箭）。（**c**）超声引导下应用可伸展的多级射频针行 RFA。（**d,e**）动脉内灌注 2mL 100~300μmDEB，载量为 50mg 的阿霉素。（**f**）DEB-TACE 治疗结束后即刻行 CT 检查，显示灌注的栓塞微球沿着消融区周边聚积。（**g,h**）随访 CT 扫描显示肿瘤完全坏死。

其中消融时间明显缩短，主要是因为能进行多针同时消融。作者们的结论是对于不能手术切除的肝肿瘤，MWA 是一种安全有效的方法，且局部复发率低。

IRE 对治疗邻近胆管和血管的小肿瘤有较好的前景[46-48]。在第一篇发表的关于应用 IRE 治疗肝脏肿瘤的文章中,作者分析了患者和肿瘤特性、治疗相关并发症和消融治疗的无复发生存期等因素。研究共包括 44 例患者 [46]。肿瘤组织学类型包括结直肠癌肝转移(n=20)、HCC(n=14)和其他(n=10)。首次治疗即成功达 46 例次(100%)。5 例患者发生 9 例不良事件,但在 30 天内完全缓解。IRE 治疗 > 4cm 肿瘤容易出现较高复发率(HR 为 3.236,95% CI 为 0.585~17.891;P=0.178)。通过对近期有关 IRE 安全性和有效性的文献进行系统性分析,得出的结论是对于邻近胆管和血管的肿瘤,当其他手段不适合治疗时,IRE 是一种有前景的消融治疗方法 [48]。

需要更多的数据来证实其他基于能量的消融技术在肝脏肿瘤消融治疗这一特殊领域的发展潜力,例如冷冻消融技术。最近一项关于冷冻消融术与 RFA 治疗 HCC 的安全性研究显示,全组 42 例 HCC 患者, 33 例次冷冻消融术中出现并发症 13 例(39.4%), 30 例次 RFA 中出现并发症 8 例(26.7%),其中包括在冷冻消融组中出现 2 例(6.1%)严重 / 致死性并发症,在 RFA 组中出现 1 例(3.3%)。作者认为,应用冷冻消融术和 RFA 治疗伴有肝硬化的 HCC,两者总体安全性方面无明显差别 [49]。

消融系统及设备的发展是非常必要的。但影像引导和监测技术的进步是成功的关键。为了使影像引导消融治疗能达到外科切除的效果,术前必须对每位患者的肿瘤效果做出精准的预判。通过精心设计治疗方案来最大限度地减少治疗效果的差异性(图 4.5)。同时,必须通过提供"AO"治疗已经达到的可靠的证据,来仔细确认消融治疗的结果。

要点

- 影像引导消融治疗的适应证应该由多学科团队讨论决定,包括仔细评估患者的肿瘤分期、肝功能和体能状态。
- 精细的术前计划是治疗成功的关键,包括消融技术的选择、影像引导设备和入路。
- 消融方案常常是根据设备厂商提供的消融范围图表来制订的。但是,在临床应用中由于受到组织血管化、组织的传导性、局部的相互作用、设备以及其他方面等多因素影响,实际消融范围变化较大。
- 肿瘤一般被假定为球形。如果肿瘤的最长径和最短径之间的差距达 1cm 或更多时,必须适当地改变消融方案以使消融区呈椭圆形。
- 影像学评估特别重要,评估项目包括肿瘤大小、形状、位置、与血管以及容易损伤的重要结构的毗邻关系。
- 消融过程中电极针的实际位置可能发生变化,与计划中的位置不一样可能导致病变消融不彻底或者邻近的重要结构发生热损伤。因此,应该根据电极针的实际位置来适当改变消融方案。
- 治疗后效果的评估和随访计划是治疗策略的基本要素。

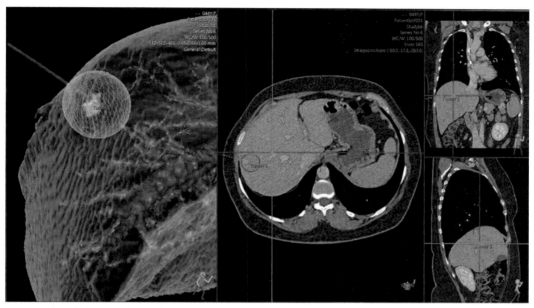

图 4.5 应用专门的工作站软件 (Maxio,Perfint Healthcare) 评估治疗前的靶肿瘤体积和计划消融的体积，便于设计出精确的治疗方案。(见彩图)

（范卫君 张彦舫 译 周坦洋 校）

参考文献

[1] International Agency for Research on Cancer. World Health Organization. GLOBOCAN 2012: estimated cancer incidence, mortality, and prevalence worldwide in 2012. http://globo-can.iarc.fr. Accessed May 20, 2014

[2] Olsen AH, Parkin DM, Sasieni P. Cancer mortality in the United Kingdom: projections to the year 2025. Br J Cancer 2008; 99(9): 1549–1554

[3] Davis GL, Alter MJ, El-Serag H, Poynard T, Jennings LW. Aging of hepatitis C virus (HCV)-infected persons in the United States: a multiple cohort model of HCV prevalence and disease progression. Gastroenterology 2010; 138(2): 513–521, 521.e1–521.e6

[4] Fong ZV, Tanabe KK. The clinical management of hepatocel-lular carcinoma in the United States, Europe, and Asia: a comprehensive and evidence-based comparison and review. Cancer 2014; 120(18): 2824–2838

[5] Bruix J, Sherman M American Association for the Study of Liver Diseases. Management of hepatocellular carcinoma: an update. Hepatology 2011; 53(3): 1020–1022

[6] European Association for the Study of the Liver. Euro-pean Organisation for Research and Treatment of Cancer. EASL-EORTC clinical practice guidelines: management of hepatocellular carcinoma. J Hepatol 2012; 56(4): 908–943

[7] Verslype C, Rosmorduc O, Rougier P ESMO Guidelines Work-ing Group. Hepatocellular carcinoma: ESMO-ESDO Clinical Practice Guidelines for diagnosis, treatment and follow-up. Ann Oncol 2012; 23 Suppl 7: vii41–vii48

[8] Lencioni R, Crocetti L. Local-regional treatment of hepato-cellular carcinoma. Radiology 2012; 262(1): 43–58

[9] Erinjeri JP, Clark TWI. Cryoablation: mechanism of action and devices. J Vasc Interv Radiol 2010; 21(8) Suppl: S187–S191

[10] Lubner MG, Brace CL, Ziemlewicz TJ, Hinshaw JL, Lee FT, Jr. Microwave ablation of hepatic malignancy. Semin Intervent Radiol 2013; 30(1): 56–66

[11] Lu DS, Kee ST, Lee EW. Irreversible electroporation: ready for prime time? Tech Vasc Interv Radiol 2013; 16(4): 277–286

[12] Gervais DA, Goldberg SN, Brown DB, Soulen MC, Millward SF, Rajan DK. Society of Interventional Radiology position statement on percutaneous radiofrequency ablation for the treatment of liver tumors. J Vasc Interv Radiol 2009; 20(7) Suppl: S342–S347

[13] Crocetti L, de Baere T, Lencioni R. Quality improvement guidelines for radiofrequency ablation of liver tumours. Car-diovasc Intervent Radiol 2010; 33(1): 11–17

[14] Rhim H. Complications of radiofrequency ablation in hepa-tocellular carcinoma. Abdom Imaging 2005; 30(4): 409–418

[15] Livraghi T, Solbiati L, Meloni MF, Gazelle GS, Halpern EF, Goldberg SN. Treatment of focal liver tumors with percu-taneous radio-frequency ablation: complications encoun-tered in a multicenter study. Radiology 2003; 226(2): 441–451

[16] de Baère T, Risse O, Kuoch V et al. Adverse events during ra-diofrequency treatment of 582 hepatic tumors. Am J Roent-genol 2003; 181(3): 695–700

[17] Bleicher RJ, Allegra DP, Nora DT, Wood TF, Foshag LJ, Bilchik AJ. Radiofrequency ablation in 447 complex unresectable liver tumors: lessons learned. Ann Surg Oncol 2003; 10(1): 52–58

[18] Llovet JM, Vilana R, Brú C et al. Barcelona Clínic Liver Cancer (BCLC) Group. Increased risk of tumor seeding after percuta-neous radiofrequency ablation for single hepatocellular car-cinoma. Hepatology 2001; 33(5): 1124–1129

[19] Lencioni RA, Allgaier HP, Cioni D et al. Small hepatocellular carcinoma in cirrhosis: randomized comparison of radio-frequency thermal ablation versus percutaneous ethanol in-jection. Radiology 2003; 228(1): 235–240

[20] Lin SM, Lin CJ, Lin CC, Hsu CW, Chen YC. Radiofrequency ab-lation improves prognosis compared with ethanol injection for hepatocellular carcinoma < or =4 cm. Gastroenterology 2004; 127(6): 1714–1723

[21] Shiina S, Teratani T, Obi S et al. A randomized controlled tri-al of radiofrequency ablation with ethanol injection for small hepatocellular carcinoma. Gastroenterology 2005; 129(1): 122–130

[22] Lin SM, Lin CJ, Lin CC, Hsu CW, Chen YC. Randomised con-trolled trial comparing percutaneous radiofrequency ther-mal ablation, percutaneous ethanol injection, and percuta-neous acetic acid injection to treat hepatocellular carcinoma of 3 cm or less. Gut 2005; 54(8): 1151–1156

[23] Brunello F, Veltri A, Carucci P et al. Radiofrequency ablation versus ethanol injection for early hepatocellular carcinoma: A randomized controlled trial. Scand J Gastroenterol 2008; 43(6): 727–735

[24] Lencioni R, Cioni D, Crocetti L et al. Early-stage hepatocellu-lar carcinoma in patients with cirrhosis: long-term results of percutaneous image-guided radiofrequency ablation. Ra-diology 2005; 234(3): 961–967

[25] Orlando A, Leandro G, Olivo M, Andriulli A, Cottone M. Ra-diofrequency thermal ablation vs. percutaneous ethanol in-jection for small hepatocellular carcinoma in cirrhosis: meta-analysis of randomized controlled trials. Am J Gastro-enterol 2009; 104(2): 514–524

[26] Cho YK, Kim JK, Kim MY, Rhim H, Han JK. Systematic review of randomized trials for hepatocellular carcinoma treated with percutaneous ablation therapies. Hepatology 2009; 49(2): 453–459

[27] Germani G, Pleguezuelo M, Gurusamy K, Meyer T, Isgrò G, Burroughs AK. Clinical outcomes of radiofrequency ablation, percutaneous alcohol and acetic acid injection for hepatoce-lullar carcinoma: a meta-analysis. J Hepatol 2010; 52(3): 380–388

[28] Bouza C, López-Cuadrado T, Alcázar R, Saz-Parkinson Z, Am-ate JM. Meta-analysis of percutaneous radiofrequency abla-tion versus ethanol injection in hepatocellular carcinoma. BMC Gastroenterol 2009; 9: 31

[29] Tateishi R, Shiina S, Teratani T et al. Percutaneous radiofre-quency ablation for hepatocellular carcinoma. An analysis of 1000 cases. Cancer 2005; 103(6): 1201–1209

[30] Choi D, Lim HK, Rhim H et al. Percutaneous radiofrequency ablation for early-stage hepatocellular carcinoma as a first-line treatment: long-term results and prognostic factors in a large single-institution series. Eur Radiol 2007; 17(3): 684–692

[31] N'Kontchou G, Mahamoudi A, Aout M et al. Radiofrequency ablation of hepatocellular carcinoma: long-term results and prognostic factors in 235 Western patients with cirrhosis. Hepatology 2009; 50(5): 1475–1483

[32] Lu DS, Yu NC, Raman SS et al. Radiofrequency ablation of hepatocellular carcinoma: treatment success as defined by histologic examination of the explanted liver. Radiology 2005; 234(3): 954–960

[33] Rossi S, Garbagnati F, Lencioni R et al. Percutaneous radio-frequency thermal ablation of nonresectable hepatocellular carcinoma after occlusion of tumor blood supply. Radiology 2000; 217(1): 119–126

[34] Veltri A, Moretto P, Doriguzzi A, Pagano E, Carrara G, Gandini G. Radiofrequency thermal ablation (RFA) after transarterial chemoembolization (TACE) as a combined therapy for unre-sectable non-early hepatocellular carcinoma (HCC). Eur Ra-diol 2006; 16(3): 661–669

[35] Helmberger T, Dogan S, Straub G et al. Liver resection or combined chemoembolization and radiofrequency ablation improve survival in patients with hepatocellular carcinoma. Digestion 2007; 75(2–3): 104–112

[36] Yamasaki T, Kurokawa F, Shirahashi H, Kusano N, Hironaka K, Okita K. Percutaneous radiofrequency ablation therapy for patients with hepatocellular carcinoma during occlusion of hepatic blood flow. Comparison with standard percutane-ous radiofrequency ablation therapy. Cancer 2002; 95(11): 2353–2360

[37] Shibata T, Isoda H, Hirokawa Y, Arizono S, Shimada K, Toga-shi K. Small hepatocellular carcinoma: is radiofrequency ab-lation combined with transcatheter arterial chemoemboli-zation more effective than radiofrequency ablation alone for treatment? Radiology 2009; 252(3): 905–913

[38] Morimoto M, Numata K, Kondou M, Nozaki A, Morita S, Ta-naka K. Midterm outcomes in patients with intermediate-sized hepatocellular carcinoma: a randomized controlled trial for determining the efficacy of radiofrequency ablation combined with transcatheter arterial chemoembolization. Cancer 2010; 116(23): 5452–5460

[39] Kim JH, Won HJ, Shin YM et al. Medium-sized (3.1–5.0 cm) hepatocellular carcinoma: transarterial chemoembolization plus radiofrequency ablation versus radiofrequency ablation alone. Ann Surg Oncol 2011; 18(6): 1624–1629

[40] Takaki H, Yamakado K, Sakurai H et al. Radiofrequency abla-tion combined with chemoembolization: treatment of re-current hepatocellular carcinomas after hepatectomy. Am J Roentgenol 2011; 197(2): 488–494

[41] Peng ZW, Zhang YJ, Chen MS et al. Radiofrequency ablation with or without transcatheter arterial chemoembolization in the treatment of hepatocellular carcinoma: a prospective randomized trial. J Clin Oncol 2013; 31(4): 426–432

[42] Lencioni R, Crocetti L, Petruzzi P et al. Doxorubicin-eluting bead-enhanced radiofrequency ablation of hepatocellular car-cinoma: a pilot clinical study. J Hepatol 2008; 49(2): 217–222

[43] Boutros C, Somasundar P, Garrean S, Saied A, Espat NJ. Mi-crowave coagulation therapy for hepatic tumors: review of the literature and critical analysis. Surg Oncol 2010; 19(1): e22–e32

[44] Groeschl RT, Pilgrim CH, Hanna EM et al. Microwave abla-tion for hepatic malignancies: a multiinstitutional analysis. Ann Surg 2014; 259(6): 1195–1200

[45] Martin RC, Scoggins CR, McMasters KM. Safety and efficacy of microwave ablation of hepatic tumors: a prospective re-view of a 5-year experience. Ann Surg Oncol 2010; 17(1): 171–178

[46] Cannon R, Ellis S, Hayes D, Narayanan G, Martin RC, II. Safety and early efficacy of irreversible electroporation for hepatic tumors in proximity to vital structures. J Surg Oncol 2013; 107(5): 544–549

[47] Silk MT, Wimmer T, Lee KS et al. Percutaneous ablation of peribiliary tumors with irreversible electroporation. J Vasc Interv Radiol 2014; 25(1): 112–118

[48] Scheffer HJ, Nielsen K, de Jong MC et al. Irreversible electro-poration for nonthermal tumor ablation in the clinical set-ting: a systematic review of safety and efficacy. J Vasc Interv Radiol 2014; 25(7): 997–1011, quiz 1011[Epub ahead of print]

[49] Dunne RM, Shyn PB, Sung JC et al. Percutaneous treatment of hepatocellular carcinoma in patients with cirrhosis: a comparison of the safety of cryoablation and radiofrequency ablation. Eur J Radiol 2014; 83(4): 632–638

第5章　肝细胞癌：化疗栓塞

Siddharth A. Padia，Matthew J. Kogut

5.1　引言

晚期肝细胞癌（HCC）患者已经失去切除根治手术机会[1]。因此，大部分患者更适合非根治性手术，其中经导管化疗栓塞术是最常用的非根治性手术。化疗栓塞术指灌注化疗药物伴或不伴碘油的混合制剂，随后使用聚乙烯颗粒、栓塞微球或明胶海绵栓塞[2]。在不同机构中，患者选择和手术技术的差异导致肿瘤的应答和生存期有显著差异，统一治疗标准成为挑战。

经导管栓塞治疗 HCC 始于 20 世纪 70 年代后期[3]。许多关于化疗栓塞的早期报道结论不一。然而，2002 年发布的两项随机对照试验确定了化疗栓塞术作为不可切除 HCC 的治疗标准[4, 5]。化疗栓塞术的广泛使用及疗效，使其成为不可切除 HCC 治疗标准指南（巴塞罗那肝癌分期，美国肿瘤治疗指南）。

根据所实施的技术，肿瘤内高浓度化疗药物的细胞毒性副作用引起肿瘤凋亡，栓塞导致肿瘤缺血坏死，或者是两者的共同作用。在应用碘油的化疗栓塞术中，作用机制与化疗药物的细胞毒性作用和栓塞引起的局部缺血坏死相关。栓塞也可以防止化疗药物进入体循环。然而，药物洗脱球囊（DEB）有不同的化疗机制。动物模型表明在 DEB 化疗栓塞中肿瘤坏死与从球囊中缓释出的高浓度的阿霉素相关，而非栓塞引起的血流减慢，与应用碘油的化疗栓塞和空白栓塞机制不同[6]。

5.2　适应证

化疗栓塞一般被认为是中晚期 HCC 患者的一线非根治治疗方法。化疗栓塞在可根治手术中不常使用，如外科手术切除、热消融术和肝移植。然而，在一些等待肝源时间过长的中心，化疗栓塞常被用来作为过渡治疗。在超出米兰标准的患者中，实施化疗栓塞以防止疾病进展（单个肿瘤 ≤ 5cm 或三个肿瘤 ≤ 3cm）。实施化疗栓塞治疗的患者应该具有良好的肝功能（Child-Pugh A 级或 B 级）和体能状态[东部肿瘤协作组（ECOG）评分 0~2]。化疗栓塞术也可与消融术联合治疗中度大小的 HCC（3~5cm）[7]。这也是复发疾病最常用的治疗方法。

5.3　禁忌证

化疗栓塞通常禁用于晚期肝癌患者（Child-Pugh C 级）。低血清白蛋白、胆红素升高和肝性脑病是对化疗栓塞术耐受较差的独立风险因素。尽管总胆红素 >3mg/dL 被认为是化疗栓塞术的禁忌证，因为有引起永久性肝衰竭的风险，但在超选择化疗栓塞或等待肝移植过程中可以作为过渡治疗进行 [8]。

化疗栓塞也禁用于体能状态较差（ECOG 评分 >2）和具有肝外疾病的患者。存在血管侵犯也被认为是相对禁忌证，因为其增加了肝衰竭、肿瘤应答和生存期较差的风险 [8]。然而，根据血管侵犯的程度及其他患者因素，有证据表明化疗栓塞实施安全且有轻度潜在获益 [9]。其他相对禁忌证包括：不可修复的凝血障碍、严重肾功能不全、手术导致胆管功能障碍（如胆管支架植入术、Whipple 术前等）及白细胞减少症。

5.4　患者选择与术前处理

理想情况下，患者评估应由肝移植外科、肝胆外科、介入科、肿瘤科及肝脏病学科或胃肠外科组成的多学科小组进行。尽管对于等待肝移植的患者来说，消融术相对化疗栓塞的优势是有争议的且是机构间独立的，根治性手术不应成为选择。对所有患者均应询问完整病史并进行体格检查，应特别注意肝脏疾病和整体健康或体能状态。化疗栓塞前的增强磁共振成像（MRI）或计算机断层扫描（CT）有助于患者分期和制订治疗计划。应该获得近期实验室检查数据，包括肝功能测定、全血细胞计数、肌酐、凝血功能检查及甲胎蛋白测定来进行准确的分期并确认术前状态是否改变。对于血小板减少症或肝功能波动的患者，上述指标变化并不少见。应对已知心脏疾病患者进行心脏功能的评估，如超声心动图或平衡法多门闸心室造影（MUGA），因为阿霉素具有心脏毒性并且禁用于充血性心力衰竭患者。

5.5　技术

预防性抗生素应该覆盖皮肤和胃肠道菌群（如 1g 头孢唑啉和 500mg 甲硝唑）。化疗栓塞可在适当镇静下进行，通常使用静脉咪达唑仑和芬太尼。针对栓塞术后综合征通常会使用一些止吐药，如 5-羟色胺受体拮抗剂（如帕洛诺司琼、昂丹司琼）。

第一轮化疗栓塞中，应进行彻底的血管造影评估。即使应用化疗栓塞治疗单个局部肿瘤时，对比基线横断面图像也可在血管造影中发现多个肿瘤。此外，肿瘤的供血动脉可能来源于意想不到的动脉（如Ⅲ段的肿瘤可由肝左动脉供血）。应用标准穿刺技术进入股总动脉，置入 4~6F 的动脉鞘。行选择性肠系膜上动脉和数字减影血管造影术（DSA）以评估异常的肝脏解剖（如替代右肝动脉或副肝动脉）和延迟期门静脉血流情况。置管术通常使用的是 4F 或 5F 造影导管。常用的导管包括：Simmons 1、Sos、Cobra 2 和 RC2。随后，完成置管及腹腔干 DSA 造影（图 5.1）。在这些初始步骤中，参考患者动脉期的横断面影像可加快置管的速度。只进行术前动脉成像是不够的，主动脉造影可以更好地显示肠系膜动脉的解剖结构以指导精确置管。

肝总动脉或固有动脉置管应该使用微导管技术（如 2.8F 远端外径；Progreat，Terumo Medical Corporation 或 Renegade Hi-Flo，Boston Scientific）和 0.014~0.021 尺寸的导丝。然后对左、右肝动脉进行超选择性置管和 DSA 造影。化疗栓塞应该尽可能行超选择性置管（图 5.2）。在微细血管，应该考虑使用更细的微导管和较软的 0.014 微导丝（如 2.3F 远端外径，Prowler Plus，Codman 或者 Maestro，Merit）。如果肿瘤有多个供血动脉或在一叶肝脏上有多个肿瘤，那么治疗应该在远端和（或）在单叶上进行，以覆盖全部肿瘤区域（图 5.1）。

此外，术中使用锥形束 CT 已经逐渐获得认可 [10]。这种方法通常是经微导管注入造影剂定位肝固有动脉或肝叶状动脉。应该稀释造影剂，并在行 CT 扫描时注射，CT 扫描通常在注射造影剂 4~6 秒后开始。动脉期成像有助于发现所有的肿

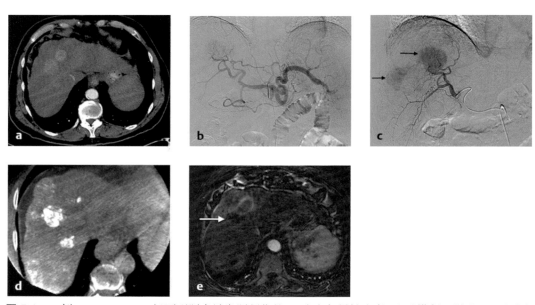

图 5.1　一例 Child-Pugh A 级丙型肝炎继发肝硬化的 60 岁老年男性患者。（**a**）横断面增强 CT 示肿瘤由多条动脉供血，主要是位于右叶的动脉。由于存在双叶 HCC 和门静脉高压，不适合手术切除治疗。（**b**）使用 5F Simmons-1 导管（AngioDynamics）行腹腔干置管术和 DSA，显示出典型的肝动脉解剖结构。（**c**）应用 2.8F 微导管行右肝动脉 DSA 和选择性置管术，显示多个富血供肿瘤（箭）。因为患者为多病灶的 HCC，所以在单叶行化疗栓塞，使用阿霉素混合碘油乳化栓塞，随后灌注 300~500μm 栓塞颗粒。（**d**）化疗栓塞后立即行 CT 平扫检查，显示肝右叶多个肿瘤碘油沉积。（**e**）对比增强 MRI 随访影像显示肿瘤无强化（白箭），与治疗反应一致。

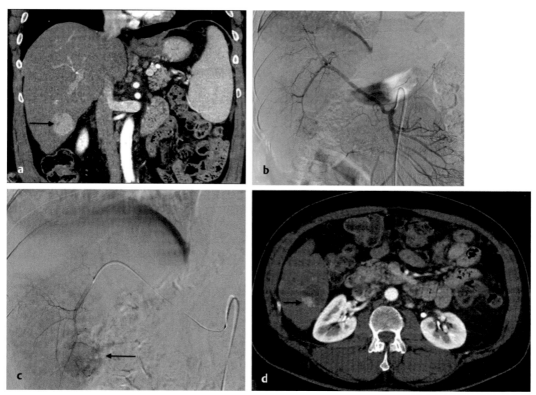

图 5.2　一例 Child‐Pugh B 级、丙型肝炎继发肝硬化的 50 岁老年男性患者。(**a**)冠状位对比增强 CT 显示在肝右叶 Ⅴ 段有一个 3.1cm 大小的肿瘤(箭),因为患者符合米兰标准,所以化疗栓塞目的是肝移植的过渡治疗。(**b**)应用 5F Simmons-1 导管行肠系膜上动脉置管和 DSA,显示替代右肝动脉。(**c**)使用 2.8F 微导管行右肝动脉 Ⅴ 段选择性置管和 DSA,显示一个单发的富血供肿瘤(箭)。使用阿霉素药物洗脱球囊行化疗栓塞。(**d**)轴位对比增强 CT 随访影像显示,肿瘤近似完全坏死伴一小结节样残余强化(箭),符合部分缓解。患者接受第二轮化疗栓塞,术后随访显示完全缓解。

瘤供血动脉,而平衡期成像可用于评估富血供肿瘤的数目、位置和大小。

联用化疗和栓塞治疗的差异很大,由于缺少比较不同治疗方法的可靠的随机对照文献,因此缺乏统一标准[11]。所以,没有一个机构的化疗栓塞技术可作为标准。美国最常使用的方案仍在讨论中。应用碘油的栓塞术是传统方法。可以联用多种化疗药物,如顺铂、丝裂霉素 C 和阿霉素;然而,这些化疗药物在许多中心被限制使用,导致了现在许多中心仅使用单一的化疗药物。该制剂混合了 50~100mg 阿霉素与 10~20mL 碘油(Guebert,印第安纳州)。虽然针对 HCC 的全身性阿霉素化疗没有生存期获益,但是局部经动脉灌注达到肿瘤内部化疗药物高浓度聚集及全身低浓度可引起显著的肿瘤反应和生存期延长。碘油作为乳化剂、亲脂性的栓塞剂可防止局部药物被血流迅速冲刷。药物的灌注是在透视引导下进行的，以防止化疗药物反流及评估动脉血流停滞。灌注药物时，应避免血流完全停滞，因为如果未来需要重复治疗，它将妨碍再次治疗。灌注化疗药物后进行栓塞治疗。明胶海绵末（Pfizer）、栓塞微球（Merit）和 PVA 颗粒（Boston Scientific）是最常用的栓塞剂。再次强调，为了允许重复治疗，应该避免完全血流停滞。此外，完全血流停滞不会导致更好的肿瘤应答或患者预后 [12]。

DEB 栓塞相比传统的碘油栓塞更受欢迎。由于其具有可长时间装载阿霉素的特点，药物可缓慢释放到肿瘤内部，相比碘油化疗栓塞，可达到更高的局部药物浓度及较低的全身浓度。因此，可以减少患者副作用并提高一些患者的耐受性 [13]。最常用的方案是联用 50~150mg 阿霉素和 100~300μm DEB（LC Beads，Biocompatibles，Inc）[14]。50~75mg 阿霉素溶解于 2mL 无菌水中。去除 LC Bead 中的生理盐水。阿霉素溶液直接注入 DEB 瓶内，然后静待 60 分钟使药物与微球混合。应用非离子碘化造影剂（20~30mL）稀释总混合液。在间歇透视下缓慢灌注。在到达微球后，应行栓塞术后造影。类似于碘油的化疗栓塞，为了以后重复治疗，应该避免完全血流停滞。

5.6 术后管理与随访评估

患者通常术后留院观察一夜以监测疼痛和恶心症状的控制。在患者恢复正常饮水前，应该给予足够的静脉补液。可以应用镇痛剂（如口服羟考酮、静脉注射吗啡或盐酸氢吗啡酮）控制疼痛。由于肝脏功能障碍的潜在风险，应避免使用对乙酰氨基酚类镇痛剂。可以应用 5-HT3 拮抗剂（如帕洛诺司琼、昂丹司琼）和甲氧氯普胺控制恶心症状。通常术后持续使用抗生素，尤其对于胆汁淤积的患者。抗生素通常使用三代头孢和甲硝唑。出院后用药包括治疗疼痛、恶心、便秘的药物与阿片类药物。

碘油栓塞术后进行 CT 平扫，有助于识别碘油分布情况并指导下一步治疗方案（图 5.1）。随访检查包括术后 1 个月到介入放射科门诊复查、影像学检查（多排 CT 或 MRI）及实验室评估（包括全血细胞计数、生化全项，如果术前甲胎蛋白阳性也应复查）。如果计划行第二轮治疗（如对侧肝叶化疗栓塞治疗），术后 1 个月的影像学检查可以延期。化疗毒性不良事件的随访和评估依据《常见不良反应事件评价标准（CTCAE）》第 4 版。如果随访影像检查提示肿瘤病灶持续强化（如不完全坏死），且患者对以往化疗栓塞术的毒性耐受尚可，可以考虑再次行化疗栓塞术治疗（图 5.2）。在后续的化疗栓塞术之前需要再次全面检查以确定肿瘤的供血动脉。不完全缓解可能是由于供血血管起源于肝外。例如，右下膈动脉可能供给肝穹隆部的病灶（图 5.3）。在肝Ⅳ段的肿瘤可能由右乳内动脉供血。如果达到完全缓解后，应每 3 个月定期行影像学检查评估肿瘤复发或新发病灶。

对于终止化疗栓塞治疗的标准是有争议的。如果患者无法忍受化疗副反应或

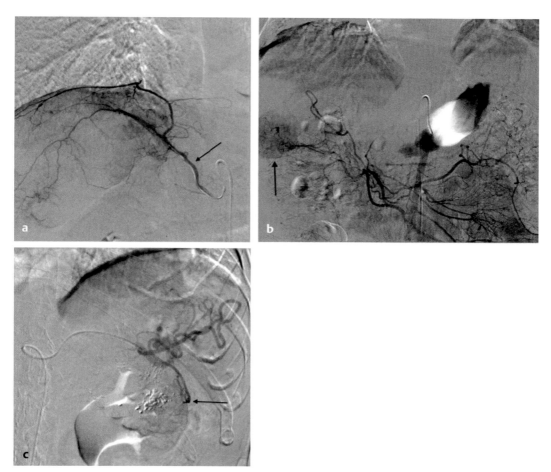

图 5.3　肝细胞癌的侧支供血。(**a**)由膈下动脉供血的右肝穹隆部的富血供肿瘤(箭)。(**b**)肝右叶由肠系膜上动脉空肠分支供血的肿瘤(箭)。(**c**)在接受多次治疗之后,肝左叶 Ⅲ 段残余肿瘤(箭)由脾动脉的分支供血。

者多次化疗栓塞术后病情持续加重或肿瘤进展,可以使用其他替代治疗方法。

5.7　副作用与并发症

栓塞术后综合征是化疗栓塞术最常见的副作用。这是一系列症状组成的综合征。包括低热、腹痛、恶心、呕吐以及肠梗阻。通常于化疗栓塞术后 48~72 小时发生,最多可持续 1 周 [1]。因为综合征通常是短暂的,可以进行对症治疗。

在经过筛选的患者中,严重并发症并不常见。肝衰竭很少发生,报道的发生率为 1%~3%。风险因素包括肝功能(Child-Pugh C 级)、门静脉血栓形成以及肝组织的大量栓塞。然而,除了肝移植外,没有明确的治疗肝衰竭的方法。治疗的本质是支持疗法。减少肝脏毒性风险的方法是应用超选择置管术而非在肝硬化失代偿期（Child-Pugh C 级）行单叶治疗[15]。

5.8　临床数据与结果

表 5.1 总结了一系列有价值的临床研究数据。两项前瞻性随机临床研究显示，对不能进行手术切除的 HCC 患者行化疗栓塞术相比支持治疗有生存获益。Llovet 等人对 112 例行化疗栓塞、空白栓塞和最佳支持治疗的患者进行了对比[5]。该研究中的大多数患者都有丙型肝炎引起的肝脏疾病，并且许多患者有多发病灶和（或）腹水症状。应用混有阿霉素的碘油进行化疗栓塞，而后用明胶海绵栓塞。栓塞后 1 年和 2 年生存率分别为 75% 和 50%，而化疗栓塞组为 82% 和 63%，对照组为 63% 和 27%（化疗栓塞组和对照组，P=0.009）。类似的，Lo 等人对比了化疗栓塞和支持治疗的 80 例患者，大多数患者为乙肝继发

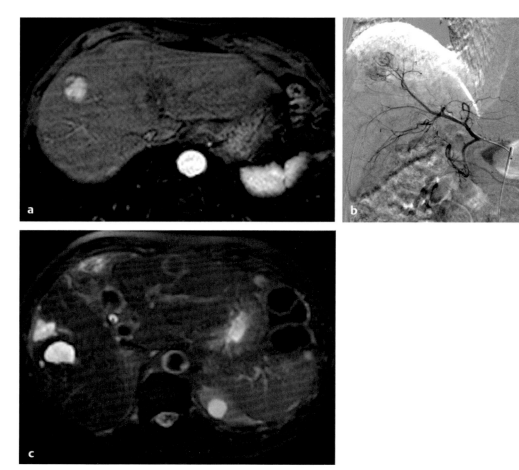

图 5.4　化疗栓塞术后并发症。（a）肝脏Ⅷ段的单发肝细胞癌（HCC）。（b）肝右叶 HCC 由肝右动脉多个小分支供血。（c）接受化疗栓塞术后，在肝右叶采集到多个液体信号，符合胆汁瘤。

表 5.1 化疗栓塞的临床研究数据

作者	数目	患者	技术	肿瘤应答	生存率	TTP
Llovet 等人 [5]	112	Child - Pugh A 级或 B 级 Okuda Ⅰ 期或 Ⅱ 期	TACE 比空白栓塞术比支持治疗		1 年:82% 比 75% 比 63% 2 年:63% 比 50% 比 27%	
Lo 等人 [4]	80	所有阶段	TACE 比支持治疗	客观有效率:39% 比 6%	1 年:57 比 32% 2 年:31% 比 11% 3 年:26% 比 3%	
Takayasu 等人 [21]	8510	所有阶段	常规 TACE		1 年:82% 3 年:47% 5 年:26% 7 年:16%	
Lammer 等人 [13]	201	BCLC A/B 级	常规 TACE 比 DEB-TACE	客观有效率:52% 比 44%		
Malagari 等人 [19]	84	Child–Pugh A 级或 B 级	DEB-TACE 比空白栓塞术	完全缓解率:27% 比 14%	1 年:85% 比 76%	42 个月比 36 个月
Lencioni 等人 [27]	307	BCLC B 级	DEB-TACE 比索拉菲尼 + DEB-TACE	部分缓解率:46% 比 42%		166 天比 169 天
Ikeda 等人 [26]	99	Child–Pugh A 级 或 B 级; ECOG 0~2 分	常规 TACE	完全缓解率:42% 部分缓解率:31% 疾病稳定率:18% 疾病进展率:7%	1 年:90% 2 年:75%	7.8 个月

缩写:BCLC,巴塞罗那肝癌临床分期;DEB,药物洗脱球囊;ECOG,东部肿瘤协作组;TACE,经导管动脉化疗栓塞术。

肝硬化。应用乙碘油混合顺铂行化疗栓塞,而后用明胶海绵栓塞。化学栓塞相比支持疗法,影像学表现为有更好的肿瘤应答,并且化疗栓塞的生存率(1 年 57%,2 年 31%,3 年 26%)明显高于对照组(1 年 32%,2 年 11%,3 年 3%,P=0.002)[5]。虽然接受化疗栓塞的患者因肝衰竭致死的概率较高,但两组患者的肝功能无明显差异。

一篇回顾性综述评估了九项关于对比化疗栓塞和支持治疗效果的临床研究 [18]。作者认为,"没有足够的证据去支持或反对化疗栓塞和单纯栓塞治疗不可切除的 HCC 患者"。然而,回顾性综述有如下缺点:首先,在研究分析中大量试验被排除在外,因为安慰剂组或者最佳的支持性护理组并不被包括在内。由于化疗栓塞现在已成为标准治疗,所以设置安慰剂组并不可行。第二,上述九项研究报道发表于2002年之前。自那时起,技术和患者的选择已有大幅变化,肿瘤反应、生存期和并发症已有所改善。一项囊括99例接受化疗栓塞患者的前瞻性研究使用更普遍的入组标准和选择性化疗栓塞最新技术,研究显示中位生存期为3.1年,1年生存率和2年生存率分别为90%和75%[19]。另一项荟萃分析也证实了化疗栓塞术的生存期获益[20]。

关于化疗栓塞的一项最大型的研究评估了8510例HCC患者的生存期。化疗药物、碘油和明胶海绵被用于研究。据报道,平均生存期为34个月,1年、3年、5年和7年生存率分别为82%、47%、26%和16%。多种因素与生存期较短相关:肝功能异常、甲胎蛋白水平升高、肿瘤大小、肿瘤数目和门静脉侵犯的程度[21]。

一项重大前瞻性随机对照研究对比了阿霉素DEB化疗栓塞与碘油化疗栓塞的安全性和有效性。研究包括了212例不可手术切除的HCC患者,ECOG评分为0或1分,保留肝功能(Child‐Pugh A级或B级)以及无血管侵犯。实验研究未能达到原始终点,即DEB化疗栓塞组具有统计学上显著的影像优势。然而,与碘油化疗栓塞组相比,DEB化疗栓塞组中晚期患者(Child‐Pugh评分B级,ECOG 1分,双叶或疾病复发)在影像上显示客观肿瘤反应率更高,急性肝衰竭发生率更低,阿霉素相关的毒性更低[13]。DEB化疗栓塞技术从此得到了发展,可使用更小的微球

(100~300μm),且在改善肿瘤应答和降低毒性方面显示出可喜的效果[22,23]。

已经有一些研究对化疗栓塞联合射频消融术(RFA)治疗对改善局部肿瘤反应的潜在效果进行了评估[7]。一项前瞻性随机试验研究了RFA与化疗栓塞治疗直径≤7cm肿瘤的差异。研究显示,联用化疗栓塞与RFA的1年、3年和4年无复发生存率分别为79.4%、60.6%和54.8%,而单纯行RFA的无复发生存率分别为66.7%、44.2%和38.9%。荟萃分析显示,当肿瘤较小(<3cm)时,这种联合治疗在生存率方面并没有明显的优势。所以,这种优势可能存在于中等大小的肿瘤中(3~5cm)[7,24]。

自2008年索拉非尼被批准用于HCC治疗后,其在全身治疗和局部治疗的联合应用中展现出很大的优势。索拉非尼联合化疗栓塞在前瞻性2期临床试验中被证实是安全的[25]。然而,有对比研究显示,DEB化疗栓塞与索拉非尼联合DEB化疗栓塞在改善生存率和进展时间方面没有明显的优势(169天比166天)[27]。

化疗栓塞的应用将作为持续性研究继续服务于技术的优化和患者的选择。

要点

- 化疗栓塞是不可手术切除的HCC患者最常使用的治疗方式。
- 化疗栓塞治疗的适应证包括:不能进行根治性治疗、肝功能良好(Child‐Pugh A级或B级)、体能状态良好、无门静脉血栓、无肝外转移。
- 化疗栓塞也可以与其他治疗联用或作

为移植的过渡治疗。

- 化疗栓塞术前应该对完整肠系膜上动脉（SMA）和腹腔干进行彻底的诊断性动脉造影，以评估肝动脉变异情况。为了最大限度地提高化疗药物在肿瘤内的积聚并减少肝脏毒性，应进行超选择置管术和治疗。

- 几种化疗栓塞技术取得了不同程度的成功，但缺乏足够的对比研究以得到一个完善的治疗策略。

- 大多数患者可发生栓塞后综合征，不应与并发症相混淆。患者术后应由介入放射科医生管理，因为其更熟悉预期的症状和并发症。

- DEB 化疗栓塞与碘油化疗栓塞相比，能够改善化疗药物毒性，但在肿瘤应答率或生存期方面无显著差异。

（王宏亮 译　陈圣群 校）

参考文献

[1] El-Serag HB, Marrero JA, Rudolph L, Reddy KR. Diagnosis and treatment of hepatocellular carcinoma. Gastroenterology 2008; 134(6): 1752–1763

[2] Brown DB, Gould JE, Gervais DA et al. Society of Interventional Radiology Technology Assessment Committee and the International Working Group on Image-Guided Tumor Ablation. Transcatheter therapy for hepatic malignancy: standardization of terminology and reporting criteria. J Vasc Interv Radiol 2009; 20(7) Suppl: S425–S434

[3] Yamada R, Sato M, Kawabata M, Nakatsuka H, Nakamura K, Takashima S. Hepatic artery embolization in 120 patients with unresectable hepatoma. Radiology 1983; 148(2): 397–401

[4] Lo C-M, Ngan H, Tso W-K et al. Randomized controlled trial of transarterial lipiodol chemoembolization for unresectable hepatocellular carcinoma. Hepatology 2002; 35(5): 1164–1171

[5] Llovet JM, Real MI, Montaña X et al. Barcelona Liver Cancer Group. Arterial embolisation or chemoembolisation versus symptomatic treatment in patients with unresectable hepatocellular carcinoma: a randomised controlled trial. Lancet 2002; 359(9319): 1734–1739

[6] Hong K, Khwaja A, Liapi E, Torbenson MS, Georgiades CS, Geschwind JF. New intra-arterial drug delivery system for the treatment of liver cancer: preclinical assessment in a rabbit model of liver cancer. Clin Cancer Res 2006; 12(8): 2563–2567

[7] Morimoto M, Numata K, Kondou M, Nozaki A, Morita S, Tanaka K. Midterm outcomes in patients with intermediate-sized hepatocellular carcinoma: a randomized controlled trial for determining the efficacy of radiofrequency ablation combined with transcatheter arterial chemoembolization. Cancer 2010; 116(23): 5452–5460

[8] Benson AB, III, Abrams TA, Ben-Josef E et al. NCCN clinical practice guidelines in oncology: hepatobiliary cancers. J Natl Compr Canc Netw 2009; 7(4): 350–391

[9] Luo J, Guo RP, Lai EC et al. Transarterial chemoembolization for unresectable hepatocellular carcinoma with portal vein tumor thrombosis: a prospective comparative study. Ann Surg Oncol 2011; 18(2): 413–420

[10] Tognolini A, Louie J, Hwang G, Hofmann L, Sze D, Kothary N. C-arm computed tomography for hepatic interventions: a practical guide. J Vasc Interv Radiol 2010; 21(12): 1817–1823

[11] Llovet JM, Di Bisceglie AM, Bruix J et al. Panel of Experts in HCC-Design Clinical Trials. Design and endpoints of clinical trials in hepatocellular carcinoma. J Natl Cancer Inst 2008; 100(10): 698–711

[12] Jin B, Wang D, Lewandowski RJ et al. Chemoembolization endpoints: effect on survival among patients with hepatocellular carcinoma. Am J Roentgenol 2011; 196(4): 919–928

[13] Lammer J, Malagari K, Vogl T et al. PRECISION V Investigators. Prospective randomized study of doxorubicin-eluting-bead embolization in the treatment of hepatocellular carcinoma: results of the PRECISION V study. Cardiovasc Intervent Radiol 2010; 33(1): 41–52

[14] Lencioni R, de Baere T, Burrel M et al. Transcatheter treatment of hepatocellular carcinoma with Doxorubicin-loaded DC Bead (DEBDOX): technical recommendations. Cardiovasc Intervent Radiol 2012; 35(5): 980–985

[15] Kothary N, Weintraub JL, Susman J, Rundback JH. Transarterial chemoembolization for primary hepatocellular carcinoma in patients at high risk. J Vasc Interv Radiol 2007; 18 (12): 1517–1526, quiz 1527

[16] Johnson GE, Ingraham CR, Nair AV, Padia SA. Hepatic abscess complicating transarterial chemoembolization in a patient with liver metastases. Semin Intervent Radiol 2011; 28(2): 193–197

[17] Patel S, Tuite CM, Mondschein JI, Soulen MC. Effectiveness of an aggressive antibiotic regimen for chemoembolization in patients with previous biliary intervention. J Vasc Interv Radiol 2006; 17(12): 1931–1934

[18] Oliveri RS, Wetterslev J, Gluud C. Transarterial (chemo)embolisation for unresectable hepatocellular carcinoma. Cochrane Database Syst Rev 2011; 3(3): CD004787

[19] Malagari K, Pomoni M, Kelekis A et al. Prospective randomized comparison of chemoembolization with doxorubicin-eluting beads and bland embolization with BeadBlock for hepatocellular carcinoma. Cardiovasc Intervent Radiol 2010; 33(3): 541–551

[20] Llovet JM, Bruix J. Systematic review of randomized trials for unresectable hepatocellular carcinoma: Chemoembolization improves survival. Hepatology 2003; 37(2): 429–442

[21] Takayasu K, Arii S, Ikai I et al. Liver Cancer Study Group of Japan. Prospective cohort study of transarterial chemoembolization for unresectable hepatocellular carcinoma in 8510 patients. Gastroenterology 2006; 131(2): 461–469

[22] Padia SA, Shivaram G, Bastawrous S et al. Safety and efficacy

of drug-eluting bead chemoembolization for hepatocellular carcinoma: comparison of small-versus medium-size particles. J Vasc Interv Radiol 2013; 24(3): 301–306

[23] Kalva SP, Pectasides M, Liu R et al. Safety and effectiveness of chemoembolization with drug-eluting beads for advanced-stage hepatocellular carcinoma. Cardiovasc Intervent Radiol 2014; 37(2): 381–387

[24] Wang W, Shi J, Xie W-F. Transarterial chemoembolization in combination with percutaneous ablation therapy in unresectable hepatocellular carcinoma: a meta-analysis. Liver Int 2010; 30(5): 741–749

[25] Pawlik TM, Reyes DK, Cosgrove D, Kamel IR, Bhagat N, Geschwind JF. Phase II trial of sorafenib combined with concurrent transarterial chemoembolization with drug-eluting beads for hepatocellular carcinoma. J Clin Oncol 2011; 29 (30): 3960–3967

[26] Lencioni R, Zou J, Leberre M, Meinhardt G. Sorafenib (SOR) or placebo (PL) in combination with transarterial chemoembolization (TACE) for intermediate-stage hepatocellular carcinoma (SPACE). J Clin Oncol 2010; 28(15) Suppl: 178

[27] Ikeda M, Arai Y, Park SJ et al. Japan Interventional Radiology in Oncology Study Group (JIVROSG). Korea Interventional Radiology in Oncology Study Group (KIVROSG). Prospective study of transcatheter arterial chemoembolization for unresectable hepatocellular carcinoma: an Asian cooperative study between Japan and Korea. J Vasc Interv Radiol 2013; 24(4): 490–500

第6章 肝细胞癌:放射栓塞

Avnesh S. Thakor, Arash Eftekhari, Edward Wolfgang Lee, Darren Klass, David Liu

6.1 引言

6.1.1 肝细胞癌概述

肝细胞癌(HCC)是世界上第六大常见癌症,也是全球癌症死亡率的第三大主要原因。肝细胞癌在肝炎发病率较高的地区更常见,例如在亚太地区和南欧,美国国家癌症研究所(NCI)和美国癌症协会(ACS)报道了北美每10万人中有2.1人患病的年龄标准化发病率。在美国,与肝细胞癌相关的发病率和死亡率持续上升,2013年确诊的肝细胞癌新增病例为30 640例,与肝细胞癌相关的新增死亡病例为21 670例[1]。

肝细胞癌发展的危险因素包括病毒性肝炎、酒精滥用、非酒精性脂肪肝炎(NASH)、黄曲霉毒素污染食物的摄入、糖尿病、肥胖和某些遗传疾病,如血色素沉着症。与HCC发展相关的主要病毒是乙型肝炎病毒(HBV)和丙型肝炎病毒(HCV);事实上,全世界50%的肝细胞癌病例都与乙型肝炎病毒感染有关,25%与丙型肝炎相关[2]。慢性炎症的终末阶段是肝硬化,这也是慢性病毒感染最具特征性的表现。其特点是肝细胞增殖减少,实质纤维化增加,最终导致肝功能受损。在慢性炎症进展到纤维化的过程中,由于细胞因子(如肿瘤生长因子,TGF-β1)水平的增加导致细胞分裂途径上调以及活性氧(ROS)从损伤的肝实质细胞中释放,导致单克隆种群的繁殖[3]。肝细胞的这些克隆巢包含端粒酶的侵蚀和染色体畸变,这限制了肝脏的增殖能力和再生能力[4, 5]。在这些发育不良的肝细胞中,基因表达改变使其易于成为癌前病变,并随着时间的推移发展成肝细胞癌。HBV和HCV也可以单独导致肝细胞癌而不受肝硬化的影响,因此推断还有其他致病机制,包括HBV DNA与宿主基因组的融合(在宿主基因组中可能导致基因缺失、重组和染色体不稳定),以及HCV对几种致癌蛋白的合成[6]。

6.2 放射生物学、作用机制和一般方法

6.2.1 基本原则

选择性内部放射治疗(SIRT),又称为放射栓塞和(或)放射微球疗法,目前已商用,使用^{90}Y作为一种短程治疗,通过动脉

内处理,将 ^{90}Y 微球永久地植入靶肿瘤血管床内。选择性内部放射治疗的目的是选择性地将放射物送到肝脏肿瘤,同时利用肝脏动脉供血的肝原发肿瘤的新血管化现象来限制递送到正常肝实质的剂量。与正常肝实质相比,这一过程可使 ^{90}Y 微球在肝脏肿瘤中以 3:1 至 20:1 的比例优先植入 [7]。虽然常规的外射束全肝放射治疗患者难以很好地耐受,但对小部分肝脏行放射治疗可以很好地耐受且无明显的并发症,并可保留足够的正常肝实质 [8]。目前, ^{90}Y 治疗可以应用树脂(SIR-Spheres, Sirtex Medical Inc.,澳大利亚,悉尼)或玻璃微球(TheraSphere, BTG Ltd,加拿大,渥太华)提供。当 ^{90}Y 衰减时,它发出高能 β 辐射(0.97mEv),从物理微球中传播的平均值为 2.5mm。单个微球对治疗的整体反应没有显著的作用,这是集体效应。多个微球在有限的时间内 [^{90}Y 衰变至锆 -90(^{90}Z)的半衰期为 64.2h] 产生 100~1000Gy 致命辐射的累积等剂量云(通过交叉火力)[9](图 6.1)。用于 SIRT

的微球的平均尺寸为 20~60μm,微球足够小,可进入肿瘤血管网,也足够大,可防止动静脉分流(在大多数情况下)[10]。

6.2.2 SIRT 的作用机制

SIRT 的作用机制与化疗栓塞有本质上的不同;事实上,放射栓塞这一术语是不恰当的,因为物理微球本身并没有表现出显著的作用或反应,甚至在非放射性微球的血管造影栓塞时也没有表现出来 [11]。化疗栓塞依赖于肿瘤血管的闭塞,从而产生停滞,使化疗药物最大限度地暴露在肿瘤内的缺血环境中。相反,血液流动和氧气对 SIRT 来说是必不可少的,它可以通过水分子从发射的 β 辐射中电离出来。这反过来又会导致 DNA 损伤和细胞凋亡的激活,而 BAX:BCL-2 基因表达的比例也会增加 [12]。此外,由于它们的超氧化物歧化酶(SOD)浓度相对较低,以及它们在高氧代谢过程中产生的超氧化物(•O_2)的增加,癌细胞更容易受到氧化应激的影响 [13]。SOD 是一种抗氧化剂,淬灭 •O_2

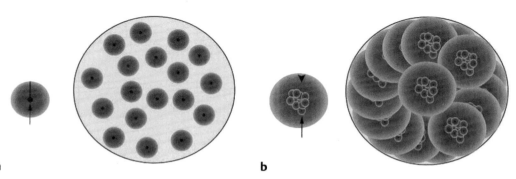

a   **b**

图 6.1 交叉概念。(a)在肿瘤组织内沉积单个微球(箭)导致约 2.5mm 的辐射杀伤区,这反过来导致整个肿瘤体积照射不足。(b)需要几个结合 X 射线球体(箭头)的微球(箭)来杀死肿瘤组织。 这些微球还必须充分重叠以实现微球之间的交叉。(见彩图)

才能与羟基自由基(OH·)反应生成过氧化氢(H_2O_2)。双链 DNA 直接断裂也占细胞死亡的很大一部分。因此,用于 SIRT 的树脂和玻璃微球要足够小,在中等大小或小的肝动脉中几乎不产生栓塞效应,从而维持足够的组织氧合[11]。

6.3　放射栓塞的适应证

6.3.1　慢性肝病分期系统

任何潜在的慢性肝病的严重程度都要用两个评分系统来评估,无论患者是否患有 HCC。

Child-Pugh 评分用于评估潜在慢性肝病的预后(如肝硬化)及肝移植治疗的必要性(表 6.1)。根据患者血清胆红素、人血白蛋白、国际标准化比(INR),以及腹水或肝性脑病的临床表现,以线性回归模型为基础,分为 5~15 分。根据分数,将患者划分为 A~C 级,A 级 = 5~6 分,1 年生存率 100%;B 级 = 7~9 分,1 年生存率

表 6.1　Childs-Pugh 评分

变量	1 分	2 分	3 分
总胆红素,μmol/L(mg/dL)	<34 (<2)	34~50 (2~3)	>50 (>3)
人血白蛋白, g/dL	>3.5	2.8~3.5	<2.8
国际标准化比	<1.70	1.71~2.30	>2.30
腹水	无	轻度	中度到重度
肝性脑病	无	I ~ II 级	III ~ IV 级

81%;C 级 = 10~15 分,1 年生存率为 45%。

用于评估慢性肝病严重程度的第二种评分系统是终末期肝病(MELD)评分模型,基于以下公式:

公式 6.1

$$MELD = 3.78[胆红素(mg/dL)] + 11.2(INR) + 9.57[肌酐(mg/dL)] + 6.43$$

该系统最初用于预测经颈静脉肝内门静脉分流术(TIPS)术后 3 个月的死亡率,但也被发现对优先接受肝移植的患者有帮助。在住院患者中, 3 个月死亡率是基于患者的 MELD 评分的(表 6.2)。

表 6.2　终末期肝病模型评分

MEID 评分	死亡率(%)
>40	71.3
30~39	52.6
20~29	19.6
10~19	6
<9	1.9

6.4　HCC 巴塞罗那临床肝癌分期系统

有几种分期系统可用于对 HCC 患者进行分期,以指导适当的原发性治疗和辅助治疗,评估生存预后,并无歧义地交换信息[14]。因为 HCC 患者通常有潜在的肝硬化,所以通常需要考虑潜在肝病的严重程度、患者的功能状态以及 HCC 肿瘤的范围。最广泛接受的模型是巴塞罗那临床肝癌(BCLC)分期系统,该系统已被证明是指导早期疾病治疗的最佳方法,尤其是

在确定根治性治疗方法可能带来的益处时。BCLC 分期是由几个队列研究和巴塞罗那小组进行的随机临床试验形成的；分类依据肿瘤分期相关变化、肝脏功能状态、患者身体状态和癌症相关症状以及特定的治疗策略与疾病分期的联系（图 6.2）。

6.5　HCC 患者的治疗选择

HCC 的治疗选择取决于肿瘤的大小、形态（如门静脉癌栓）、位置、存在的并发症（包括潜在的肝储备的范围）以及是否存在肝外疾病。传统上，中期患者（B 阶段）接受传统的使用碘化油（Guerbet，法国，巴黎）的化疗栓塞。在这一人群中，治疗目的是平衡肝功能（在肝硬化的背景下）和肿瘤的进展，因为这两个因素最终都有助于总生存率。根据常规 BCLC 标准，疾病进展期患者（C 阶段，包括大量的

临床症状，包括门静脉侵犯、较差的体能状态以及肝外转移性疾病）被认为不适合局部治疗，可能会被降为使用索拉非尼（Nexavar，Bayer Pharmaceuticals）的姑息治疗方案。最后，疾病终末期患者（D 阶段，Bayer Pharmaceuticals，德国，勒沃库森）只能接受姑息治疗，因为肝脏失代偿期和肿瘤进展无任何有意义的获益[15,16]。

随着更先进的技术和更有针对性的治疗方法的发展，对进展疾病状态、生活质量、副作用 / 毒性以及反应深度的评估需要进一步考虑。具体地说，在这些因素的背景下，放射栓塞或 SIRT 的作用已经导致了BCLC 分期系统的混乱，从而导致在治疗算法中加入这种毒性较小且可能更有效的局部治疗。在 BCLC 的分类中，动脉化疗栓塞（TACE）是 HCC 患者可选择方法之一，包括 A 阶段非可消融且非可切除疾病患者，B 阶段具有有限个数（1~5 个）结节患

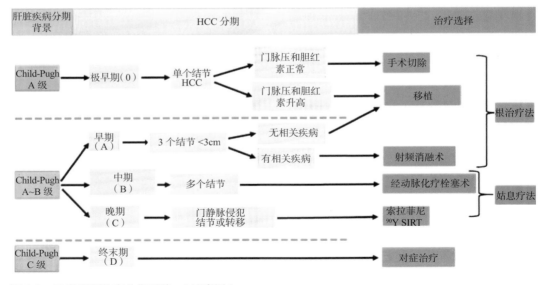

图 6.2　巴塞罗那临床分期系统。（见彩图）

者。在这些患者中,考虑行 SIRT 而非 TACE 的主要原因包括较好的治疗相关的生活质量(即栓塞综合征较少,治疗后无须住院),且放射反应的深度增加;然而,这一人群没有明显的生存优势 [17]。SIRT 的优点具体体现在以下情况(包括 BCLC C 类患者):①状态较差的 TACE B 期患者伴胆管疾病或多发性肿瘤(>5 个);②既往 TACE 失败的患者;③ TACE 禁忌证(如门静脉癌栓形成);④老年患者;⑤ ECOG 体能状态较差(≤2 分)的患者;⑥考虑降期手术切除或移植的患者(表 6.3)。

6.6　SIRT 的一般方法

SIRT 适用于患有节段性、单叶性或双叶性疾病的患者。然而,在选择行 SIRT 之前,需要考虑的因素包括:肝脏储备、肿瘤形态学和非靶向性栓塞的可能性(由于非肝内肠系膜血管或肝内 / 肿瘤动脉的分流)。临床上,可通过临床咨询、影像学回顾和 99mTc-MAA 肠系膜动脉造影评估上述因素。该描记步骤可用于选择性栓塞技术,可以在再分配原则下通过合并肝内血管来消除非目标肠系膜血管的影响和(或)优化操作。

6.7　放射栓塞的禁忌证

6.7.1　肺分流

在所有的 HCC 病例中,由于血管生成的复杂过程和肿瘤微血管系统中正在发生的自我修复 / 重塑,功能性动静脉分流术得以发展,如果足够大,将允许 SIRT 微球绕过肿瘤血管进入肺循环。如果微球沉积在肺里,就会有发生放射性肺炎(RIP)的临床风险。RIP 的临床特征包括无心力衰竭情况下肺功能的恶化、积极的胸腔感染、慢性阻塞性呼吸道疾病、肺栓塞和肺动脉栓塞以及肺纤维化。急性 RIP 表现为干咳和渐进性运动呼吸困难,在 SIRT 后 1~6 个月发生。治疗通常使用皮质类固醇来减少肺实质内的炎症。在放射学上, RIP 的特征是广泛的肺脏斑块状固结。在组织学上,表现为水肿、充血和纤维蛋白渗出,在肺泡中有增厚和纤维化的肺泡间隔,虽然不可逆,但很少是致命的 [18]。在颗粒沉积增加的区域,通常是在肺底,可能会出现玻璃微球的衰减。

为了评估 SIRT 期间将 90Y 微球送入肺部的潜在程度,以模拟预期的 90Y 输液率和导管位置的方式初始给予肝脏 4~5mCi 99mTc-MAA。在回顾性分析中,估计肺剂量(假设颗粒均匀分布)低至 19.2Gy,导致 RIP[18]。然而,由于 90Y 微球在肺内的分布不均匀,活性相对集中在肺的基底部和中心部分,周围相对少, 30Gy 以上的剂量耐受良好。放射栓塞治疗肿瘤协会(REBOC)目前的建议是,在 SIRT 的单个疗程中,患者可以接受的最大辐射剂量为 30Gy[19]。此外,最近的一项研究检查了 58 例接受 SIRT 且累积肺剂量 >30Gy 的患者,基于分区模型假设肺分布均匀,证明没有 RIP 的临床或影像学体征 [20]。58 例患者中有 10 例存在胸腔积液、肺不张,偶然发现毛玻璃样衰减,无 RIP 临床表现。在可能出现肺脏接受过量辐射的情况下(例如,假设均匀分布情况下, >30Gy),应

表 6.3　使用 SIRT/放射栓塞治疗肝癌关键研究的疗效总结（见表 6.5）

第一作者/年份	例数	治疗	队列	中位生存期（月），P 值				
				整个队列	BCLC A 期	BCLC B 期	BCLC B/C 期	BCLC C 期
比较研究								
Gramenzi 2014[69]	63	SIR-Spheres	BCLC A/B/C	13.2 个月				6.0 个月
	74	索拉非尼	BCLC A/B/C	14.4 个月				8.4 个月
				0.96			0.88	0.88
Moreno-Luna 2013[70]	61	TheraSphere	BCLC A/B/C	15 个月	23.9 个月	16.8 个月		8.4 个月
	55	常规 TACE	BCLC A/B/C	14.4 个月	18.6 个月	13 个月		10.1 个月
				0.47	0.40	0.16		0.47
Iñarrairae-gui 2012[71]	6	SIR-Spheres>放疗	未经审查的 UNOS T3	未达到	未记录			
	15	SIR-Spheres	UNOS T3	22 个月				
Salem 2011[17]	123	TheraSphere	BCLC A/B/C	20.5 个月	27.3 个月	17.2 个月		22.1 个月
	122	常规 TACE	BCLC A/B/C	17.4 个月	45.4 个月	17.5 个月		
				0.23	0.74	0.42		0.04
Lance 2011[72]	38	SIR-Spheres	无记录	8.0 个月				
	35	常规 TACE	无记录	10.3 个月				
				0.33				

（待续）

表 6.3（续）

第一作者/年份	例数	治疗	队列	中位生存期（月），P 值				
				整个队列	BCLC A 期	BCLC B 期	BCLC B/C 期	BCLC C 期
Kooby 2010[72]	27	SIR-Spheres	Okuda I~III	6 个月 0.74				
	44	常规 TACE	Okuda I~III	6 个月				
Carr 2010[74]	99	TheraSphere	无记录	11.5 个月 <0.05				
	691	常规 TACE	无记录	8.5 个月				
D'Avola 2009[75]	35	SIR-Spheres	一线	16 个月			16 个月	
	43	标准治疗或最佳支持护理	一线	8 个月 <0.001			8 个月 <0.001	
Lewando-wski 2009[76]	43	TheraSphere	UNOS T3	35.7 个月 0.18			35.7 个月 0.18	
	43	常规 TACE	审查	18.7 个月			18.7 个月	
	43	TheraSphere	UNOS T3	41.6 个月 0.008			41.6 个月 0.008	
	43	常规 TACE	未审查	19.2 个月			19.2 个月	
Woodall 2009[77]	20	90Y 玻璃微球 m/s	无 PVT	13.9 个月		13.9 个月		
	15	90Y 玻璃微球 m/s	BCLCC+ PVT	2.7 个月 0.01				2.7 个月

（待续）

表6.3(续)

第一作者/年份	例数	治疗	队列	中位生存期(月),P值				
				整个队列	BCLC A期	BCLC B期	BCLC B/C期	BCLC C期
	17	显示屏失败	±PVT	5.2个月			5.2个月	8.6个月
Goin 2005[21]	34	TheraSphere	Okuda I/II	12.4个月 无记录				
	38	常规TACE	Okuda I/II	11.3个月				
非比较研究								
Chow 2014[78]	29	SIR-Spheres+索拉非尼	BCLC B/C			20.3个月		
Khor 2014[79]	103	SIR-Sphere	BCLC A/B/C			23.8个月		11.8个月
Mazzaferro 2013[80]	52	TheraSphere	BCLC B/C	15个月		18个月		13个月
Sangro 2011[23]	325	SIR-Spheres	BCLC A/B/C	12.8个月	24.4个月	16.9个月		10个月
Salem 2010[81]	291	TheraSphere	BCLC A/B/C	无记录	26.9个月	17.2个月		7.3[EHD]个月/5.4[+EHD]个月
Hilgard 2010[82]	108	TheraSphere	BCLC B/C	16.4个月		16.4个月		未达到

(待续)

表 6.3（续）

第一作者/年份	例数	治疗	队列	中位生存期（月），P 值				
				整个队列	BCLC A 期	BCLC B 期	BCLC B/C 期	BCLC C 期
Iñarrairae-gui 2010[83]	25	SIR-Spheres	BCLC C+PVT	10 个月				10 个月
Iñarrairae-gui 2010[84]	72	SIR-Spheres	BCLC A/B/C	13 个月				
Kulik 2008[85]	71	TheraSphere	无记录	15.4 个月				
	25	BCLC	C 分支 PVT	10 个月			10 个月	
	12	BCLC	C 主干 PVT	4.4 个月			4.4 个月	
Salem 2005[86]	43	TheraSphere	Okuda I / II					
			Child-Pugh A	20.5 个月				
			Child-Pugh B	13.8 个月				

缩写：BCLC，巴塞罗那肝癌临床分期系统；PVT，门静脉血栓形成；-EHD/+EHD，伴发或不伴发肝外疾病。

考虑减少剂量以防止 RIP。任意剂量减少完全基于 ^{99m}Tc-MAA 扫描的肺分流分数的比例，不考虑实际的肺沉积活动，因为有更大的机会增加身体表面积和肿瘤指数比例较高的患者的辐射。因此，必须确定单次 ^{90}Y 治疗所需剂量，以防止过量辐射进入肺部。然而，因为所有经过验证的放射性活性计算未考虑到肺分流损失的放射剂量，医生的责任是确保在任何情况下，仍有足够剂量的放射药物被输送到目标肿瘤内。

6.7.2 肝功能

大多数 HCC 患者都有潜在肝硬化,这损害了他们的基础肝功能和肝再生功能。

此外,大多数接受 SIRT 的患者将接受额外的治疗,包括 TACE、射频消融术或手术切除,进一步减少其潜在的肝储备。患者考虑行 SIRT 时,必须考虑到此前肝损害的程度,因为放射栓塞引起的肝脏疾病(REILD)更常见于肝储备不良的患者,并会加速其发生暴发性肝衰竭的风险(图6.3)。与 3 个月死亡率密切相关的肝脏依赖因素包括 HCC 的浸润模式(肿瘤体积 >肝脏体积的 50%)、巨大肿块、肝脏转氨酶[谷草转氨酶(AST)和谷丙转氨酶(ALT)]是正常值的 5 倍以上,白蛋白 <3g/dL,血清总胆红素 > 2mg/dL 且不可逆转 [21]。其中,SIRT 后肝脏毒性发展最好的预处理指标是

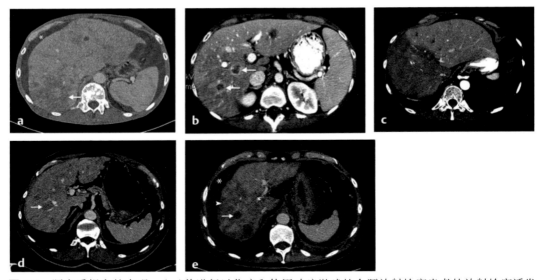

图 6.3 肝实质损害的表现。(**a**)曾进行过化疗和使用玻璃微球的全肝放射栓塞患者的放射栓塞诱发的肝病(REILD)。静脉期的轴位 CT 图像显示肝脏增大,伴有低衰减的区域,与胆管周围水肿一致(箭)。还证实了门静脉高压症的表现,包括脾大和腹水(星号)。(**b**)在整个肝脏中可以看到代表充血边缘的环形强化(箭),代表局部炎性反应。(**c**)用玻璃微球在肝叶分布中发生 ^{90}Y 差异性水肿。这是选择性内部放射治疗后的常见外观,可见于早期炎症期。(**d**)增强 CT 显示血管内肿瘤转移(箭)。(**e**)治疗后 1 个月的 CT 影像显示肝脏的差异性增强(箭头)和由坏死引起的肿瘤的显著低血管性(箭)。注意,由于放射性肝损伤引起的肝脏外观不规则、萎缩及新发腹水(星号)。

血清总胆红素[22]。一项多中心分析观察了 325 例行 SIRT 的患者的生存期，BCLC A 期患者的中位总生存期为 24.4 个月，BCLC B 期患者为 16.9 个月，BCLC C 期患者为 10 个月[23]。其他预后不良因素包括 ECOG 功能评分 >1，肿瘤负担较大（结节数量 >5 个），INR>1.2，以及肝外疾病。

6.7.3　血管解剖及辐射分布

SIRT 的目的是尽可能多地治疗肝脏肿瘤，同时尽量减少 ⁹⁰Y 微粒对肝内和肝外健康组织的非靶向输送。疏忽的后果是放射性微粒进入非目标血管，导致 REILD（肝实质暴露），经镰状动脉诱发皮肤刺激，经

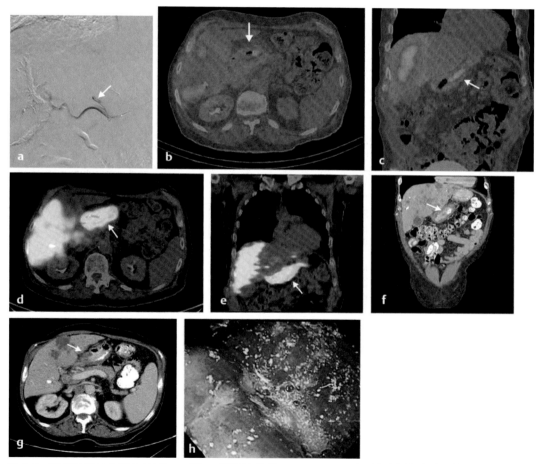

图 6.4　胃右动脉的非靶向栓塞。一例 67 岁男性患者，Child-Pugh B 级，被诊断患有非酒精性脂肪性肝炎和多中心肝细胞癌（HCC），因为门静脉栓塞未能尝试手术切除。尝试了全肝单次给药。（**a**）植入后血管造影显示导管从选择性左叶植入中移位并清楚显示胃右动脉（箭）。（**b，c**）植入后，SPECT-CT 和（**d，e**）三维飞行时间正电子发射断层扫描显示胃窦活动积聚（箭）。（**f，g**）在手术后 4 周进行的对比增强 CT 显示进行性水肿和窦壁增厚（箭）。（**h**）同时进行内镜检查显示胃窦内有大的黏膜溃疡凹陷（箭）。（见彩图）

右胃动脉诱发胃黏膜炎症和坏死（图 6.4），经胆囊动脉诱发胆囊缺血和坏死，经胃十二指肠动脉或十二指肠动脉诱发小肠坏死和穿孔[24]。因此，肝外血管的栓塞是为了保护肠道器官免受非靶向辐射损伤，而选择性肝内血管栓塞则允许肝脏内部再分配，最小化 SIRT 到正常肝实质的输送。通过 CT 可以清楚地识别肠系膜解剖，切片厚度为 1mm，并且至少在两个正交平面上对图像进行回顾，以辅助手术操作。数字减影血管造影（DSA）仍然是鉴别和勾画这些血管的金标准；因此，所有患者在行 SIRT 前 2~4 周都要进行血管造影"映射"，在此期间，如果需要，可以对经选择的肝外或肝内血管进行导管化和栓塞。栓塞的目的是使动脉血流动力学最佳化，从而确定精确的注射放射微粒的血管点。重要的是要认识到在映射过程的当天和放射栓塞日之间发生再分配和侧支循环的可能性，因为可能需要在 SIRT 期间进行栓塞[25]。

关于血管优化的具体策略和原则的讨论超出了本章的范围；然而，作者鼓励读者回顾 Liu 等人在技术和治疗方面的全面综述[24]。下面列出了一些关键血管，它们应该在映射过程和处理过程中进行识别[24]。

胆囊动脉

在多达 95% 的患者中[26]，胆囊动脉起源于右肝动脉，通常有两个分支：一个浅表（腹膜）分支和一个深部（非腹膜）分支。在进行 SIRT 之前，需要对这条动脉进行识别，以评估 90Y 微粒是否有进入胆囊并导致放射性坏死的风险。因此，在可能的情况下，SIRT 应该避开胆囊动脉的起源。如果导管尖端位于胆囊动脉的近端，则应考虑在使用明胶的当天栓塞动脉[27]。无论是否预防性栓塞胆囊动脉，辐射诱导胆囊炎都是非常罕见的，仅局限于病例系列报道。

胃右动脉

胃右动脉的起源（图 6.4）有高度的变异，但在超过一半的病例中，它起源于肝总动脉或肝固有动脉，其次常见的位置是肝左动脉[28]。胃右动脉仅对胃床少量供血；然而，如果 90Y 微粒沿着这条动脉向下走行，就会引起胃坏死、溃疡和穿孔。因此，经常对该动脉行预防性栓塞，但由于其弯曲或其起源的方向，操作有时很困难。在某些情况下，需要经吻合口（后门技术）通过胃左动脉进行逆行插管。虽然在技术上成功地栓塞了胃右动脉，可降低胃黏膜溃疡的发生率，但在多达 4% 的病例中可能发生再通[29]。

胰十二指肠弓

胰十二指肠弓由几条血管构成，并为胰头和胰腺钩突以及十二指肠球/窦提供丰富的侧支血管网络。其包括胰背动脉、十二指肠上动脉、胰大动脉、Buhler 弓和 Barkow 弓。了解这一结构非常必要，以防止因疏忽而引起的胰腺炎、十二指肠溃疡或治疗后穿孔。胰背动脉是第一个主要的胰腺分支，通常起源于脾动脉。十二指肠上动脉的来源高度变异，但在高达 93% 的患者中可见[30]，其为十二指肠的上 2/3 供血（图 6.5）。十二指肠后动脉是后弓的一部分，通常沿着胆总管走行。由于有丰富的侧支循环，而且也有可能进行再通，所以在进行弹簧圈栓塞时必须小心谨慎，识

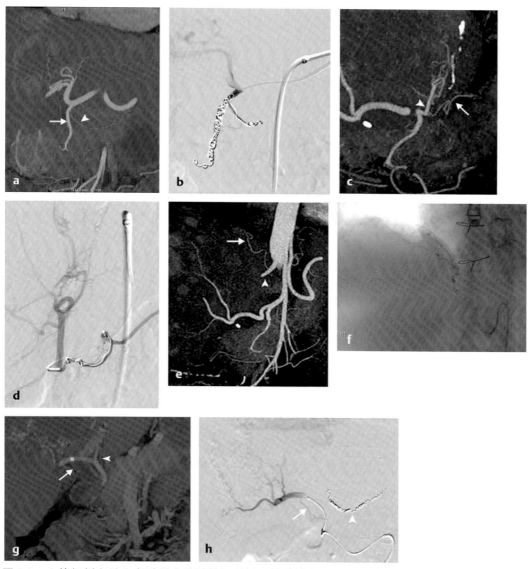

图 6.5 血管解剖变异和高质量术前计算机断层血管造影(CTA)的价值。(a)冠状位最大强度投影(MIP)重建 CTA,显示胃十二指肠动脉(箭)和胃右动脉(箭头)。(b)绘制血管造影照片,显示同一患者的胃十二指肠动脉和胃右动脉的盘绕。(c)冠状位 MIP CTA 显示起源于肝左动脉(箭)的胃右动脉(箭头)。(d)绘制血管造影照片,显示同一患者中胃右动脉的盘绕。(e)CTA 显示起源于肝固有动脉(箭头)的寄生的右肾下动脉(箭)。(f)血管造影显示寄生右肾下动脉的盘绕。(g)CTA 显示起源于肝右动脉(星号)的十二指肠上动脉(长箭)和起源于肝左动脉的胃右动脉(箭头)。(h)血管造影显示在肝右动脉注射期间不透明的十二指肠上动脉(箭),胃右动脉(箭头)中可见线圈。

别可能导致回流到非肝循环的小分支血管。

镰状动脉

镰状动脉（图 6.5）通常从左侧节间裂隙走行至前腹壁，形成一个斜面。它通常起源于肝左动脉，可见于 2%~25% 的病例。镰状动脉常出现在慢性 DSA 的延迟图像上，源于内乳动脉和上腹壁动脉的缓慢流动和竞争血流[31]。当发现时，通常行栓塞，以防止高度局限性的腹壁灼烧感，在偶发的放射栓塞后，这种感觉可以持续数天或数周。其他治疗方法还有在患者的腹部放置一个冰袋，以引起血管收缩[32]。

6.8 术前准备

6.8.1 临床实验结果及术前用药

接受 SIRT 的患者的资格标准评估主要与肝储备和功能有关。应评估肝功能的基本参数，以最大限度地减少 REILD 的可能性（待讨论）。一般来说，必须考虑肝功能、体能状况和肿瘤形态。

术前药物和围术期药物可分为两类：与缓解症状和 REILD 风险相关的药物，上述内容超出本章范围，将在后文进行讨论（表 6.4）。

6.8.2 ⁹⁰Y 治疗前成像

所有前瞻性 SIRT 候选者均进行了临床研究，在进行 ⁹⁰Y 微球治疗前联合进行断层成像和血管造影术。患者的检查包括四期 CT（平扫、动脉期、门静脉期和延迟

表 6.4 预处理和常规使用的药物

症状治疗	备注
质子泵抑制剂（如奥美拉唑）	术前 1 周和术后 30 天，治疗由散射引起的轻度放射性胃炎
口服全身性类固醇（如甲泼尼龙）	给药后 1~2 周迅速减量，以缓解恶心、疲劳和厌食
口服阿片类镇痛药（如氢可酮）	用于治疗腹部疼痛
口服抗生素（如环丙沙星）	可能的胆管感染的经验性预防

期）和（或）肝脏钆增强 MRI。与 MRI 相比，CT 在空间分辨率上更具优势。如前所述，如果切片厚度为 1mm，且图像可以在至少两个正交平面上重建，则可在绘图和治疗过程中对肝内动脉和肝外动脉进行详细评估，从而辅助内脏导管 / 微导管的选择。后期成像（门静脉期 / 延迟期）能够更全面地评估肝实质、门静脉的通畅和任何肝外疾病的程度[33]。

通过确定肿瘤相对于正常肝实质的体积，可以计算出肿瘤所累及的肝脏的比例，在所有剂量和活性测定方法中，对于确定所需要的放射剂量起着关键作用。在 CT 成像特征不确定的情况下，应用 Primovist（Gadoxetate acid, Bayer Schering Pharma）的多期 MRI 和弥散加权成像（DWI）是有效的诊断工具，但对动脉解剖学的评估作用不大。

一旦患者被认为能够进行 ⁹⁰Y 治疗，他们将接受正式的血管造影成像。如前所述，所有供应肝脏和肿瘤的血管都是通过

导管血管造影术进行描绘的。如果有需要，选择的血管可以被栓塞，以防止器官受到辐射损伤，或促进血流重新分配，以减少 ⁹⁰Y 微球的潜在栓塞点。在这些潜在的 ⁹⁰Y 栓塞点中，给予 5mCi ⁹⁹ᵐTc-MAA。随后对胸部和腹部行 SPECT-CT 以评估到肺或胃肠道的肝外分流。然后使用检测到的计数来计算肺分流分数：(肺计数 / 肺计数 + 肝脏计数) × 100。最近的研究也显示，与单纯的 SPECT 相比，联用 SPECT 和低剂量 CT 可增加探测肝外动脉分流的敏感性和特异性 [34, 35]。此外，SPECT-CT 能够改善空间分辨率和解剖学配准。任何理论上的肺分流的测定都是将检测到的分流量乘以指定的活动，然后检查它是否超过了肺的总分布剂量 30Gy。

6.9 剂量的测定 / 活性的估计

为了确定使用 ⁹⁰Y 行 SIRT 的患者的处方活性计算，了解剂量和活性之间的差异是很重要的。

剂量是指体内组织吸收的辐射能量，并以戈瑞 (Gy) 为单位。对于辐射对人体健康影响的测量，以希尔文 (Sv) 为单位，并以吸收剂量和辐射组织的敏感性为基础，从而代表发展成癌症或诱发遗传损害的随机健康风险。一般来说，1GBq (27mCi) 的总吸收剂量为 49.7Gy/kg。

活性是指电离辐射的量，以居里 (Ci) 或贝克勒尔 (Bq) 为单位。由于商用的玻璃微球 (TheraSphere) 与树脂微球 (SIR-Spheres) 相比具有更高的活性，因此它们被输送到患者体内的数量明显较少。相比

之下，树脂微球较低的特定活性使得临床上可以给予更大数量，从而导致更均匀的分布 [36]。有两种广泛使用的方法可用于估计使用树脂微球的患者的 ⁹⁰Y 微球活性：BSA 模型和 (双室) 分区模型。一种活性测定方法是使用玻璃微球，通常称为医学内照射剂量 (MIRD) 单分区模型。由于分区模型 (表示使用树脂微球的双室分区) 和 MIRD 分区 (表示使用玻璃微球的单室模型) 都被简称为分区模型，因此造成了混淆。需要注意的是，分区模型和 MIRD 分区表示不同的方法，在计算活性时有显著差异。

体表面积 (BSA)：应用 BSA 模型使用树脂微球进行 SIRT 治疗，已在 3 期临床试验中证实对转移性结直肠癌有效。BSA 的计算公式如下：

公式 6.2

体表面积 (m²)= 0.20247 × 身高 (m) 0.0725 × 体重 (kg) × 0.42

其与通过 CT 计算得出的非肿瘤样肝脏积直接相关 [37]。BSA 的计算是基于 BSA 与肿瘤浸润程度的结合。

公式 6.3

活性 (GBq)=(BSA-0.2)+(肿瘤体积 / 总体积)

如果患者肥胖或肿瘤较大，使用该计算方法会受限。

分区模型 (双室)：采用这种方法，SIRT 活性计算基于双室模型，它允许对肿瘤的最佳剂量进行更精确的优化，最佳剂量 >120Gy。与肺脏、正常肝脏和肿瘤有关的活性 (和剂量) 方程式的推导更加复杂。因此，这种方法虽然理论上更合理，但

并没有被广泛采用。我们鼓励读者回顾 Ho 等人 [38,39] 所描述的基本原理和方法。

临床研究表明,肝硬化患者的肝实质能承受高达 70Gy 的辐射,无证据显示发生辐射引起的肝炎 [40]。基于这一信息,双室分区模型已经能够优化活性数量,从而使肿瘤获得所需的最小剂量的辐射,同时避免了肝脏的过度辐射暴露,从而降低了诱发 REILD 的风险。

MIRD 分区模型(单室):应用简化的单室 MIRD 模型使用玻璃微球(TheraSphere)进行 SIRT 治疗,该模型基于整个肝脏的大小,而不考虑肿瘤负荷的多少,计算公式如下:

公式 6.4

活性(GBq)= 剂量(Gy)× 体重(kg)/49.7

将 MIRD 分区模型简写为分区模型,导致了肿瘤与正常实质之间的分区辐射的混淆。

所有模型都依赖于假设肿瘤血管分布与常规血管结构相同,而实际上血管生成会导致不同血管向肿瘤供血 [41]。由于这种无组织的血管网络,微粒往往聚集在多血管区和肿瘤周边,从而产生一种覆盖肿瘤的不均匀的辐射云,有些区域可能没有接收到足够的辐射来杀死肿瘤细胞。这种效应可能与高强度的特异性活性微粒混合,因为给予的微粒较少,因此有可能减少肿瘤的覆盖,特别是在表现出更大的聚类的肿瘤中,因此需要更多的辐射来杀死肿瘤细胞。在这种情况下,较低的特异性活性颗粒(保质期延长的玻璃、EX 或树脂)理论上似乎更具优势,依靠更多的微

粒来提供更大的肿瘤覆盖。

尽管如此,在非分区辐射和可接受的安全性假设下,单室 MIRD 模型(假设实质和肿瘤中的活性均匀分布)已广泛应用于临床实践和最近的文献中。这种方法可能会导致更高剂量的辐射被输送到肿瘤和肝脏 [42]。乍看之下,给肿瘤提供尽可能多的辐射似乎是有益的;但是,如果所有的肿瘤细胞超过一定的阈值,那么释放更多的辐射将不会带来任何额外的价值。事实上,提供更多的辐射可能确实是有害的,因为正常肝脏会暴露于高剂量的辐射,从而增加进展为 REILD 的风险,尤其是在患者功能储备有限的情况下,因此在应用各种计算方法计算活性时应坚持基于物理原则的 ALARA 原则。

6.10 设备和技术

6.10.1 商用微球

使用 90Y 技术将 SIRT 输送到肝脏的两种治疗方案包括玻璃微球(TheraSphere)和树脂微球(SIR-Spheres)。TheraSphere 是由玻璃基体在中子通量反应堆中轰击而成,因此具有较高的比重,从而导致快速沉降。微粒的大小为 23~35μm,每个微粒可携带更多的辐射(即特异性活性)导致在 SIRT 中传输的微球数量(120 万至 1000 万微球)减少。由于微聚类的已知现象,每个微球的高活性可以克服任何潜在的不充分的肿瘤覆盖问题,即微粒优先聚集在肿瘤的周边 [9]。新型技术,如延长(EX)保质期的方法可以

解决这个问题，其通过在相同的计划吸收剂量下增加玻璃微球的数量（保质期内的第二周衰减），从而使微球在肿瘤内更均匀地分布而不会引起额外的辐射相关不良事件[43]。另一方面，SIR-Spheres 由涂有树脂的惰性微球和通过发电机进行的放射性标记制成。微粒的比重较低，大小为 20~60μm，每个微粒的辐射量较低；这些属性导致每次治疗的树脂微球数量（800 万至 3000 万个微球）较多，从而使目标区域内的辐射分布更均匀，而整体的 ^{90}Y 活性较少[10]。

6.10.2 双叶和单叶选择性内照射治疗

在双叶疾病患者中，应用 SIRT 行全肝治疗，通常在大约 1 个月的时间内序贯分次对每个肝叶进行 SIRT。序贯单叶疗法是使用玻璃微球治疗的标准方法，也是大多数使用树脂微球的 HCC 患者的标准治疗方法。对于多中心病灶，可以一次对整个肝脏进行治疗，但仅限于使用树脂微球，欧洲放射栓塞网数据显示 37% 的患者使用 ^{90}Y 树脂微球（ENRY）[23]。在理论上和实践中，大量的微粒可以在肝脏中均匀分布，从而减少了因过度辐射暴露导致实质损伤的可能，如实质裂隙、肺水肿或未治疗的肝脏代偿性肥厚。在单叶疾病患者中，对于多中心病灶，可以从近端位置发射辐射。或者，如果在单中心位置有一个巨大的孤立肿瘤，假设在分布区域内所有肿瘤和实质不可避免的破坏不会导致肝失代偿的情况下，可以选择性地将全部剂量局限在受累肝段的供血血管中。后一种方法可以使较大剂量的辐射集中在一个肝段，从而选择性地破坏该节段，其余肝脏不会受到影响，否则即进行辐射段切除术（图 6.6）。

6.11 血管优化

为了减少甚至消除与 ^{90}Y 微球的非靶向沉积相关的并发症，可以采用不同的策略来促进目标血管的前向血流，同时防止逆向血流和微粒进入非目标血管。最常见的保护供应肝外器官（如胃、小肠和胰腺）侧支血管的技术是在输送 ^{90}Y 微球之前，栓塞这些非目标血管。通过超选择这些动脉进行栓塞，通常使用微导管平台阻塞这些血管，有时在测绘的当日行永久性栓塞（使用线圈），或在行 SIRT 的当日暂时栓塞（使用明胶海绵）。栓塞后非靶向器官通常不会发生缺血，因为广泛的侧支血管能维持器官灌注。在某些情况下，起源于主要目标血管的非目标血管不能用于置管且目标血管的血管阻力升高，导致 ^{90}Y 微球被提前释放到反流。在这种情况下，可能需要采取近端保护策略。Surefire 导管（Surefire Medical，Inc.）是一种新型的设备。它由一个带有漏斗形尖端的导管组成，使用时会扩张以防止导管尖端之后的微粒反流，同时使前向血流继续。研究表明，此前没有在给予 ^{90}Y 微球时对肝外动脉网络进行预防性线圈栓塞的病例，随访 PET CT 显示放射性微粒无定向沉积[45]。此外，微导管阻塞球囊可以在非目标血管中短暂充气，以保护其不受非预期的栓塞，同时在更近端同步进行栓塞治疗[46]。

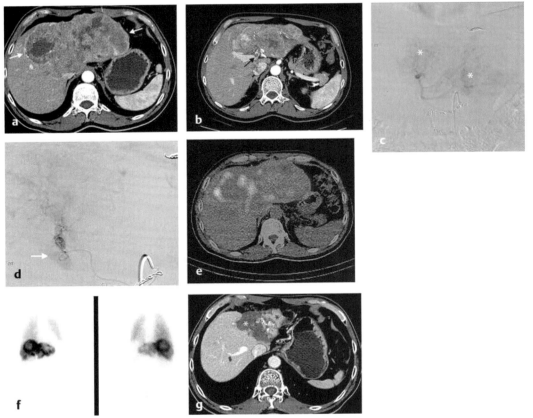

图 6.6　选择性内部放射治疗（SIRT）序贯放射肺叶切除术。一例 51 岁患者，Childs-Pugh A 级，患有丙型肝炎，显示（**a**）浸润性可扩张性肝细胞癌（HCC）（箭）累及全部肝左叶,（**b**）左侧门静脉癌栓（箭）。（**c**）肠系膜血管造影显示肝左动脉广泛肿瘤增强（星号），（**d**）Ⅳ节段血管造影显示门静脉肿瘤血栓增强（箭）。（**e**）SPECT-CT 使用 ^{99m}Tc-MAA 证明肿瘤内的灌注 / 摄取增加。（**f**）使用 ^{99m}Tc-MAA 闪烁扫描前后显示由于瘤内分流导致肺分流分数为 24％。使用 EX 方案共 2.1GBq 的玻璃微球沉积在左肝内,得到 195Gy 预期剂量。（**g**）SIRT 后 3 个月,CT 显示肿瘤明显断流,肝实质回缩（白色星号），残留病灶缩小（黑色星号）。（见彩图）

6.12　导管的选择

导管选择（表 6.5）应以血管解剖为基础,常用的型号包括 Cobra（C2）（Terumo Manufacturing Corporation）、Simmons 1/2（AngioDynamics）、SOS Omni 1/2/3（AngioDynamics）、Mickelson 和 Rosch left gastric（RLG）导管。

表 6.5 仅供参考,注射速率应以目标血管直径和应用导管为基础。

微导管的注射速率和压力取决于导管的内径。微导管的选择对于治疗计划是非常重要的,尤其是在测绘过程中,因为选择的内径应该符合线圈栓塞和足够的

表 6.5 导管的选择

导管	靶血管	注射速率	注射时长
4F 或 5F 导管	腹腔干 / 肠系膜上动脉	6mL/s	4s
4F 或 5F 导管	肝总动脉	5mL/s	4s
0.018~0.028 微导管	肝左动脉 / 肝右动脉 / 胃十二指肠动脉 / 胃右动脉	1~3mL/s（注射速率应与血管直径大致相同）	6~15s 造影到实质期

注射速率双重目的。太大的内腔可能会导致微线圈堵塞导管;相反,太小的内腔会限制注射速率,可能导致目标血管的混浊或血管的不混浊。

为了在所有增强阶段中使病变可见,推荐长时间地缓慢注射直至增强的实质期。

如果使用锥形束 CT,应调整注射速率,以便在采集过程中持续注射。建议在锥形束 CT 采集之前获得常规的 DSA 扫描影像,以确保没有非目标血管反流,并且评估的肝段可以精确地绘制出来。与非目标血管形成对比的反流将导致实质增强,并可能改变剂量分布的计划。

不同厂家的锥形束 CT 对比介质的建议浓度各不相同,因为过于致密的对比度会引起显著的 Hounsfield/spray 假象,并在锥形束 CT 采集过程中降低图像的质量。

6.13 术后评估

肝内 ^{90}Y 微球的生物分布取决于注射点远端的局部血流。这反过来又受到大量相互关联的生物物理变量的影响,如导管尖端的位置、注射速率、分支血管的邻近程度、分流程度、心血管状态和微粒负载。尽管在优化 ^{90}Y 微球至靶向肿瘤输送的技术方面取得了进展,但在进行系统剂量学研究时,评估注射后肿瘤靶向质量以及微粒的分布仍然是重要的挑战 [47]。在 SIRT 之后的 24 小时内,可以进行 SPECT 扫描,韧致辐射 SPECT 扫描能够记录肿瘤组织内 ^{90}Y 的沉积。通过对无可确定的光峰的 ^{90}Y 连续散射辐射进行间接成像,韧致辐射闪烁扫描术受到低空间分辨率的影响,导致微球沉积的粗略表示 [48, 49]。为改善 ^{90}Y 微球的定位,可以进行韧致辐射 SPECT-CT。然而,由于缺乏锐利边缘的弥散和平滑的活动模式,区分病灶与其紧密相邻的 ^{90}Y 韧致辐射活性的能力是有限的 [48, 50]。不考虑最新的组织衰减、散射和碰撞检测器响应补偿处理后优化技术,^{90}Y 韧致辐射闪烁扫描术定量不准确,且不能作为剂量效应分析的替代。

飞行时间（TOF）PET-CT 是一种新型成像技术,它可以对 ^{90}Y 微球直接成像,相比韧致辐射成像,其更具定性和定量的优势,包括对非目标活性和肿瘤血管血栓形成的评估 [48]。因为 ^{90}Y 微球释放 β 射线,由于 e^- / e^+ 内部电子对产生,^{90}Y 重合成像成为可能,随后其衰变为 ^{90}Z 同位素 [53]。最近,有几份报道显示了 ^{90}Y-TOF PET-CT 对于后 SIRT 成像的令人鼓舞的结果 [54, 55, 56];

然而,紧邻肝脏的脏器对于非目标活性检测来说仍然是一个挑战,其易与错误配准相混合。多项研究评估了应用 TOF PET CT 对模型中肿瘤剂量的定量评估,结果显示出高分辨率的吸收剂量分布图,从而为今后的患者特异性 PET 剂量测定方法的评估奠定基础[47,57-60]。

在行 SIRT 后的 30~60 天内,进行四期 CT 或多相 MRI,在此后间隔 3 个月重复进行,以准确评估对 ^{90}Y 治疗的反应。为了避免误读一过性和部分可逆转的偶然的影像学发现,间隔扫描并没有提前进行[19,61]。在 CT 上最常见的一过性发现是肝内的 Hounsfield 衰减值在 ^{90}Y 微粒沉积位点的降低,这代表肝脏治疗区域存在充血、水肿和微梗死(图 6.3)[19]。根据世界卫生组织(WHO)和实体肿瘤疗效评价标准(RECIST)小组的指南[62,63],成功治疗反应的标志性特征是肿瘤缩小。然而,坏死、囊性变性、出血、水肿均可使肿瘤增大。最近的一项研究显示,结合肿瘤大小和坏死作为标准对于评估患者对 ^{90}Y 治疗的反应比单独使用大小作为标准更准确[64]。因此,肿瘤反应也应与其他因素一起进行评估,如坏死、肿瘤血管化的程度、肿瘤对 FDG-PET 的代谢活性、肿瘤体积、肿瘤血清标志物和 MRI 弥散加权等[65]。最大的反应(在完全血运阻断和非复发的情况下)可能需要 6~9 个月才能达到。

6.14 副作用、并发症及其治疗

SIRT 治疗后最常见的副作用和并发症见表 6.6。

表 6.6 常见的毒性、发病率和处理方法

分级	并发症 / 毒性	发病率 (%)	处理方法
机体	疲劳	28~52	自限性 类固醇
	腹痛 / 不适	16~19	自限性 类固醇 止痛剂
	恶心	6~13	类固醇 止吐药
肝 / 肿瘤脉管系统	胃炎	5	止痛剂 止吐药 铋剂 运动剂 H2 阻滞剂或质子泵抑制剂 部分胃切除术

(待续)

表 6.6(续)

分级	并发症 / 毒性	发病率 (%)	处理方法
肝实质	胆囊炎	3(1% 需要手术)	观察 胆囊切除术
	放射性肺炎	0~6	高剂量类固醇
	生化肝毒性: 三级或以上　(ALP, AST, ALT, 胆红素)(一过性)	6~27	自限性
	放射栓塞引起的肝病（REILD ）或肝衰竭	0~20	利尿剂 高剂量类固醇 去纤维蛋白多核苷酸 小剂量肝素 熊去氧胆酸 己酮可可碱
	门脉高压 / 肝硬化	个例报道	观察 TIPS
	胆汁瘤 / 脓肿	1	观察 引流
	腹水	11(晚期肝脏疾病)	引流
	肝性脑病	3(二次治疗后更常见)	乳果糖 支持治疗
	胆管出血	单一病例报道	
系统性毒性	全血细胞减少症	个例报道 (可能由于游离的 ^{90}Y 未黏附微球)	支持治疗

缩写:ALP, 碱性磷酸酶;ALT, 谷丙转氨酶;AST, 谷草转氨酶;TIPS, 经颈静脉肝内门体静脉分流术。

Source:Adapted from Liu et al.[68]

REILD 是由 Sangro 及其同事 [11] 提出的,指的是由与 SIRT 暂时相关的进展性肝失代偿引起的一系列症状。一般来看,由于 REILD 相对罕见,我们对其了解不多;然而,人们一直怀疑辐射暴露与肝储备之间的关系。

相对于肝实质,肿瘤的辐射暴露取决于微球的分布,最终取决于肿瘤血供丰富和微血管容量之间复杂的相互作用。SIRT 后影响肝储备且导致进展为 REILD 风险增加的因素包括:背景硬化、既往手术切除、NASH 和化疗相关的脂肪肝炎（CASH ）。近期对基于 Okuda 评分的患者分层研究支持这一观点,显示较低肝分期的患者能够耐受较高剂量的辐射,而没有显著的肝脏毒性 [66]。在单室模型中,对于使用玻璃微球的 HCC 患者,单次给予 150Gy 以上剂量会增加肝脏毒性风险 [22]。然而,使用较高剂量辐射似乎并没有明显优势,活性(和剂量)减少算法证实了 HCC 患者相同的生存结果。实际上,回顾性分析表明,接受剂量减少的患者的 REILD 发生率显著降低 [67]。此外,在非 HCC 人群中,"再辐射"现象也可能导致 REILD;这可能是由于在放射治疗重新激活了曾经给予的全身化疗药物(如放射增敏剂),从而增强了它们的作用,增加了患者进展为 REILD 的风险(图 6.3)。

在临床上,REILD 的表现是多种多样的,但通常描述为在腹水和肝内灌注异常(类似于静脉闭塞性疾病表现)的背景下,发生生化指标的快速恶化(如高胆红素和低白蛋白),晚期发生肝脏萎缩。在组织病理学上,REILD 在实质充血和结构扭曲的背景下,以微静脉阻塞疾病和纤维化为特征。目前的治疗标准包括使用利尿剂治疗轻度病例和持续给予高剂量类固醇。在更为严重和急性情况下,可持续给予低剂量肝素、熊去氧胆酸,也可考虑使用己酮可可碱(表 6.6)[68]。

SIRT 要点

- 在绘制和(或)置管之前须了解血管解剖。
- 对肝实质进行全面的生化和影像学评估是必要的:ALARA 和 REILD= 最佳活性,而不是最大活性。
- 近端保护和再分配有助于确定输送点:尽可能确定两条血管。

- 考虑向非肿瘤实质非靶向输送辐射,并根据患者的残余肝储备进行调整。
- 应认识到有必要对靶组织进行适当分布的辐射,并相应地调节放射栓塞的特异性活性。
- 目前的证据表明,SIRT 对于以下情况具有优势性作用:
  ○ Childs-Pugh B 级晚期疾病(图 6.4)。
  ○ 门静脉血栓形成(图 6.6)。
  ○ 切除术前降期(图 6.7)。
  ○ 目前的文献可能倾向于对所有患者进行 SIRT 治疗;然而,目前仍缺乏证据。
  ○ 减少毒性的额外好处和(在选择病例中)以门诊为基础的全肝治疗,配合减少再治疗频率,可以作为 Childs-Pugh A 级患者的较高性价比的选择。
- 随访成像应该与对正常的实质以及肿瘤反应有关的一些常见发现的了解相结合。
- REILD 可能发生于 SIRT 后 6 个月,需要及时识别并迅速开始治疗。

6.15 临床资料及结果

肝细胞癌中支持 SIRT/ 放射栓塞的数据总结(表 6.7):

- SIRT/ 放射栓塞应被视为不可切除 / 不可消融的 HCC 患者的一种有价值的治疗方案,或替代 TACE/ 经动脉栓塞(TAE)用于不适合 TACE/TAE 或此前治

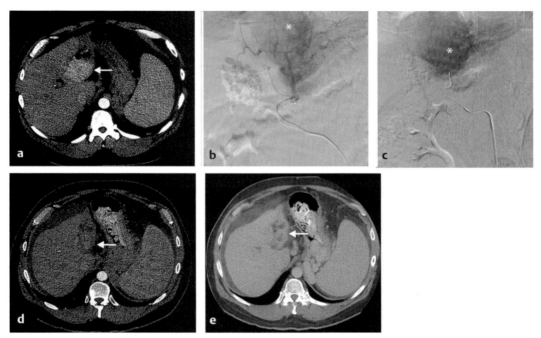

图 6.7　移植前肿瘤降期。一例 62 岁女性，Child-Pugh B 级，长期患有乙型肝炎、肝硬化和肝左叶肝细胞癌。(a)动脉期轴位 CT 显示，肝 2/4a 段有一富血供肿瘤(箭)。(b，c)左肝动脉选择性置管显示有一富血供肿瘤(星号)。玻璃微球(3GBq)选择性置入肝脏的 2/4a 节段，约 324Gy(放射节段切除术)。(d)动脉治疗后和(e)门静脉期 CT 图像显示，肿瘤强化和体积(箭)明显减少，符合完全反应。

表 6.7　循证医学的证据级别

标准	等级
1a	系统回顾 (同质性) 随机对照试验
1b	个体随机对照试验 (置信区间窄)
1c	全部或无随机对照试验
2a	队列研究的系统回顾 (同质性)
2b	个体队列研究或低质量随机对照试验 (< 80% 随访)
2c	结果研究；生态学研究
3a	系统回顾 (同质性) 的个案研究
3b	个别病例对照研究
4	病例系列 (以及质量差的队列和病例对照研究)
5	专家意见没有明确的批判性评估，或者基于生理学、阶段性研究或"第一原则"

疗失败的患者。

• 大型单中心、多中心和比较研究显示，在不可切除的 HCC(2a/b 级)患者中，SIRT/ 放射栓塞是安全、耐受良好且有效的。

• 令人鼓舞的临床数据显示，SIRT/ 放射栓塞使不可切除 / 不可消融的 HCC 患者的肿瘤缩小以能够进行根治性治疗(切除、消融或肝移植)(2b 级)。

• 以下亚组的 HCC 患者已被证明特别适合行 SIRT/ 放射栓塞治疗(2a/b 级)：

￮ 不可切除 / 不可消融患者中典型的 TACE 候选者：BCLC A 级或 B 级，有单叶疾病和(或)少量结节（1~5 个）。

◦ 不适合行 TACE 的患者：BCLC B 级，有双叶疾病或大量结节（>5 个，通常不可数）。

◦ TACE/TAE 既往失败的患者。

◦ 对 TACE 禁忌的患者：BCLC C 级，门静脉血栓形成。

◦ 患者接受 SIRT/ 放射栓塞比接受 TACE 发生的并发症更少，住院时间更短（3b 级）。

（王宝泉 译 陈圣群 校）

参考文献

[1] American Cancer Society. Cancer facts and figures 2013. Atlanta, GA: American Cancer Society; 2013

[2] Sanyal AJ, Yoon SK, Lencioni R. The etiology of hepatocellular carcinoma and consequences for treatment. Oncologist 2010; 15 Suppl 4: 14–22

[3] De Minicis S, Marzioni M, Saccomanno S et al. Cellular and molecular mechanisms of hepatic fibrogenesis leading to liver cancer. Transl Gastrointest Cancer 2012; 1: 88–94

[4] Pons F, Varela M, Llovet JM. Staging systems in hepatocellular carcinoma. HPB (Oxford) 2005; 7(1): 35–41

[5] Hsieh YH, Hsu JL, Su IJ, Huang W. Genomic instability caused by hepatitis B virus: into the hepatoma inferno. Front Biosci (Landmark Ed) 2011; 16: 2586–2597

[6] Fung J, Lai CL, Yuen MF. Hepatitis B and C virus-related carcinogenesis. Clin Microbiol Infect 2009; 15(11): 964–970

[7] Kennedy A, Coldwell D, Sangro B, Wasan H, Salem R. Radioembolization for the treatment of liver tumors general principles. Am J Clin Oncol 2012; 35(1): 91–99

[8] Jackson A, Ten Haken RK, Robertson JM, Kessler ML, Kutcher GJ, Lawrence TS. Analysis of clinical complication data for radiation hepatitis using a parallel architecture model. Int J Radiat Oncol Biol Phys 1995; 31(4): 883–891

[9] Kennedy AS, Nutting C, Coldwell D, Gaiser J, Drachenberg C. Pathologic response and microdosimetry of (90)Y microspheres in man: review of four explanted whole livers. Int J Radiat Oncol Biol Phys 2004; 60(5): 1552–1563

[10] Kritzinger J, Klass D, Ho S et al. Hepatic embolotherapy in interventional oncology: technology, techniques, and applications. Clin Radiol 2013; 68(1): 1–15

[11] Bilbao JI, de Martino A, de Luis E et al. Biocompatibility, inflammatory response, and recanalization characteristics of nonradioactive resin microspheres: histological findings. Cardiovasc Intervent Radiol 2009; 32(4): 727–736

[12] Koukourakis MI. Tumour angiogenesis and response to radiotherapy. Anticancer Res 2001; 21 6B: 4285–4300

[13] Das U. A radical approach to cancer. Med Sci Monit 2002; 8 (4): RA79–RA92

[14] Fleming ID. AJCC/TNM cancer staging, present and future. J Surg Oncol 2001; 77(4): 233–236

[15] Llovet JM. Updated treatment approach to hepatocellular carcinoma. J Gastroenterol 2005; 40(3): 225–235

[16] Llovet JM, Fuster J, Bruix J, Barcelona-Clinic Liver Cancer G.. The Barcelona approach: diagnosis, staging, and treatment of hepatocellular carcinoma. Liver Transpl 2004; 10(2) Suppl 1: S115–S120

[17] Salem R, Lewandowski RJ, Kulik L et al. Radioembolization results in longer time-to-progression and reduced toxicity compared with chemoembolization in patients with hepatocellular carcinoma. Gastroenterology 2011; 140(2): 497–507.e2

[18] Leung TW, Lau WY, Ho SK et al. Radiation pneumonitis after selective internal radiation treatment with intraarterial 90yttrium-microspheres for inoperable hepatic tumors. Int J Radiat Oncol Biol Phys 1995; 33(4): 919–924

[19] Kennedy A, Nag S, Salem R et al. Recommendations for radioembolization of hepatic malignancies using yttrium-90 microsphere brachytherapy: a consensus panel report from the radioembolization brachytherapy oncology consortium. Int J Radiat Oncol Biol Phys 2007; 68(1): 13–23

[20] Salem R, Parikh P, Atassi B et al. Incidence of radiation pneumonitis after hepatic intra-arterial radiotherapy with yttrium-90 microspheres assuming uniform lung distribution. Am J Clin Oncol 2008; 31(5): 431–438

[21] Goin JE, Salem R, Carr BI et al. Treatment of unresectable hepatocellular carcinoma with intrahepatic yttrium 90 microspheres: a risk-stratification analysis. J Vasc Interv Radiol 2005; 16(2 Pt 1): 195–203

[22] Goin JE, Salem R, Carr BI et al. Treatment of unresectable hepatocellular carcinoma with intrahepatic yttrium 90 microspheres: factors associated with liver toxicities. J Vasc Interv Radiol 2005; 16(2 Pt 1): 205–213

[23] Sangro B, Carpanese L, Cianni R et al. European Network on Radioembolization with Yttrium-90 Resin Microspheres (ENRY). Survival after yttrium-90 resin microsphere radioembolization of hepatocellular carcinoma across Barcelona clinic liver cancer stages: a European evaluation. Hepatology 2011; 54(3): 868–878

[24] Liu DM, Salem R, Bui JT et al. Angiographic considerations in patients undergoing liver-directed therapy. J Vasc Interv Radiol 2005; 16(7): 911–935

[25] Abdelmaksoud MH, Hwang GL, Louie JD et al. Development of new hepaticoenteric collateral pathways after hepatic arterial skeletonization in preparation for yttrium-90 radioembolization. J Vasc Interv Radiol 2010; 21(9): 1385–1395

[26] Ottery FD, Scupham RK, Weese JL. Chemical cholecystitis after intrahepatic chemotherapy. The case for prophylactic cholecystectomy during pump placement. Dis Colon Rectum 1986; 29(3): 187–190

[27] McWilliams JP, Kee ST, Loh CT, Lee EW, Liu DM. Prophylactic embolization of the cystic artery before radioembolization: feasibility, safety, and outcomes. Cardiovasc Intervent Radiol 2011; 34(4): 786–792

[28] Yamagami T, Nakamura T, Iida S, Kato T, Nishimura T. Embolization of the right gastric artery before hepatic arterial infusion chemotherapy to prevent gastric mucosal lesions: approach through the hepatic artery versus the left gastric artery. Am J Roentgenol 2002; 179(6): 1605–1610

[29] Inaba Y, Arai Y, Matsueda K, Takeuchi Y, Aramaki T. Right gastric artery embolization to prevent acute gastric mucosal lesions in patients undergoing repeat hepatic arterial infusion chemotherapy. J Vasc Interv Radiol 2001; 12(8): 957–963

[30] Bianchi HF, Albanèse EF. The supraduodenal artery. Surg Radiol Anat 1989; 11(1): 37–40

[31] Gibo M, Hasuo K, Inoue A, Miura N, Murata S. Hepatic falciform artery: angiographic observations and significance.

Abdom Imaging 2001; 26(5): 515–519

[32] Wang DS, Louie JD, Kothary N, Shah RP, Sze DY. Prophylactic topically applied ice to prevent cutaneous complications of nontarget chemoembolization and radioembolization. J Vasc Interv Radiol 2013; 24(4): 596–600

[33] Murthy R, Nunez R, Szklaruk J et al. Yttrium-90 microsphere therapy for hepatic malignancy: devices, indications, technical considerations, and potential complications. Radiographics 2005; 25 Suppl 1: S41–S55

[34] Ahmadzadehfar H, Sabet A, Biermann K et al. The significance of 99mTc-MAA SPECT/CT liver perfusion imaging in treatment planning for 90Y-microsphere selective internal radiation treatment. J Nucl Med 2010; 51(8): 1206–1212

[35] Hamami ME, Poeppel TD, Müller S et al. SPECT/CT with 99mTc-MAA in radioembolization with 90Y microspheres in patients with hepatocellular cancer. J Nucl Med 2009; 50 (5): 688–692

[36] Gulec SA, Sztejnberg ML, Siegel JA, Jevremovic T, Stabin M. Hepatic structural dosimetry in (90)Y microsphere treatment: a Monte Carlo modeling approach based on lobular microanatomy. J Nucl Med 2010; 51(2): 301–310

[37] Urata K, Kawasaki S, Matsunami H et al. Calculation of child and adult standard liver volume for liver transplantation. Hepatology 1995; 21(5): 1317–1321

[38] Ho S, Lau WY, Leung TW et al. Partition model for estimating radiation doses from yttrium-90 microspheres in treating hepatic tumours. Eur J Nucl Med 1996; 23(8): 947–952

[39] Kao YH, Hock Tan AE, Burgmans MC et al. Image-guided personalized predictive dosimetry by artery-specific SPECT/CT partition modeling for safe and effective 90Y radioembolization. J Nucl Med 2012; 53(4): 559–566

[40] Andrews JC, Walker SC, Ackermann RJ, Cotton LA, Ensminger WD, Shapiro B. Hepatic radioembolization with yttrium-90 containing glass microspheres: preliminary results and clinical follow-up. J Nucl Med 1994; 35(10): 1637–1644

[41] Jain RK. Normalizing tumor vasculature with anti-angiogenic therapy: a new paradigm for combination therapy. Nat Med 2001; 7(9): 987–989

[42] Salem R, Lewandowski RJ, Sato KT et al. Technical aspects of radioembolization with 90Y microspheres. Tech Vasc Interv Radiol 2007; 10(1): 12–29

[43] Lewandowski RJ, Minocha J, Memon K et al. Sustained safety and efficacy of extended-shelf-life (90)Y glass microspheres: long-term follow-up in a 134-patient cohort. Eur J Nucl Med Mol Imaging 2014; 41(3): 486–493

[44] Riaz A, Gates VL, Atassi B et al. Radiation segmentectomy: a novel approach to increase safety and efficacy of radioembolization. Int J Radiat Oncol Biol Phys 2011; 79(1): 163–171

[45] van den Hoven AF, Prince JF, Samim M et al. Posttreatment PET-CT-confirmed intrahepatic radioembolization performed without coil embolization, by using the antireflux Surefire Infusion System [published correction appears in Cardiovasc Intervent Radiol 2013;36(6):1721. Zonneberg, Bernard A corrected to Zonnenberg, Bernard A. Cardiovasc Intervent Radiol 2014; 37(2): 523–528

[46] Itagaki MW. Temporary distal balloon occlusion for hepatic embolization: a novel technique to treat what cannot be selected. Cardiovasc Intervent Radiol 201 4; 37(4): 1073–1077

[47] Carlier T, Eugène T, Bodet-Milin C et al. Assessment of acquisition protocols for routine imaging of Y-90 using PET/CT. EJNMMI Res 2013; 3(1): 11

[48] Kao YH, Steinberg JD, Tay YS et al. Post-radioembolization yttrium-90 PET/CT - part 1: diagnostic reporting. EJNMMI Res 2013; 3(1): 56

[49] Minarik D, Sjögreen Gleisner K, Ljungberg M. Evaluation of quantitative (90)Y SPECT based on experimental phantom studies. Phys Med Biol 2008; 53(20): 5689–5703

[50] Salem R, Lewandowski RJ, Gates VL et al. Technology Assessment Committee. Interventional Oncology Task Force of the Society of Interventional Radiology. Research reporting standards for radioembolization of hepatic malignancies. J Vasc Interv Radiol 2011; 22(3): 265–278

[51] Fabbri C, Sarti G, Cremonesi M et al. Quantitative analysis of 90Y Bremsstrahlung SPECT-CT images for application to 3D patient-specific dosimetry. Cancer Biother Radiopharm 2009; 24(1): 145–154

[52] Ito S, Kurosawa H, Kasahara H et al. (90)Y bremsstrahlung emission computed tomography using gamma cameras. Ann Nucl Med 2009; 23(3): 257–267

[53] Selwyn RG, Nickles RJ, Thomadsen BR, DeWerd LA, Micka JA. A new internal pair production branching ratio of 90Y: the development of a non-destructive assay for 90Y and 90Sr. Appl Radiat Isot 2007; 65(3): 318–327

[54] Lhommel R, Goffette P, Van den Eynde M et al. Yttrium-90 TOF PET scan demonstrates high-resolution biodistribution after liver SIRT. Eur J Nucl Med Mol Imaging 2009; 36(10): 1696

[55] Kao YH, Tan EH, Ng CE, Goh SW. Yttrium-90 time-of-flight PET/CT is superior to Bremsstrahlung SPECT/CT for postradioembolization imaging of microsphere biodistribution. Clin Nucl Med 2011; 36(12): e186–e187

[56] Wissmeyer M, Heinzer S, Majno P et al. 90Y Time-of-flight PET/MR on a hybrid scanner following liver radioembolisation (SIRT). Eur J Nucl Med Mol Imaging 2011; 38(9): 1744–1745

[57] Willowson K, Forwood N, Jakoby BW, Smith AM, Bailey DL. Quantitative (90)Y image reconstruction in PET. Med Phys 2012; 39(11): 7153–7159

[58] Goedicke A, Berker Y, Verburg FA, Behrendt FF, Winz O, Mottaghy FM. Study-parameter impact in quantitative 90-Yttrium PET imaging for radioembolization treatment monitoring and dosimetry. IEEE Trans Med Imaging 2013; 32(3): 485–492

[59] Elschot M, Vermolen BJ, Lam MG, de Keizer B, van den Bosch MA, de Jong HW. Quantitative comparison of PET and Bremsstrahlung SPECT for imaging the in vivo yttrium-90 microsphere distribution after liver radioembolization. PLoS ONE 2013; 8(2): e55742

[60] D'Arienzo M, Chiaramida P, Chiacchiararelli L et al. 90Y PET-based dosimetry after selective internal radiotherapy treatments. Nucl Med Commun 2012; 33(6): 633–640

[61] Marn CS, Andrews JC, Francis IR, Hollett MD, Walker SC, Ensminger WD. Hepatic parenchymal changes after intraarterial Y-90 therapy: CT findings. Radiology 1993; 187(1): 125–128

[62] Miller AB, Hoogstraten B, Staquet M, Winkler A. Reporting results of cancer treatment. Cancer 1981; 47(1): 207–214

[63] Therasse P, Arbuck SG, Eisenhauer EA et al. New guidelines to evaluate the response to treatment in solid tumors. European organization for research and treatment of cancer, national cancer institute of the united states, national cancer institute of canada. J Natl Cancer Inst 2000; 92(3): 205–216

[64] Keppke AL, Salem R, Reddy D et al. Imaging of hepatocellular carcinoma after treatment with yttrium-90 microspheres. Am J Roentgenol 2007; 188(3): 768–775

[65] Atassi B, Bangash AK, Bahrani A et al. Multimodality imaging following 90Y radioembolization: a comprehensive review and pictorial essay. Radiographics 2008; 28(1): 81–99

[66] Young JY, Rhee TK, Atassi B et al. Radiation dose limits and liver toxicities resulting from multiple yttrium-90 radioembolization treatments for hepatocellular carcinoma. J Vasc Interv Radiol 2007; 18(11): 1375–1382

[67] Gil-Alzugaray B, Chopitea A, Iñarrairaegui M et al. Prognostic factors and prevention of radioembolization-induced liver disease. Hepatology 2013; 57(3): 1078–1087

[68] Liu DM, Cade D, Klass D, Loh C, McWilliams JP, Valenti D. Interventional oncology: avoiding common pitfalls to reduce toxicity in hepatic radioembolization. J Nucl Med Radiat Ther 2011;2

[69] Gramenzi A, Golfieri R, Mosconi C et al. BLOG (Bologna Liver Oncology Group). Yttrium-90 radioembolization vs sorafenib for intermediate-locally advanced hepatocellular carcinoma: a cohort study with propensity score analysis. Liver Int 2014

[70] Moreno-Luna LE, Yang JD, Sanchez W et al. Efficacy and safety of transarterial radioembolization versus chemoembolization in patients with hepatocellular carcinoma. Cardiovasc Intervent Radiol 2013; 36(3): 714–723

[71] Iñarrairaegui M, Pardo F, Bilbao JI et al. Response to radioembolization with yttrium-90 resin microspheres may allow surgical treatment with curative intent and prolonged survival in previously unresectable hepatocellular carcinoma. Eur J Surg Oncol 2012; 38(7): 594–601

[72] Lance C, McLennan G, Obuchowski N et al. Comparative analysis of the safety and efficacy of transcatheter arterial chemoembolization and yttrium-90 radioembolization in patients with unresectable hepatocellular carcinoma. J Vasc Interv Radiol 2011; 22(12): 1697–1705

[73] Kooby DA, Egnatashvili V, Srinivasan S et al. Comparison of yttrium-90 radioembolization and transcatheter arterial chemoembolization for the treatment of unresectable hepatocellular carcinoma. J Vasc Interv Radiol 2010; 21(2): 224–230

[74] Carr BI, Kondragunta V, Buch SC, Branch RA. Therapeutic equivalence in survival for hepatic arterial chemoembolization and yttrium 90 microsphere treatments in unresectable hepatocellular carcinoma: a two-cohort study. Cancer 2010; 116(5): 1305–1314

[75] D'Avola D, Iñarrairaegui M, Bilbao JI et al. A retrospective comparative analysis of the effect of Y90-radioembolization on the survival of patients with unresectable hepatocellular carcinoma. Hepatogastroenterology 2009; 56(96): 1683–1688

[76] Lewandowski RJ, Kulik LM, Riaz A et al. A comparative analysis of transarterial downstaging for hepatocellular carcinoma: chemoembolization versus radioembolization. Am J Transplant 2009; 9(8): 1920–1928

[77] Woodall CE, Scoggins CR, Ellis SF et al. Is selective internal radioembolization safe and effective for patients with inoperable hepatocellular carcinoma and venous thrombosis? J Am Coll Surg 2009; 208(3): 375–382

[78] Chow PK, Poon DY, Khin MW et al. Asia-Pacific Hepatocellular Carcinoma Trials Group. Multicenter phase II study of sequential radioembolization-sorafenib therapy for inoperable hepatocellular carcinoma. PLoS ONE 2014; 9(3): e90909

[79] Khor AY, Toh Y, Allen JC, et al. Survival and pattern of tumor progression with yttrium-90 microsphere radioembolization in predominantly hepatitis B Asian patients with hepatocellular carcinoma. Hepatol Int 2014

[80] Mazzaferro V, Sposito C, Bhoori S et al. Yttrium-90 radioembolization for intermediate-advanced hepatocellular carcinoma: a phase 2 study. Hepatology 2013; 57(5): 1826–1837

[81] Salem R, Lewandowski RJ, Mulcahy MF et al. Radioembolization for hepatocellular carcinoma using Yttrium-90 microspheres: a comprehensive report of long-term outcomes. Gastroenterology 2010; 138(1): 52–64

[82] Hilgard P, Hamami M, Fouly AE et al. Radioembolization with yttrium-90 glass microspheres in hepatocellular carcinoma: European experience on safety and long-term survival. Hepatology 2010; 52(5): 1741–1749

[83] Iñarrairaegui M, Thurston KG, Bilbao JI et al. Radioembolization with use of yttrium-90 resin microspheres in patients with hepatocellular carcinoma and portal vein thrombosis. J Vasc Interv Radiol 2010; 21(8): 1205–1212

[84] Iñarrairaegui M, Martinez-Cuesta A, Rodríguez M et al. Analysis of prognostic factors after yttrium-90 radioembolization of advanced hepatocellular carcinoma. Int J Radiat Oncol Biol Phys 2010; 77(5): 1441–1448

[85] Kulik LM, Carr BI, Mulcahy MF et al. Safety and efficacy of 90Y radiotherapy for hepatocellular carcinoma with and without portal vein thrombosis. Hepatology 2008; 47(1): 71–81

[86] Salem R, Lewandowski RJ, Atassi B et al. Treatment of unresectable hepatocellular carcinoma with use of 90Y microspheres (TheraSphere): safety, tumor response, and survival. J Vasc Interv Radiol 2005; 16(12): 1627–1639

第 7 章　结直肠癌肝转移：消融治疗

Muneeb Ahmed

7.1　引言

经皮影像引导肿瘤消融术可以用来有效地治疗原发性结直肠癌肝转移。经皮肿瘤消融术的独特优势包括能够治疗不适合手术切除的局限性患者，与手术治疗相比，发病率及死亡率降低，性价比较好，经过筛选的患者的长期疗效与手术治疗效果相当或近似。本章阐述经皮消融治疗方法，特别注重病例选择、患者评估、消融的技术要点、潜在并发症及临床效果。

7.2　临床适应证

经皮影像引导热消融术通常用于治疗以肝脏为主或局限性肝转移的结直肠癌患者。对于仅伴有肝转移的结直肠癌患者，如果原发瘤灶已切除且肝转移灶小而少（直径 < 3cm 且数目 < 3 个），那么采用热消融治疗的长期疗效最好[1]。然而，在经过筛选的合适病例中，较大肿瘤负荷（直径 > 3cm 或数目 > 3 个）的肝转移瘤也可以采用热消融治疗。必须根据总体肿瘤负荷和综合诊疗计划对患者进行评估，需要考虑原发灶切除时机、联合辅助（和新辅助）化疗、分期肝切除术联合消融术，以及消融或手术治疗其他潜在部位的转移灶（如肺转移）。因此，热消融的指征可大体上分为：①对于局限于肝内的转移灶，当肿瘤无法切除，患者不耐受或肝储备不足，或患者更愿意接受消融治疗时，以热消融治疗为主或采取单一治疗手段（如根治治疗）；②对于广泛的转移性病灶，热消融术联合全身治疗、局部治疗（经动脉治疗或立体定向放疗）或扩大或分期手术切除治疗等综合治疗手段之一，可以控制病情。最后，治疗的总体意图是治愈（即治疗所有可见的转移灶），因为针对部分转移灶的姑息性治疗（部分转移灶的完全消融或大病灶的部分消融 / 不完全消融）仍未证明可使患者获益。

7.3　禁忌证

根据患者及肿瘤特点，消融术的禁忌证大部分是相对的。患者不适合行消融术的特征包括体能状态极差（ECOG 状态评分 ≥ 2 分）或疾病晚期 / 严重并发症（如总生存预期短和热消融术不能提高生存获益）、不可纠正的凝血障碍、静脉对比剂的绝对禁忌（限制了术中及术后治疗边界的评估），或不能耐受中度镇静或全麻。技术禁忌证包括因病灶位置或不能通过辅助技术避免的非靶区热消融风险而不能对整个病灶进行消融。例如,对邻近中央胆管(1cm 内)的病灶进行消融,患者发生右或左肝胆管狭窄的风险较高 [2]。广泛转移的患者(巨大肿瘤,肿瘤数目 > 5 个)应考虑其他治疗(如经动脉 ^{90}Y 放射性栓塞术)。最后,目前尚无证据表明对巨大肿瘤行减瘤性消融术,患者总生存期有获益。

7.4 患者选择与术前评估

结直肠癌肝转移患者有多种有效的治疗手段,经常需要决定最佳的治疗次序和联合治疗(如术前或消融前是否化疗,联合消融术和外科切除治疗等)。同样的,建议对结直肠癌转移患者进行前瞻性多学科回顾,且应该包括肿瘤内科专家、结直肠和肝胆外科医生,以及介入放射专家。这将有助于为患者制订最佳的个性化治疗计划,也使得介入放射医生能在病程早期(疗效最佳时)为患者提供消融治疗选择。

7.4.1 初步临床评估

所有患者在任何治疗前均应该进行详细的评估,评估内容包括详细的病史和体格检查 [3]。应该包括正规的首次门诊随访以便医生能够详细评估治疗是否恰当,制订治疗计划,与患者讨论消融治疗细节(包括深入讨论预期疗效和潜在的并发症),签署知情同意书,并制订术后护理和随访影像计划。

首次临床评估时,应该详细地询问病史并进行体格检查 [3]。首先,应该获取详细的肿瘤病史,包括初始的表现、肿瘤相关症状和(或)治疗反应、当前分期及肿瘤累及范围,以及治疗资料(如全身化疗方案和周期,原发肿瘤切除或肝切除等)。其次,需要评估患者总体体能状态。ECOG 和卡氏评分系统是常用的对患者病情及总体功能状态进行分级的肿瘤学工具 [4,5]。总的来说,体能状态评分下降象征着预后较差,并应该在消融治疗计划的护理总目标中被考虑进去。第三,临床回顾应关注那些影响是否消融以及怎样消融的因素。其中包括回顾影响治疗复杂程度的既往史(如既往肝胆手术病史等)、选择适度镇静或全麻、患者体位(如前后或联合手术),以及使用造影剂(内科疾病诱发慢性肾功能不全,如糖尿病和高血压)。也应该回顾药物治疗及过敏史,特别是筛查抗凝药的使用 [如抗血小板药物、华法林(Bristol-Myers Squibb Company)和肝素],治疗前需要停用的药物(如二甲双胍),以及造影剂过敏反应。

治疗前应该获取所有患者的实验室检查,包括全血细胞计数(CBC)、血清化学检查、肾功能、凝血功能和肝功能。行分身化疗的患者均存在一定程度的肝功能损害。化疗方案包含奥沙利铂及伊立替康的患者发生化疗相关性脂肪性肝炎的概率高达 20%[6]。凝血功能异常需要在治疗前被识别并适度纠正以尽可能避免出血并发症。结直肠癌肝转移患者癌胚抗原(CEA)水平升高,基线水平在消融前需要确定,因为其可以评估患者对初始化疗的反应,对早期消融可获得良好效果的患者进行分层 [7],以及评估治疗后随访趋势及检测新发转移灶[8]。

最后，所有影像资料都应该回顾以便确定总体肿瘤数目，并排除肝外转移灶。消融前，所有患者均应行近期（2 周内）对比增强横断位 CT 或 MRI 扫描。明确肝内转移灶的初始范围（包括肿瘤大小和数目），对于计划必需的消融范围很重要，即使一些病灶可能很小，甚至在最近的影像资料上不可见。此外，应该回顾影像资料，以便计划探针位置并确定影响因素（中心位置，包膜下肿瘤，邻近胆囊或结肠等器官），这些可能使得肿瘤靶向性更难。

7.4.2　新辅助 / 辅助化疗

对于初步评估不适合消融治疗的患者可给予新辅助化疗，并间断随访来评估其可能降期的肿瘤负荷能否切除 / 消融。一项研究报道了新辅助化疗后行 RFA 的 5 年生存率为 34%[9]。然而，消融残余肿瘤可能很难，在全球化疗性脂肪肝改变的背景下，鉴于肿瘤缩小及可视性下降，消融残余肿瘤可能很难，治疗边缘处的不可见的微小残余肿瘤常需要增大消融的边界。消融治疗后使肿瘤完全消失非常有挑战性，治疗这些部位再次出现的肿瘤需要对其进行密切的监测[10]。有研究认为肝切除前后行辅助化疗及消融后行辅助化疗均可使患者获益。有研究报道 RFA 后行辅助化疗的不可手术切除的结直肠癌肝转移患者的中位生存期高达 48 个月。其他研究也报道了相似的结果，RFA 后行辅助化疗可使总生存期提高 9 个月（28 个月比腹腔镜消融术后 19 个月）[11]，RFA 联合 5-FU/ 伊立替康辅助化疗的 10 年生存率

为 18%[1]。鉴于经皮消融术的并发症低，在术后可立即（2 周内）行辅助化疗，或化疗中的患者在消融前可继续化疗。总之，消融联合化疗优于单一治疗（在患者耐受的情况下）。

7.4.3　镇静的选择

肝消融治疗可在清醒镇静或全麻下进行。总的来说，简单的过程可在清醒镇静下进行。然而，部分患者行肝内热消融术（尤其是采用射频和微波热能形式）可能相当不适，而且不能通过适度镇静有效缓解。以下情况需要考虑采用全麻：①患者伴有严重的合并症，美国麻醉医师协会 (ASA) 状态评分为Ⅳ级[3]；②疼痛耐受度高或日常在服用麻醉镇痛药的患者；③消融过程很可能导致适度镇静不能有效控制的疼痛，如包膜下肿瘤或邻近膈肌的肿瘤；④呼吸困难的患者，适度镇静存在呼吸窘迫的风险，Mallampati 气道分级为Ⅳ级[12]；⑤镇静过程中需要谨慎气道和呼吸机护理的某些合并症患者（如病态肥胖、大量胸腔积液、睡眠呼吸暂停）；⑥预计消融需要较长时间或技术难度较大 [如需要多电极、重新定位和（或）消融重叠][13]。术前需要和麻醉师讨论消融计划，以便选择消融中需要的麻醉方式。讨论内容包括麻醉性监护（MAC）或气管插管下全麻、麻醉使用（需要屏气）、患者体位及局部椎旁阻滞[3,14,15]。

7.4.4　术前抗生素

尽管术前预防性抗生素治疗的获益尚不清楚，但术前即刻行预防性单剂量抗

生素治疗似乎是有指征的[16]。特定的亚组患者存在较高的感染风险，包括既往行肝脓肿或糖尿病的患者或既往行外科胆道重建或胆肠旁路手术（如肝空肠造瘘术）的患者[3]。已报道的行胆肠吻合术的患者在消融术前和消融术后使用不同抗生素预防肝脓肿形成的成败参半。在我们医院，我们采用两种治疗方案，且经一项小样本经导管动脉化疗栓塞（术后脓肿风险增加的相同人群）研究证实成功，即①肠道准备联合静脉输注抗生素治疗（静脉滴注代哌拉西林/他唑巴坦或头孢替坦和静脉滴注甲硝唑）[11]；②术前3天及术后21天口服莫西沙星（革兰阴性菌广谱抗生素及胆汁排泄）[18]。

7.5 肝消融技术

肝消融术的顺利进行需要熟悉消融治疗的总体目标（包括治疗成功的定义）、可用的消融方式和能源、常用的术中影像引导、布针计划和即刻的术后影像评估。

7.5.1 肝消融术的主要目标

首先，肝消融术的主要目标是诱导局灶性细胞毒性损伤通过得（针状电极置于肿瘤中心来产生高温（>60℃）贯穿整个靶肿瘤][19]。恰当的消融边界需要充分消融肿瘤周边看上去"正常"的组织，因为肿瘤周边常包含微小侵袭性的肿瘤细胞。对于结直肠癌肝转移灶，这个边界应该是可视瘤灶边缘10mm以上的范围[20]。这意味着对于3~5cm的瘤灶，单针消融治疗不足以覆盖靶体积[21]。这种情况下，需要多

次重叠消融或同时使用多根消融针来达到理想的消融边界来成功治疗整个瘤灶[22]。此外，如果转移灶经消融前化疗后缩小，消融的区域也应该足够大以覆盖肿瘤的原始大小。第二个目标是确保消融的精确性及非靶区的正常组织损伤最小，这一点优于外科手术。这点对于因肝转移灶大部分肝脏已切除，而残存肝肿瘤复发的患者尤其重要。第三，肿瘤消融应该在治疗整个肿瘤的同时，最大限度地减少非靶向热量对肝脏内外邻近结构的损伤。确保上述三个目标的实现需要仔细地计划。

7.5.2 消融方式的选择

详细讨论不同消融方式虽然不是本章的内容。然而，熟悉射频或微波这两种最常用的治疗结直肠癌肝转移的消融方式是十分重要的。这两种消融方式都是通过提高组织温度足以产生不可逆性细胞损伤区域。射频的能量较易产生，但其在血流快的区域或热阻抗高的不易产生困难，因而在高效模式下需要电极转换或采用多电极来获得较大的消融区域。微波加热快且效率高，因而在克服热量流失及治疗大体积瘤灶方面似乎更佳。目前在临床实践中，射频更常用且具有大量相关的长期临床数据（如临床实践中仍有研究在有条理地进行）。然而，因为越来越多的数据显示微波疗效至少和射频相当，并在治疗较大肿瘤上具有潜在优势，市售的微波设备逐渐增多。这尤其与结直肠癌肝转移的治疗相关，为达到10mm的消融边界需要较大的消融区域（如3cm肿瘤需要5cm消融范围）。最后，术者技术和设备技术均对消融

过程有很大的影响；例如，增加热量可采用多电极，而不是转换不同的能源。

7.5.3　术中影像引导与监测

肝脏消融过程常采用超声、CT(伴透视或无透视)或联合超声和 CT 引导(笔者在日常中更常采用)(图 7.1)。选择恰当的影像模式取决于最佳的肿瘤可视性。实时超声引导对术中电极布置及定位中非常有用，但对某些部位的肿瘤，如肝穹隆部的肿瘤的显示有限。此外，超声在监视消融成功方面提供的信息有限，因为消融区域产生的气体干扰了回波成像。伴 /

不伴透视的 CT 在定位深部肿瘤或消融轨迹获取困难的情况下很有帮助。然而，靶肿瘤常常在平扫 CT 上很难显示。在术中确认靶区时也可以静脉注射造影剂。

7.5.4　探针的布置

探针布置要求仔细计划以确保最终的消融区域足以覆盖靶肿瘤。其中包括恰当考虑每个探针周围的消融区域大小下的首次布置和(或)再布置或同时多探针布置。记住多个重叠的消融区域需要足以覆盖较大肿瘤的三维体积是很重要的 [21]。使用多探针需要注意平衡探针方位及适

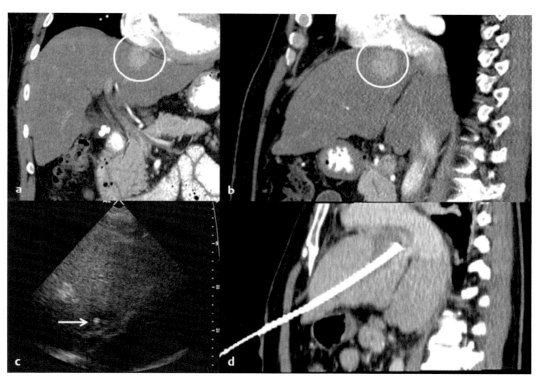

图 7.1　联合超声 /CT 靶向定位—穿刺困难的肝肿瘤。肝脏消融过程中多模式影像引导和靶向定位非常有助于治疗穿刺困难的肿瘤。(a，b)可见一肝左叶肿瘤最佳显示层面毗邻心包膜(白圈)。(c)联合实时超声引导(白箭头)和(d)CT 多层面成像确认穿刺针位置来成功实施消融治疗。

当的间隙,且其随设备类型不同而异。如果需要进行活检的话,可使用引导针来完成活检和消融,尤其适用于需要尽可能少穿刺的深部或穿刺难度大的肿瘤。对于射频设备,需要定期养护来确保引导针绝缘或足够短以便于射频电极头不会和引导针接触(否则会导致短路)。

7.5.5　消融后即刻评估

消融一旦结束,包括单一肿瘤的任何重叠消融或多发肿瘤的消融,需要对比增强影像来评估消融是否充分。采用对比增强 CT(采用多期动脉和门静脉成像)或对比增强超声造影对靶肿瘤的整个消融范围进行评估[20]。鉴于肿瘤的三维周边均需达到 10mm 的消融边界,仔细评估多平面成像(轴位、矢状位和冠状位)上消融区域对于判断是否消融完全很重要(图 7.2)[23]。当对比增强影像发现任何残余肿瘤及适当的消融范围与邻近结构(如重要血管分叉部)关系密切时应该回顾消融后影像。如担心肿瘤残余,需要进行相同设置的重复消融并采用对比增强影像再次评估是否完全消融。重复剂量的超声造影可轻易地实现多次对比增强影像检查。对于采用碘剂的增强 CT,考虑到大剂量造影剂(＞200mL)的肾毒性,每次检查中可采用低剂量的造影剂(约 70mL)。最后,需要仔细查阅每个影像学系列来发现并发症(如出血或气胸等)。

7.6　不同肿瘤的治疗策略

某些毗邻非靶结构、并发症发生率较

高或解剖难度大(如邻近大血管)部位的肿瘤因穿刺困难而在技术上很有挑战性。采用一些技术有助于完成这些难治性肿瘤的经皮消融治疗。

7.6.1　辅助技术

消融的热量可能损伤邻近的重要结构,如结肠、胃、胆囊、膈肌和腹壁。通常,安全地完全消融需要在消融区预估边界和邻近重要结构之间预留足够的间隙。理想条件下,需要 5~10mm 的间隙,虽然这在消融区域周边有脂肪或空气隔绝时(如被肠系膜或后腹膜包绕的外生型肿瘤)可能会发生变化。可以采用一些技术来成功地在消融区域周围创造一个安全边界,如移开或切开。可在两结构之间放置一根 18G 或 19G 的针,然后注入气体(空气或 CO_2)或液体直到达到适当的距离。当采用射频消融术时,只能注射非离子型的液体(灭菌水或 5% 的葡萄糖溶液)来防止电流不对称传输。可添加造影剂(通常 2%~5%)来提高液体的可视性,并显示足够的组织间隙[24]。可在超声引导下将 Yueh 针置于肝周制造人工腹水。术中需要仔细监测,因为整个手术过程中需要重复注射来维持这个间隙。最后,当液态或气态分离不充分时,也可沿导丝放置球囊导管来进一步机械分离[25]。采用 18G 或 19G 的针来进行初始的气体 / 液体注射以在需要时放置 0.035 英寸(1 英寸 =2.54cm)的导丝及球囊导管。

7.6.2　消融难度大的部位

邻近肝门部的中央型肝肿瘤通常很

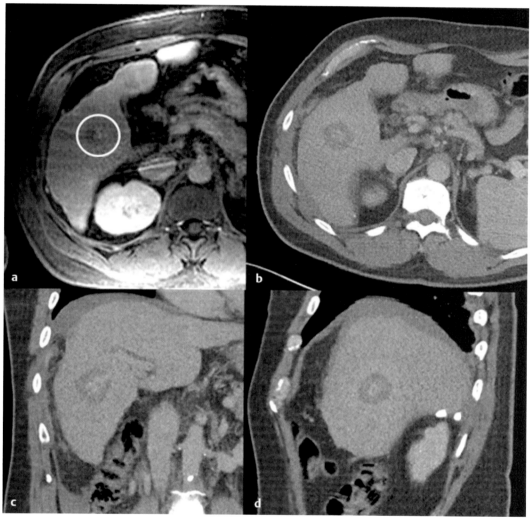

图 7.2　消融术后即刻行多层面成像评估以确保靶肿瘤周围已获得恰当的消融边界是必需的。(a)门静脉期 MRI 发现一个 2cm 的原发性肝肿瘤(白圈)。实施经皮 CT/ 超声引导 RFA。(b)轴位、(c)矢状位和(d)冠状位 RFA 后即刻的影像,证实肿瘤被充分覆盖(包括消融边界)。

难(或不能)采用热消融治疗。热损伤导致的中央胆道系统狭窄在中央型肝肿瘤中频发,且一旦发生狭窄,很难行经皮介入治疗。此外,肿瘤附近直径 > 3mm 的血管充当着散热器的作用,限制了肿瘤完全消融[26]。尽量减少并发症的技术包括

避免选择肝门部肿瘤的患者。对于可张开电极,尖端偶尔被置于大血管内,从而会优先吸引消融电流而限制了其他电极周围的热量。在消融开始或消融过程中,如果阻抗水平异常低,可以通过退针或将针旋转 45° 并重新放置可扩张电极来解决。

由于瘤灶位置成几何结构（常位于两血管之间），针状电极可能较容易显示及确认位置。

肝包膜下的肿瘤发生种植的风险较高，并且某些类型的肿瘤（如肝细胞肝癌）出血的风险也较高。这些肿瘤在允许的条件下都应该经肝穿刺。如果必须经肝包膜穿刺，应该经单一穿刺道布置电极，并且包膜也应该消融。如果肿瘤呈外生性生长，应该先消融位于肿瘤近端/中心部位的供血动脉，然后消融肿瘤外周组织。最后，可根据肿瘤调整探针的选择。如果肿瘤呈圆形，可扩张电极也许能获得较好的消融区域，然而，如果肿瘤在两个位置（如肝右叶下端）邻近肝包膜，针状电极可能更容易放置。

邻近或距消融区域 5mm 以内的脏器（如胆囊和结肠）发生非靶性热损伤的风险较高。如前所述，可以采用解剖和位移技术来创造足够的消融空间。当结肠邻近消融区域时，术者应该要特别注意采用多层面成像技术（冠状面或矢状面重建 CT 平扫）来获得适当的操作空间，因为非靶性结肠热损伤导致的结肠穿孔的发病率及死亡率较高[2]。对于邻近胆囊的肿瘤，已有研究报道了安全和成功对胆囊周围肿瘤行 RFA[27]。技术（相对胆囊平行插入电极）、肿瘤大小（直径 < 3cm）和位置（略偏离胆囊与毗邻胆囊）与较高的完全消融率密切相关。可通过胸水分离、胆囊吸引或胆囊收缩（静滴胆囊收缩素）缩小胆囊来降低胆囊壁非靶性热损伤发生率（图7.3）[28,29]。

位于肝膈顶的肿瘤常邻近膈肌，也是消融治疗的重要挑战。因邻近充气的右肺导致超声显示不清，且呼吸运动会干扰 CT 引导下布针。引入人工腹水常能将肝脏与邻近的膈肌分离，提高了病灶的可视性，降低了非靶性膈肌热损伤的风险，但这种技术在腹膜黏连或肿瘤位于膈顶裸区的情况下受限。也可采用心外膜脂肪垫或伴或不伴人工气胸（使右下叶从膈肌上移）的经肺入路来实现消融。

7.7　术后护理与随访

7.7.1　术后即刻护理

经皮肝消融术可作为门诊手术常规实施。术后患者应在专门的手术恢复区域监测数小时（包括密切观察、专业护理及生理参数的监测）。大部分患者有不同程度的术后疼痛，常需要口服止痛药或小剂量增加静脉止痛药。采用辅助抗炎药（如静脉推注痛力克）对即刻术后疼痛尤其有效。应该监测患者早期并发症。设定的出院标准包括麻醉复苏的标准指南、口服止痛药和止吐药的恰当过渡期、恢复进食和排尿。部分患者需要住院治疗。术后入院的常见原因（根据我们的经验，发生率为15%）包括术后疼痛处理、麻醉相关副反应（如尿潴留）、并发症监测（如出血或气胸），以及非医学社会适应证。出院后 1 周内的早期随访需要确认患者的手术相关症状恢复良好。术后每 4 周需要行门诊影像学随访复查（若出现并发症需尽早就诊）。

7.7.2　消融成功的定义

熟悉消融成功和失败的关键标准对

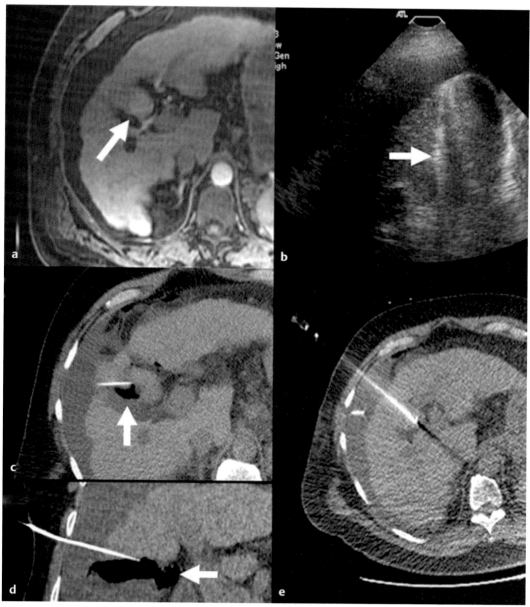

图 7.3　气性分隔可用来为胆囊周围的肿瘤安全消融创造分离的平面。(a)一例 55 岁的男性原发性肝癌患者, 其肿瘤毗邻胆囊(箭)。(b)在超声引导下将一根 21G 穿刺针置于胆囊和肝之间(箭指示针尖位置)。(c , d)间断 CT 透视下注入气体来分开肿瘤边界和胆囊(箭)。(e)而后行经皮射频消融术。

制订治疗计划及随访、充分解释及应用已　发表的临床资料都是很必要的 [30]。技术成功定义为肿瘤按照预期计划或草案治疗且完全覆盖（如消融区域完全重叠或包含靶肿瘤和消融边界），与如治疗时决定的一致。预先确定的治疗过程可包括几个随时间分散开的消融过程。主要的技术成功应该取决于预定治疗过程完成后的首次随访影像检查。对每一个治疗的肿瘤都应该区别技术成功和技巧效果。效果仅需恰当的临床随访来证明。因此技巧效果应该是指在一个预定的时间点（如治疗后1个月），正如随访影像证实的那样，肉眼可见的肿瘤完全消融（或另一特定的终点）。主要效果是指初始治疗后或既定的疗程后，靶肿瘤被顺利根除，而次要的或辅助效果指发现局部肿瘤进展时，对其成功地进行了多次消融。再治疗是指消融局部进展的肿瘤，初始认为已完全消融，因为影像上显示肿瘤完全消融。若初始随访影像提示消融边缘肿瘤残留，指肿瘤消融不完全。局部肿瘤进展是指消融区域边缘肿瘤灶性存在，至少一次对比增强影像随访检查证实完全消融，且靶肿瘤内无活性组织及影像学显示有消融边界包饶。这一术语适用于影像随访过程中的早期或晚期发现的局灶性肿瘤。

7.7.3 长期临床随访

每隔一段时间行影像学随访来确定消融是否完全或筛选局部肿瘤进展或肝内外新发肿瘤是必需的。鉴于局部肿瘤进展或新发肿瘤的可能，常用的随访方案包括术后1个月行影像学检查，然后每3个月检查一次。多期对比增强CT或MRI扫描（包括平扫、肝动脉期、门静脉期和延

迟期）是足够的。最后，采用传统的对比增强成像检出残余肿瘤具有挑战性，且依耐于多次影像随访中的变化，可能会延迟再次治疗。因此，^{18}F-FDG PET-CT对于早期确认传统对比增强影像上可疑复发非常有帮助。肝消融术后影像表现已在其他章节论述，不再赘述[31]。

7.8 副反应与并发症

作为可以采用任何影像引导的操作，热消融术发生潜在治疗相关并发症的发生率低但程度严重。Livraghi等人报道了肝RFA消融技术相关并发症经RFA治疗的3554例肿瘤患者中有6例死亡（0.3%），50例出现主要并发症（2.2%），这是迄今为止最大样本的报道肝射频消融相关并发症的研究。主要的并发症，如胸腔积液，可经内科支持治疗处理，无需手术干预。这里回顾一下重要的并发症。

RFA相关性出血发生率在2%以下（一项大样本多中心研究中报道腹腔出血发生率为0.5%）。危险因素包括国际标准化比率（INR）升高和肿瘤位于肝表面或包膜下。最后，大口径电极和反复多次尝试置入电极也增加了出血的风险。消融区域内聚集的液体提示无菌性胆汁瘤（5%）或肝内脓肿（0.3%~1.7%）（图7.4）。消融术后感染的主要高危因素是胆道支架植入或胆肠吻合术后。RFA后肝脓肿可无症状或表现为伴或不伴腹痛的低热（常在RFA后3~6周出现）。治疗包括单纯静脉抗感染治疗或联合影像引导经皮穿刺引流治疗。在一项大型系列研究中，数名肝脓肿的患者在序贯化疗

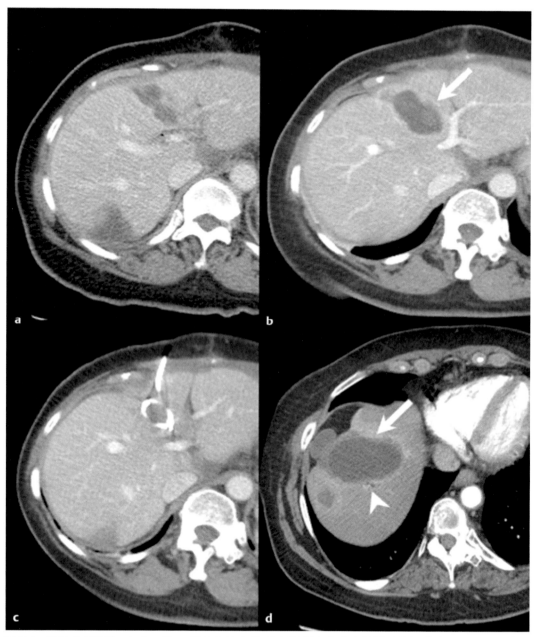

图 7.4　消融术后积液。(a)一例 64 岁的女性患者,曾行胆肠吻合术和肝转移灶切除术(Ⅶ段)及影像引导消融术(Ⅳ段)。(b)该患者在消融术后 10 天持续发热伴寒颤,随访影像显示,对比消融术后的初次检查,消融床(箭)液体聚集范围扩大,成功地采用了经皮引流治疗(c)。(d)与前例不同,一例 73 岁的老年女性结直肠癌肝转移患者,在 CT 引导射频消融治疗后的 6 个月内无任何症状。随访影像显示邻近消融区域存在一巨大的胆汁瘤(箭),似乎是小胆管损伤后形成的。注意邻近肝段胆管扩张(箭头)。

后出现了败血症和休克,提示在实施具有潜在免疫抑制的治疗前,对怀疑肝脓肿的患者仔细评估是非常必要的。

邻近肝脏的器官如胆囊、结肠或膈肌等还可出现源自非靶性热损伤的并发症。邻近的肠管(尤其是结肠)发生热损伤,可导致肠穿孔,其是已报道的消融相关死亡原因之一。肠壁损伤的危险因素包括肠壁和靶肿瘤边缘的间距 < 1cm 和患者既往有腹部外科手术史且可能存在腹膜黏连。此外,结肠似乎较胃(受其较厚的胃壁,较少的腹膜粘连和较丰富的血管保护)和小肠(受较大的可移动性保护)更易受到损伤。胆囊也存在邻近肿瘤 RFA 相关非靶性热损伤的风险。治疗邻近或毗邻胆囊的肿瘤导致的轻微的医源性胆囊炎通常是自限性的,并且能够被恰当地处理(按需止痛、静脉补液及抗感染治疗)。不管怎样,有研究证实,对邻近或毗邻胆囊的肿瘤进行 RFA 在技术上是可行和安全的,其他自限性并发症的发生率极低。膈膜的非靶性热损伤可导致持续 2~14 天的中重度的右肩疼痛(70%)。人工腹水可减少这类并发症。

较大的多中心研究报道了肿瘤针道种植的发生率为 0.3%~0.5%[2, 32]。增加肿瘤种植风险的特定因素包括肿瘤位于包膜下(风险增加 11 倍)、多次治疗(风险增加 2 倍)和多电极消融(风险增加 1.4 倍)。穿刺道种植常表现为术后 7~10 个月强化的软组织结节。降低针道种植风险的策略包括在治疗前识别高风险患者,谨慎操作,第一针选择最佳的布针位置(优选非肿瘤的肝实质,而不是包膜表面)。此外,也可采用退针过程中保持射频电极

的热量来凝固穿刺道或许能降低但不能完全消除种植风险[32]。

消融后综合征是指流感样症候群,包括发热(可高达 103°F ≈ 39.4℃)、精神萎靡、寒颤,类似于经血管栓塞后综合征,发生率可高达 30%[30]。消融后综合征始于消融后数天,7~10 天内缓解,自限性,仅需对症支持治疗。如果持续发热,需要排除其他病因(如脓肿、尿路感染、肺炎、胸腔积液或肺不张)。

7.9 临床资料与结果

大约 30% 的结直肠癌患者同时或不同时伴有肝转移。虽然新的化疗方案(如奥沙利铂、伊立替康和抗血管内皮生长因子抗体贝伐单抗)已将之前较短的中位生存期提高到 20~22 个月,但单纯化疗的 5 年生存率仍很低(< 10%)。因此,对于单纯肝转移的结直肠癌患者,根治性手术切除或手术等效的消融治疗仍是结直肠癌转移的标准治疗。对于经恰当筛选的患者,理想的术后 5 年生存率高达 40%~50%,转移灶数目超过 3 个、肝外转移、肿瘤直径 > 5cm 及切缘阳性均与预后差相关。当存在术后肿瘤残留时,总生存率和未手术组相似。通常肝外转移被认为是手术治疗的禁忌证,除非是仅伴有肝和肺转移的患者,有研究报道这类患者在局部切除肝和肺转移灶后,5 年生存率可提高到 30%。对于不能一期手术切除的患者常常采用化疗降期后再二期手术切除(联合或不联合门静脉栓塞治疗)。然而,手术切除联合辅助治疗的患者的 5 年生存率仅为 25%[35]。部分患者

适合消融治疗,且可取得相当(或更好)的5年生存率,与周期长、过程复杂且费用高的常规手术联合辅助治疗(每一阶段都会有患者退出)相比,消融治疗的一、二期耐受性更好。最后,40%~70%的患者在术后将出现新发病灶。

大量经验显示,对于不符合手术切除标准的仅有肝转移的结直癌患者行热消融治疗肝转移,其仍会获益,手术切除后出现新发病灶或采用RFA来为肝切除降期也是热消融治疗的主要适应证。对于不可手术切除的患者,RFA治疗比单纯化疗在疾病控制方面效果更好[36]。一些初步研究认为采用RFA治疗结直肠癌肝转移患者的5年生存率(约15%)较外科手术治疗差。随后的研究报道射频消融治疗的5年生存率提高到近似外科手术切除,部分归因于患者选择标准的提高、治疗更精准和随访的改进、化疗方案的改进及对残

余或遗留病灶的及时再治疗[1]。关于RFA结直肠癌肝转移的文献回顾仍是喜忧参半的,因为许多对比经皮消融治疗和手术切除治疗的研究本身存在选择偏颇(RFA常用于非手术的患者)。然而,Gillams和Lees报道了经筛选患者(肿瘤直径 < 5cm,肿瘤数目 < 5个,且无肝外转移)的长期随访结果,5年生存率为24%~33%,接近手术切除治疗的效果[37]。虽然RFA较外科手术治疗后局部肿瘤进展发生率高(15%~20%),但是这可轻易地通过对残余肿瘤的再治疗来补偿,5年生存率为48%~51%。最后,Solbiati等人最近期报道了他们对99例伴有微小肝转移灶的结直肠癌患者行RFA治疗的10年随访结果,结果令人振奋(5年、7年和10年的生存率分别为48%、25%和18%)(图7.5)[1]。

在一篇有关消融的经典文献里,

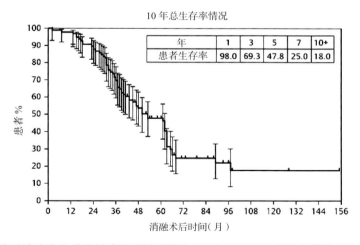

图 7.5 肝射频消融治疗小的单发结直肠癌转移灶的 Kaplan‑Meier 总生存曲线。Solbiati 等人报道了99 例结直肠癌肝转移患者的 10 年长期随访结果,这些患者的转移灶直径 < 3cm,数目限制在 5 个以内。(Reproduced from Solbiati et al.with permission from Radiology.[1])

Livraghi 等人将时间考验的方法应用于那些符合手术指征将 RFA 作为一线治疗的患者 [38]。孤立性转移灶直径 < 4cm 者首先行 RFA 治疗，而非手术切除。作者发现大部分患者肝内外出现了新发病灶，同时，50% 的患者没有行免根治性手术，26% 的患者因为消融完全而免于根治性手术治疗，且没有患者丧失肝切除机会。最近，一项应用 RFA 治疗 309 例结直肠癌肝转移患者的研究报道了其 3 年和 5 年的生存率分别为 63% 和 34%，这些患者转移灶数目 < 5 个，肿瘤直径 < 5cm 且不伴有肝外转移 [37]。一项囊括 40 例同组患者的小样本研究显示射频消融治疗更小的肿瘤（平均 2.3cm）的预后更好（1 年、3 年和 5 年生存率分别为 97%、84% 和 40%）。

最后，在对比手术切除和消融效果的争论中，认识到这一点是很重要的：几乎所有的研究中，这两种技术都应选择性地应用，对于期望治疗费用较低的患者，选择行射频消融治疗。通常，消融用于多发肿瘤（包括肝外转移）、患有多种合并症的老年患者，或企图消融较大的肿瘤（不大可能消融完全）。当消融作为可手术切除患者的一线治疗时，5 年生存率和手术患者几乎一样 [1]。至少 5 篇回顾性研究报道选择恰当的患者（肿瘤 < 3cm，肿瘤数目为 3~5 个）行消融治疗的结果相似。应由多学科专家组成的多学科肿瘤学会（肿瘤委员会）制订一项临床消融实践。要求介入学专家对消融之外的其他治疗的疗效和局限性也非常熟悉，并了解缺少对比研究的原因 [39]。

7.10　结论

总之，本章是热消融治疗结直肠癌肝转移的概论和实践指南，回顾了目前 RFA 临床情况及患者选择方面的信息，还包括治疗前患者准备、热消融技术、术后患者管理、并发症及较复杂病例的消融技巧。最后，对目前临床研究进行了归纳总结。

要点

- 肿瘤消融治疗结直肠癌肝转移对局限于肝内的肿瘤（肿瘤直径 < 3cm，数目 < 3 个）非常有效。
- 消融治疗结直肠癌肝转移要求达到 10mm 的消融边界。
- 伴有胆肠吻合（手术或支架）的患者发生肝脓肿的风险高，应在治疗前后预防性行抗感染治疗。
- 辅助技术（采用气体 / 液体分隔或机械分离）可降低非靶性热损伤。
- 消融术后 1 个月需要影像随访（对比增强 CT 或 MRI），之后每 3 个月随访复查一次。
- 如果可能的话，射频消融治疗应在辅助化疗之后进行。

（周坦洋　余子牛　译　朱统寅　校）

参考文献

[1] Solbiati L, Ahmed M, Cova L, Ierace T, Brioschi M, Goldberg SN. Small liver colorectal metastases treated with percutaneous radiofrequency ablation: local response rate and long-term survival with up to 10-year follow-up. Radiology 2012; 265(3): 958–968

[2] Rhim H, Yoon KH, Lee JM et al. Major complications after radio-frequency thermal ablation of hepatic tumors: spectrum of imaging findings. Radiographics 2003; 23(1): 123–134, discussion 134–136

[3] Brennan IM, Faintuch S, Ahmed M. Preparation for percutaneous ablation procedures. Tech Vasc Interv Radiol 2013; 16 (4): 209–218

[4] Karnofsky DA, Burchenal H. The clinical Evaluation of chemotherapeutic agents in cancer. In: MacLeod CM, ed. Evaluation of Chemotherapeutic Agents. New York, NY: Columbia University Press; 1949:196

[5] Oken MM, Creech RH, Tormey DC et al. Toxicity and response criteria of the Eastern Cooperative Oncology Group. Am J Clin Oncol 1982; 5(6): 649–655

[6] Pilgrim CH, Thomson BN, Banting S, Phillips WA, Michael M. The developing clinical problem of chemotherapy-induced hepatic injury. ANZ J Surg 2012; 82(1–2): 23–29

[7] Stang A, Oldhafer KJ, Weilert H, Keles H, Donati M. Selection criteria for radiofrequency ablation for colorectal liver metastases in the era of effective systemic therapy: a clinical score based proposal. BMC Cancer 2014; 14: 500

[8] White RR, Avital I, Sofocleous CT et al. Rates and patterns of recurrence for percutaneous radiofrequency ablation and open wedge resection for solitary colorectal liver metastasis. J Gastrointest Surg 2007; 11(3): 256–263

[9] Knudsen AR, Kannerup AS, Mortensen FV, Nielsen DT. Radiofrequency ablation of colorectal liver metastases downstaged by chemotherapy. Acta Radiol 2009; 50(7): 716–721

[10] van Vledder MG, de Jong MC, Pawlik TM, Schulick RD, Diaz LA, Choti MA. Disappearing colorectal liver metastases after chemotherapy: should we be concerned? J Gastrointest Surg 2010; 14(11): 1691–1700

[11] Siperstein AE, Berber E, Ballem N, Parikh RT. Survival after radiofrequency ablation of colorectal liver metastases: 10-year experience. Ann Surg 2007; 246(4): 559–565, discussion 565–567

[12] Mallampati SR, Gatt SP, Gugino LD et al. A clinical sign to predict difficult tracheal intubation: a prospective study. Can Anaesth Soc J 1985; 32(4): 429–434

[13] Mulier S, Ni Y, Jamart J, Ruers T, Marchal G, Michel L. Local recurrence after hepatic radiofrequency coagulation: multivariate meta-analysis and review of contributing factors. Ann Surg 2005; 242(2): 158–171

[14] Gazzera C, Fonio P, Faletti R et al. Role of paravertebral block anaesthesia during percutaneous transhepatic thermoablation. Radiol Med (Torino) 2014; 119(8): 549–557

[15] Sabo B, Dodd GD, III, Halff GA, Naples JJ. Anesthetic considerations in patients undergoing percutaneous radiofrequency interstitial tissue ablation. AANA J 1999; 67(5): 467–468

[16] Venkatesan AM, Kundu S, Sacks D et al. Society of Interventional Radiology Standards of Practice Committee. Practice guidelines for adult antibiotic prophylaxis during vascular and interventional radiology procedures. Written by the Standards of Practice Committee for the Society of Interventional Radiology and Endorsed by the Cardiovascular Interventional Radiological Society of Europe and Canadian Interventional Radiology Association [corrected]. J Vasc Interv Radiol 2010; 21(11): 1611–1630, quiz 1631

[17] Geschwind JF, Kaushik S, Ramsey DE, Choti MA, Fishman EK, Kobeiter H. Influence of a new prophylactic antibiotic therapy on the incidence of liver abscesses after chemoembolization treatment of liver tumors. J Vasc Interv Radiol 2002; 13(11): 1163–1166

[18] Khan W, Sullivan KL, McCann JW et al. Moxifloxacin prophylaxis for chemoembolization or embolization in patients with previous biliary interventions: a pilot study. Am J Roentgenol 2011; 197(2): W343–5

[19] Ahmed M, Brace CL, Lee FT, Jr, Goldberg SN. Principles of and advances in percutaneous ablation. Radiology 2011; 258(2): 351–369

[20] Wang X, Sofocleous CT, Erinjeri JP et al. Margin size is an independent predictor of local tumor progression after ablation of colon cancer liver metastases. Cardiovasc Intervent Radiol 2013; 36(1): 166–175

[21] Chen MH, Yang W, Yan K et al. Large liver tumors: protocol for radiofrequency ablation and its clinical application in 110 patients—mathematic model, overlapping mode, and electrode placement process. Radiology 2004; 232(1): 260–271

[22] Dodd GD, III, Frank MS, Aribandi M, Chopra S, Chintapalli KN. Radiofrequency thermal ablation: computer analysis of the size of the thermal injury created by overlapping ablations. Am J Roentgenol 2001; 177(4): 777–782

[23] Passera K, Selvaggi S, Scaramuzza D, Garbagnati F, Vergnaghi D, Mainardi L. Radiofrequency ablation of liver tumors: quantitative assessment of tumor coverage through CT image processing. BMC Med Imaging 2013; 13: 3

[24] Campbell C, Lubner MG, Hinshaw JL, Muñoz del Rio A, Brace CL. Contrast media-doped hydrodissection during thermal ablation: optimizing contrast media concentration for improved visibility on CT images. Am J Roentgenol 2012; 199 (3): 677–682

[25] Ginat DT, Saad WE. Bowel displacement and protection techniques during percutaneous renal tumor thermal ablation. Tech Vasc Interv Radiol 2010; 13(2): 66–74

[26] Lu DS, Raman SS, Limanond P et al. Influence of large peritumoral vessels on outcome of radiofrequency ablation of liver tumors. J Vasc Interv Radiol 2003; 14(10): 1267–1274

[27] Orlacchio A, Chegai F, Del Giudice C et al. Radiofrequency thermoablation of HCC larger than 3 cm and less than 5 cm proximal to the gallbladder without gallbladder isolation: a single center experience. Biomed Res Int 2014; 2014: 896527

[28] Levit E, Bruners P, Günther RW, Mahnken AH. Bile aspiration and hydrodissection to prevent complications in hepatic RFA close to the gallbladder. Acta Radiol 2012; 53(9): 1045–1048

[29] Tewari SO, Petre EN, Osborne J, Sofocleous CT. Cholecystokinin-assisted hydrodissection of the gallbladder fossa during FDG PET/CT-guided liver ablation. Cardiovasc Intervent Radiol 2013; 36(6): 1704–1706

[30] Ahmed M, Solbiati L, Brace CL et al. International Working Group on Image-guided Tumor Ablation. Interventional Oncology Sans Frontières Expert Panel. Technology Assessment Committee of the Society of Interventional Radiology. Standard of Practice Committee of the Cardiovascular and Interventional Radiological Society of Europe. Image-guided tumor ablation: standardization of terminology and reporting criteria—a 10-year update. Radiology 2014; 273(1): 241–260

[31] Lencioni R, Cioni D, Bartolozzi C. Percutaneous radiofrequency thermal ablation of liver malignancies: techniques, indications, imaging findings, and clinical results. Abdom Imaging 2001; 26(4): 345–360

[32] Livraghi T, Solbiati L, Meloni MF, Gazelle GS, Halpern EF, Goldberg SN. Treatment of focal liver tumors with percutaneous radio-frequency ablation: complications encountered in a multicenter study. Radiology 2003; 226(2): 441–451

[33] Chang IS, Rhim H, Kim SH et al. Biloma formation after radiofrequency ablation of hepatocellular carcinoma: incidence, imaging features, and clinical significance. Am J Roentgenol 2010; 195(5): 1131–1136

[34] Dodd GD, III, Napier D, Schoolfield JD, Hubbard L. Percutaneous radiofrequency ablation of hepatic tumors: postablation syndrome. Am J Roentgenol 2005; 185(1): 51–57

[35] Pamecha V, Glantzounis G, Davies N, Fusai G, Sharma D, Davidson B. Long-term survival and disease recurrence following portal vein embolisation prior to major hepatectomy for colorectal metastases. Ann Surg Oncol 2009; 16(5): 1202–1207

[36] Abdalla EK, Vauthey JN, Ellis LM et al. Recurrence and outcomes following hepatic resection, radiofrequency ablation, and combined resection/ablation for colorectal liver metastases. Ann Surg 2004; 239(6): 818–825, discussion 825–827

[37] Gillams AR, Lees WR. Five-year survival in 309 patients with colorectal liver metastases treated with radiofrequency ablation. Eur Radiol 2009; 19(5): 1206–1213

[38] Livraghi T, Solbiati L, Meloni F, Ierace T, Goldberg SN, Gazelle GS. Percutaneous radiofrequency ablation of liver metastases in potential candidates for resection: the "test-of-time approach". Cancer 2003; 97(12): 3027–3035

[39] Doyle MB, Chapman WC. Radiofrequency ablation for resectable colorectal hepatic metastases: is it time for a randomized controlled trial? Ann Surg 2010; 251(5): 804–806

第8章 结直肠癌肝转移：动脉内治疗

Govindarajan Narayanan, Prasoon P. Mohan

8.1 引言

在美国,结肠癌是癌症死亡的第二大原因[1]。结直肠癌预后主要取决于是否有远处转移[2, 3]。据估计, 2013 年, 美国有 142 820 例新发的结肠癌患者, 有 50 830 例死亡[4]。仅肝转移患者占 50%[1]。肝脏是最常见的转移部位, 约 40% 仅肝转移患者死亡[5]。约 25% 的肝转移病例可行手术切除, 肝转移切除术已被证明是可以提高长期生存率的方法[1,6]。

对于无法切除的肝转移患者, 全身化疗仍是标准的一线治疗方案。然而, 尽管传统的和分子靶向药物的现代全身治疗方案有显著的改进, 但是大多数患者最终会在几个月内出现疾病进展[7, 8]。近 20 年来, 一些动脉内局部治疗用于治疗仅肝转移或以肝脏转移为主的肝结直肠癌(hm-CRC)患者。这些治疗方法基于一个因素, 即近 100% 的肿瘤血供来自于肝动脉, 而正常肝实质的血供中仅有 30% 来自肝动脉, 70% 来自门静脉。本章涵盖了 hmCRC 的动脉内治疗方案, 包括使用乙碘油和化疗药物的经动脉化疗栓塞术(TACE)(常规TACE), 应用伊立替康的载药微球的TACE(DEBIRI-TACE)和应用可释放 β 射线的 ^{90}Y 微球行放射性栓塞。

8.2 化疗栓塞

化疗栓塞联合经动脉局部给予高剂量化疗和局部缺血栓塞。栓塞颗粒减慢了化疗药物通过肝循环的速度, 肿瘤中的药物浓度可以达到标准静脉输注的 25 倍以上。药物在输注后 1 个月内仍可保留在肿瘤细胞内, 从而大大提高治疗效果[9-12]。栓塞也可引起缺血, 导致肿瘤缺氧, 通过增加肿瘤细胞的摄取和保留, 从而增加细胞毒性药物的影响已得以证实[13]。

8.2.1 适应证

不能切除或不可切除的仅肝转移或以肝转移为主的患者, 或由于合并症不能手术的患者, 都是动脉栓塞术的潜在患者。适应者的预期寿命超过 3 个月, ECOG 状态评分 ≤ 2。患者还应具有足够的肝脏功能储备。虽然对肝脏的最佳功能储备没有取得共识, 但胆红素水平 > 2mg/dL, 白蛋白水平 <34g/dL, 国际标准化比值为 1.6 或更高是肝功能储备不足的指标[14]。

8.2.2 禁忌证

有血管造影禁忌证的患者,如碘对比剂过敏或不可纠正的凝血病,被排除在治疗之外。由于严重血小板减少症(<50 000)、白细胞减少(嗜中性粒细胞计数绝对值 <1000)、严重肾功能不全(肌酐 > 2mg/dL)或严重心功能不全 [美国心脏协会(AHA)Ⅲ~Ⅳ级] 也被排除在治疗之外。肝性脑病或其他肝衰竭的症状也被认为是禁忌证。

门静脉闭塞是一种相对禁忌证。然而,只要有足够的侧支循环和肝血流,这些患者可以安全地治疗[15]。胆道梗阻是另一种相对禁忌证。即使胆红素水平正常,存在胆道扩张会使患者有胆管坏死、胆汁瘤形成的风险。存在胆肠吻合、胆道支架或曾行括约肌切开术会导致肠道细菌对胆管的定植。这些患者在治疗后发生肝脓肿的风险很高。积极的预防性抗生素方案可以减少这种并发症的发生[16]。

8.2.3 术前处理

TACE 患者(无论是常规 TACE 还是 DEBIRI-TACE)应在介入肿瘤门诊进行评估。应该获得详细的肿瘤史,包括组织诊断、*KRAS* 和 *BRAF* 等预后标记、同步转移的存在、从原发癌诊断到出现转移的时间间隔以及以前治疗的细节(化疗、手术或放疗)。在临床就诊时,重要的是要强调动脉内治疗的姑息作用,医生和患者都应该同意明确、现实的目标。

影像学检查应包括多层螺旋 CT 或磁共振成像(MRI),需要评估肿瘤负荷、分布、门静脉和胆管的状态以及肝外疾病的存在和程度。肝体积受累 > 70% 的患者不太可能从 TACE 获益,不建议行化疗栓塞术。

实验室评估应包括全血计数(CBC)、凝血研究、肾功能检查、肝功能检查和癌胚抗原(CEA)水平。

8.2.4 常规肝动脉化疗栓塞

目前,常规 TACE 治疗 hmCRC 没有标准化方案。所用化疗药物在各中心有所不同。比较不同化疗方案的研究尚未显示出优异的组合[17]。在美国,联合应用顺铂、阿霉素和丝裂霉素是最常见的治疗方案,而单用阿霉素是世界上最常见的治疗方法[18]。与静脉给药相比,所有这些药物在动脉内给药时显示出显著的较高的靶药浓度[19]。

许多药物都可以用于常规 TACE 栓塞。药物动力学数据表明,在溶液水相中的化学治疗药物将被清除,除非被颗粒同时栓塞[18]。使用的材料包括聚乙烯醇、明胶海绵、淀粉微球和胶原颗粒。大多数方案包括乙醇碘或乙碘油、罂粟籽油的碘化乙酯(Guerbet)。一些方案应用化疗药物和油乳剂,然后行微粒栓塞。

8.2.5 技术

患者在隔夜禁食之后的早晨进入介入放射学治疗。充分的静脉水化很重要。优选使用预防性静脉抗生素和止吐剂的预防措施,两者均持续给药直至排出。然而,使用抗生素预防并非有严格的循证依据。该手术是在清醒镇静下进行的。

该手术从详细的内脏动脉造影开

始[20]。获得肠系膜上动脉和腹腔血管造影检查的动力注射数字减影血管造影图,以识别变异解剖结构,如替代或辅助肝动脉、肝脏非目标分支、肝支解剖和门静脉通畅。如果确定非目标分支,则必须使用弹簧圈栓塞或通过将导管尖端远离其原点而避开这些血管。锥束 CT 是识别靶组织和非靶组织灌注的有价值的辅助检查,其常规用途已被证明能改善化疗栓塞中的临床疗效[21]。完整的肠系膜动脉造影需要在第一次治疗之前进行。随后的化疗栓塞术通常需要仅为待治疗段供血的特定血管的详细血管造影。

一旦明确识别动脉解剖和肿瘤供应,微导管将超选择性地进入右肝或左肝动脉分支。由于不可接受的毒性,不建议使用全肝化疗栓塞术[22]。当肝功能不全时,优选化疗栓塞剂的分段或分段递送。一旦导管就位,即进行最终动脉造影以描绘化疗注射之前的血管区域。

以 1~5mL 的增量注射化疗栓塞混合物或乳剂直到接近停滞。必须避免过度栓塞,特别是对于预期重复化疗栓塞的患者。经过令人满意的治疗,血管外观应呈现"冬季树"样,无肿瘤染色,但保持节段和肺叶分支中的血流。对于双叶疾病,患者需要行 2~4 次治疗,取决于动脉血供。

8.2.6 副作用与并发症

约 67% 的患者在 TACE 术后发生栓塞后综合征,患者诉不同程度的腹痛、恶心、发热、疲劳和肝酶升高[14]。因为肝动脉是胆道的主要供血血管,胆管损伤发生在 5.3%~11.3% 的病例中[23, 24]。在囊性动脉近

端行右肝动脉化疗栓塞的患者可能会出现持续很久的栓塞后综合征,并可能发展为可保守治疗的无菌性缺血性化学性胆囊炎[25]。化疗栓塞后主要并发症的发生率为 2%~7%[26]。肝栓塞的主要并发症包括肝功能不全或梗死、脓肿、胆汁坏死和肠道非目标血管栓塞。其他并发症发生率 < 1%,包括围术期心脏事件、肾功能不全、需要输血的贫血以及与血管造影有关的并发症。据报道,30 天死亡率为 1%~4%。

8.2.7 常规 TACE 治疗结果

评估常规 TACE 治疗 hmCRC 的研究显示患者群体存在显著的异质性。目前,传统的 TACE 用作难治性肿瘤患者的补救疗法,选择 TACE 的患者往往具有更复杂和广泛的疾病。

已有关于传统 TACE 治疗 hmCRC 的的生存数据的三大研究 。Vogl 等人[17] 报道了使用丝裂霉素(43%)、丝裂霉素联合吉西他滨(27%)、丝裂霉素联合伊立替康(15%)或联用丝裂霉素、伊立替康和顺铂(15%)化疗栓塞的 564 例患者,根据他们之前的全身治疗,用碘油和淀粉微球栓塞。所有患者均病情进展或不能耐受全身化疗。肝受累 >70%, ECOG 评分 > 1 的患者被排除。每例患者平均栓塞 6 次,范围为 3~29 次。依据实性肿瘤疗效评估标准(RE-CIST),17% 的患者部分反应,65% 的患者疾病控制。从化疗栓塞时间开始的中位生存期为 14.3 个月,药物治疗方案没有差异。84 例患者(15%)降期为潜在的根治性切除或消融,这预示了更好的生存期。肝外疾病的存在并不影响生存期(中位生存期

13.8 个月比 12 个月, *P*=0.68)。

Vogl 分别报道了 224 例转移灶多至 5 个的患者, 其中没有病灶 > 5cm 的患者接受化疗栓塞术, 1 个月后行 MR 引导激光测温法进行热消融术 [27]。464 例消融后的转移灶中仅有 2 例发生局部复发。疾病进展中位期为 8 个月, 几乎全部是新发转移灶。针对复发进行额外的化学栓塞术和消融术。化疗栓塞术初期的中位生存期为 23 个月, 1 年的实际生存率为 88%, 2 年的生存率为 49%, 5 年的生存率为 19%。

Albert 等人回顾性报道了 121 例应用 CAM(顺铂、阿霉素和丝裂霉素)、乙碘油和聚乙烯醇(PVA)行化疗栓塞术的患者 [28]。疾病控制率为 43%, 确认转移后的中位生存期为 2 个月, 化疗栓塞术后的中位生存期为 9 个月。ECOG 评分 > 0、治疗前曾行两次以上全身治疗是影响预后的因素, 而存在肝外疾病不是。

8.3　DEBIRI-TACE

药物洗脱珠能够控制释放固定剂量的化疗药物被加载到微球。它们实现了在栓塞的同时将化学治疗剂同时递送到靶肿瘤。伊立替康是最常用的加载到微球的药物。伊立替康是一种喜树碱衍生物, 抑制酶拓扑异构酶 Ⅰ 的产生, 对肿瘤细胞的 DNA 复制是必不可少的。伊立替康用于结肠直肠癌肝转移性疾病的二线治疗, 可作为 FOLFIRI[5- 氟尿嘧啶(5-FU)、亚叶酸和伊立替康] 的一部分或作为单一药物用于包含 5-FU 治疗方案失败的患者。

DC 珠(Biocompatibles), 在美国被称为 LC 珠, 是研究最广泛的药物洗脱栓塞药物。它是由具有磺酸盐基团的 PVA 水凝胶组成的柔软的可变形材料。正电荷药物如伊立替康通过离子交换机制与磺酸盐基团中的阴离子电荷相互作用。药物从珠粒中的洗脱发生在抗衡离子存在的条件下, 如血浆中的钠、钾或钙。珠粒在欧洲被批准用于栓塞术和加载多柔比星。在美国, 化学治疗剂的添加被认为是标示外应用。其尺寸为 70~900μm, 球体储存在磷酸盐包装溶液中。

8.3.1　化疗药物的加载

药物加载须在无菌条件下进行。将珠粒放入 10mL 无菌小瓶, 其中含有 2mL 磷酸盐缓冲盐水中沉淀的珠粒。从瓶中去除生理盐水并将伊立替康, 其中包含 100mg 盐酸伊立替康溶液加载入 5mL 的 Campte (Pfizer Inc.) 瓶中, 其中包含 100mg 盐酸伊立替康溶液。加载时间是可变的, 这取决于珠粒的大小。平均加载时间为 2 小时。由于表面积较大, 较小的珠粒需要更短的加载时间 [29]。在此过程中, 必须摇动珠粒才能有效加载。如果珠粒已正确装入伊立替康, 颜色会变成蓝绿色。装载结束时, 必须从小瓶中取出多余的溶液并弃去。

负载的珠粒可以在冷藏条件(2℃ ~8℃)下储存长达 14 天。在手术过程中将负载的珠粒与对比剂混合, 并立即使用, 因为在该过程中已开始了药物洗脱。因为药物释放是由离子交换驱动的, 所以应该使用非离子对比剂 [30]。不建议使用生理盐水来制备负载珠的悬浮液。在使用前，在与 5mL 非离子造影剂和 5mL 无菌水混合之前，应从小瓶中取出含有伊立替康的上清液。然后将注射器轻轻倒置以获得均匀悬浮液。对于标准手术，建议使用 100~300μm 的 DC 珠。每个小瓶包含有 2mL 珠粒，并装载 100mg 伊立替康（负荷剂量为 50mg 伊立替康 /50mL 珠粒）。

8.4　围术期与术中管理

与传统 TACE 相比，DEBIRI-TACE 发生疼痛和其他不良反应，如恶心、呕吐的概率较高。患者通常在手术前一天入院，静注水化从生理盐水开始，速率为 100mL/h。在入院当天静脉输注 40mg 埃索美拉唑，术前 30 分钟给药，第二次给药是在术后第一天。术前 30 分钟静脉输注 0.25mg 帕洛诺司琼。在注射珠粒之前静脉注射 10mg 吗啡，然后在术后 6 小时第二次给药。其他药物包括化疗前 30 分钟静脉输注 20mg 地塞米松，化疗前 30 分钟静脉输注 8mg 昂丹司琼，化疗栓塞术后 6 小时再次静脉注射 8mg。于化疗前 6 小时静脉输液滴注抗生素与 1g 头孢唑啉，每 8 小时静脉滴注 500mg 灭滴灵（Pfizer）。直到患者被收治。药物列于表 8.1。

表 8.1　术前和术后用药：DEBIRI-TACE

第 0 天（TACE 前一天）	第 1 天（TACE 当天）	第 2 天（TACE 后一天）
艾美拉唑 40mg，IV	艾美拉唑 40mg，IV（TACE 前 30 分钟）	艾美拉唑 40mg，IV
静脉注射生理盐水 @100mL / h	静脉注射生理盐水 @100mL / h	静脉注射生理盐水 @100mL/h（直至足够人体摄入量）
	昂丹司琼 8mg，IV（TACE 前 30 分钟和手术后 6 小时）	昂丹司琼 8mg，IV，每 6 小时，视需要而定
	甲硝唑 500mg，每 8 小时静脉注射	甲硝唑 500mg，每隔 8 小时 IV（直到出院）
	术后氢吗啡酮镇痛	氢吗啡酮镇痛（根据需要）
	吗啡 10mg，IV（注射珠粒之前和手术后 6 小时）	
	地塞米松 20mg，IV（TACE 前 30 分钟）	
	帕洛诺司琼 0.25mg，IV（TACE 前 30 分钟）	
	头孢唑啉 1g，IV（术前预防性抗生素）	

缩写：DEBIRI，含伊立替康的药物洗脱珠粒；IV，静脉注射；PCA，患者自控镇痛；TACE，经肝动脉化疗栓塞术。

8.4.1 技术

DEBIRI-TACE 最初的导管置入技术和血管造影技术与传统 TACE 相同。在将微导管置入靶血管后开始进行栓塞。推荐按照 1mL/min 的速率注射珠粒 - 对比剂悬浮液。动脉内注射利多卡因（DEBIRI 给药结束前或接近结束时分别给予 4~10mL）已经显示可以减少术后疼痛并缩短住院时间[31]。重要的是要意识到，使用 DEBIRI 进行经导管治疗的目标是输送计划剂量的抗癌剂，不要堵塞血管。在一项多机构研究中，实现完全停滞是不良事件的独立预测因素，且使住院时间明显延长[31]。

在整个过程中保持前向血流是很重要的。在注射完全计划剂量之前，若在注射过程中观察到"接近停滞"（即对比剂在 2~5 次心跳内不清除），则应当停止注射，而不管实际输送的珠粒数量如何，以避免栓塞物质的反流。在输送 DEBIRI 后，不要注入任何种类的其他栓塞物质，即使全剂量输送后仍保持前向血流。

珠粒的经动脉输送以肝叶方式进行。在单叶病变患者中，计划进行两次肝叶治疗，每次加载 100mg 伊立替康，装在一瓶 100~300μm DC 珠中。确保肝酶已恢复至基线水平后，间隔 3~4 周重复治疗。对于患有双叶病变的患者，应计划进行四次肝叶治疗，每次治疗加载 100mg 伊立替康，装在一个 DC 珠瓶中，至少间隔 2 周。

8.4.2 DEBIRI-TACE 治疗结果

许多前瞻性试验表明，DEBIRI-TACE 在 hmCRC 中安全有效。Fiorentini 报道了一项囊括 74 例随机接受 DEBIRI（n=36）或全身化疗（FOLFIRI）（n=38）患者的前瞻性多中心双臂研究[32]。DEBIRI 组中肝脏完全缓解（CR）+ 部分反应（PR）的总反应率为 68.6%（n = 24），而全身治疗组为 20%（n=7）。DEBIRI 的中位生存期为 22 个月，FOLFIRI 为 15 个月。在 50 个月时，经 DEBIRI 治疗的患者的总生存期显著长于经 FOLFIRI 治疗的患者。DEBIRI 组的患者的无进展生存期为 7 个月，FOLFIRI 组为 4 个月。

Martin 等人报道了一项囊括 55 例接受 DEBIRI 治疗患者的前瞻性多中心单臂研究。进行了 99 次 DEBIRI 治疗，每名患者平均治疗 2 次（范围 1~5）[33]。6 个月和 12 个月时的应答率分别为 66% 和 75%。总体中位无进展生存期（PFS）为 11 个月，中位肝特异性 PFS 为 15 个月，中位总生存期为 19 个月。

Richardson 等人报道了五项观察性研究和一项随机对照试验（RCT）的全面综述，该试验描述了使用 DEBIRI 治疗 hmCRC（共 235 例）[34]。该系统评估的中位生存期为 15~25 个月。与 DEBIRI 相关的无病生存期有明显改善。应答率（CR+PR）为 36% ~78%。6 个月反应的患者表现出长达 12 个月的持续耐药。

Narayanan 等人报道了一项对 28 例患者进行 47 次 DEBIRI-TACE 治疗的回顾性研究。3 例（15%）患者完全缓解，6 例（30%）部分缓解，4 例（20%）病情稳定，7 例（35%）疾病进展；8 例患者无 CT 扫描[35]。从确诊肝转移至初始 DEBIRI

治疗的中位生存期为 19.6 个月。第一次治疗的中位生存期为 13.3 个月。

8.4.3 动脉内化疗栓塞术后管理与随访

常规 TACE 的术后管理和随访与 DEBIRI-TACE 相同。患者手术后住院一晚。在住院期间维持静脉补液、镇痛,静脉输注止吐剂和抗生素。一旦摄入足够液体,患者就可以出院,不再需要非肠道麻醉镇痛。平均住院时间为 1~2 天。患者出院后服用口服抗生素 5 天,有必要给予止吐药和口服镇痛药。术后 1 个月患者至介入放射科门诊进行断层影像和实验室评估。如果需要多个疗程,则不需要对肝脏进行成像,直到全部肿瘤得到治疗。每 3 个月随访一次,对于发生肝内复发的患者应进行再次治疗。

8.5 结直肠癌肝转移的放射栓塞

8.5.1 引言

正常肝组织对辐射耐受差,限制了应用外照射治疗肝转移癌。它也表明对弥漫性肝转移癌患者应用外照射治疗不能改善其生存期[36]。放射栓塞术的目的是为靶肿瘤提供高剂量辐射,同时限制正常肝脏的剂量。可通过动脉内注射携带高能辐射源(^{90}Y, 0.97MeV)的微球来实现。这些微球被困在毛细血管床中,并在有限的时间(^{90}Y 的半衰期为 64.2 小时)内向周围组织(平均组织穿透 2.5mm,最大 11mm)输送高剂量的辐射(100~1000Gy)。近 10

年来,越来越多的证据支持对 hmCRC 使用放射栓塞术。

在美国,有两种类型的放射性微球。一种由生物相容性树脂制成 (SIR-Spheres, Sirtex Medical Inc.),另一种由玻璃制成 (TheraSphere,Nordion Inc.)。美国食品和药物管理局(FDA)对树脂微球体进行了全面的市场批准,用于治疗不可切除的 hmCRC[37]。对于治疗不可切除的肝细胞癌,玻璃微球在 FDA 具有人道主义器械豁免 [38]。

8.5.2 适应证

在被考虑用于放射栓塞之前,患者应该具有经 CT 或 MRI 证实的不适合手术切除或消融的肝转移瘤 [39]。理想的候选人为仅有肝转移或主要为肝转移的患者 [40]。患者的 ECOG 评分≤2 且预期寿命在 12 周以上时考虑进行治疗。一般来说,候选人不应仅根据年龄排除 [39]。

8.5.3 禁忌证

存在显著的血管分流是放疗栓塞术的禁忌证。20% 以上的动静脉瘘患者的微球可通过肝毛细血管床进入肺,导致单次给药肺总剂量超过 30Gy 或多次给药肺总剂量为 50Gy,被排除在治疗之外。通过 ^{99m}Tc 大颗粒白蛋白(^{99m}Tc-MAA)研究评估肺分流,将在本章的其他部分进行描述。类似的,无法将肝动脉与胃和小肠分支安全隔离是另一个禁忌证 [39]。充足的肝脏储备是放疗栓塞术的重要先决条件。对于存在腹水或肝功能异常的结直肠癌肝转移性疾病;白蛋

白水平 ≤ 3g/dL 或总胆红素 >2mg/dL 是肝储备不足的指标。其他相关禁忌证见下文[39]。

8.5.4 放疗栓塞的相对禁忌证

- 门静脉受累。
- 曾行肝脏放射治疗。
- 肿瘤负担过大,肝功能储备有限。
- 异常器官或骨髓功能如下：
  ○ 白细胞 <2500/μL。
  ○ 绝对嗜中性粒细胞计数 <1500/μL。
  ○ 血小板 <60 000/μL。
  ○ 天冬氨酸氨基转移酶(AST)/ 丙氨酸氨基转移酶(ALT)> 正常上限的 5 倍。
  ○ 总胆红素水平升高 >2mg/dL。
  ○ 血清白蛋白 <3g/dL。
  ○ 肌酐 >2.5mg/dL。

8.5.5 术前处理

患者最初在介入放射科门诊进行了详细评估,包括病史和身体检查、实验室评估和横断面成像。实验室检查包括肝功能检查(LFT)、CBC、凝血参数和代谢情况。所有患者均行三期 CT 或对比增强 MRI。对肿瘤和非肿瘤体积、门静脉通畅情况以及肝外疾病程度进行影像学评估。下一阶段治疗的主要目的是详细评估肝血管系统。然后将肝动脉树骨架化,以防止胃肠道的非靶向栓塞。最后,使用 99mTc-MAA 闪烁扫描量化肺的分流量。

第二阶段的研究开始于细致的血管造影术,其绘制了提供肿瘤的肝血管系统,以及任何可能携带微球远离肝脏到达胃、十二指肠或胆囊的血管。首先,行主动脉造影术识别供应肿瘤的肝外分支。通常分支血管包括右下膈和右侧 T8 至 T11 肋间动脉[41, 42]。一旦确定,用线圈或大颗粒栓塞这些血管。栓塞的目的不是诱导肿瘤缺血,而是恢复肝内动脉供血,以便在治疗期间可以将 90Y 颗粒递送至肿瘤内[42]。然后经置于肝动脉中的导管进行血管造影,以仔细识别可能提供肝外实质的分支。许多学者建议对胃十二指肠和右胃分支进行常规栓塞,除非计划的选择性栓塞部位距离这些血管的起源过远[43]。胆囊动脉栓塞在放疗栓塞术治疗实施前已被证明是安全有效的[44]。其他因预防非靶向栓塞而需要栓塞分支包括十二指肠上动脉、胰十二指肠动脉和镰状动脉[43]。若对比增强锥束 CT 的导管尖端在预期的治疗位置,对于确认肝动脉骨架化的完整性是有价值的。CT 还能更好地了解 90Y 微球的分布情况[43]。

完成预防性栓塞后,置于计划的微球传送部位的导管经动脉给予 200~400MBq 的 99mTc-MAA。由于 99mTc-MAA 颗粒的尺寸类似 90Y,假设两者分布是相同的,这个假设用于评估内脏和肺动脉分流。肺分流次数(LSF)定义为从肝脏到肺脏的微球分数 [即肺计数 /（肺计数 + 肝计数)]。 LSF 由平面闪烁扫描计算。如果 LSF 值偏高,则应适当地减少给药的总剂量。高达 20% 的肝细胞癌患者和 5% 以下的肝转移患者肺分流分数可能 > 20%[40]。患者还可进行单光子发射 CT(SPECT)

成像，以评估可能的肝内沉积和预测肝内微球分布。重要的是将血管造影结果与99mTc-MAA 扫描结果相关联，因为胃肠道与肝脏的近似可能会使核医学扫描结果复杂化[45]。

8.5.6 剂量计算

SIR 球剂量计算基于全肝灌注。计算方法为全肝 GBq 活性乘以目标体积与全肝体积的比值。最广泛使用的方法是基于体表面积（BSA），其计算如下[46]：

公式 8.1：

$A = (BSA-0.2) + （肿瘤负荷的百分比）。$

其中 A 是 GBq 中的活性，BSA 是体表面积（m^2），肿瘤负荷的百分比是肿瘤所累及的肝脏的比例[46]。根据制造商的说明，为了尽量减少放射性肺炎的风险，当 LSF 为 10%~20% 时应考虑减少剂量，当 LSF> 20% 时不应进行放疗栓塞术[37]。

TheraSphere 的剂量计算基于待治疗肝脏的重量。以立方厘米表示的肝脏体积是通过软件进行三维重建计算的。该值用于计算灌注的肝脏组织的质量，以克为单位，乘以 1.03mg/mL。假定给予肝脏（A）靶体积的微球分布均匀，使用以下公式计算 GBq 活性[46]：

$A = D \times m / 50$，其中 D 为施用的剂量 (Gy)，m 为质量（kg）。

治疗的剂量还取决于治疗后的小瓶中的残留活性（R）百分比和使用 99mTc-MAA 扫描预先计算的 LSF。使用以下公式计算[46]：

公式 8.2：

$$D = A \times 50 \times (1-LSF) \times \frac{(1-R)}{m}$$

8.5.7 技术

关于 90Y 给药的剂量测定和技术的更多细节，请参阅第 6 章 "放疗栓塞技术" 内容。

8.5.8 术后管理与随访评估

大多数中心的患者在手术当天出院。患者应用质子泵抑制剂（用于预防胃溃疡）、止吐剂和口服止痛剂。许多中心通过皮质类固醇阶梯式减量过程来最小化血管栓塞综合征[43]。放射性栓塞综合征通常是轻度的，发生于约 50% 的患者[47]。症状包括疲劳、腹部不适、持续长达 2 周的厌食症。术后随访 2~4 周。实验室随访包括 CBC、LFT、凝血参数和 CEA 水平。术后第 2、4、8 和 12 周重复测试[43]。

患者术后行临床观察，影像学研究在评估反应方面至关重要。推荐使用正电子发射断层扫描（PET）扫描 6~12 周[48]。在治疗后 6~12 周进行 CT 扫描，然后头一年每 3 个月进行一次 CT 扫描。如果 1 年没有复发迹象，每 6 个月进行一次扫描，持续 5 年[48]。改进的 RECIST 标准用于评估反应。

8.5.9 副作用与并发症

放射性栓塞综合征（PRS）通常是轻度的，包括以下症状：疲劳、恶心、呕吐、厌食、发烧、腹部不适和恶病质。发病率为 20%~55%，通常不需要住院治疗[47]。给予患者阶梯式减量的类固醇口服止痛剂和止吐剂进行治疗。

放射性栓塞术引起的肝脏疾病（REILD）的发生率高达 4%[49]。在没有疾病进展的情况下，通常表现为治疗后 1~2 个月发生腹水和（或）黄疸的肝功能检查异常。REILD 由正常肝实质暴露于高剂量辐射引起，最常见于预先有肝功能异常和曾接触多种全身化疗药物的患者[50]。

放射性栓塞术后胆道后遗症发生率 <10%[51]。这些并发症可能源自治疗对胆道结构的栓塞或放射效应。大多数胆道并发症没有临床表现。需要手术的放射性胆囊炎的发生率 <1%[47]。采用标准剂量学模型，放射性肺炎的发生率 <1%。它表现为限制性通气功能障碍。类固醇可能在治疗中起作用[52]。

如果使用适当的技术，胃肠道溃疡的发生率 <5%[47]。胃肠道溃疡继发于胃肠道非靶向栓塞。对血管解剖学和肝血管骨架化的仔细预处理评估对于预防这种并发症至关重要。与在黏膜表面发生的正常溃疡不同，^{90}Y 引起的溃疡来自浆膜表面，这使得它们难以治疗。非治愈性溃疡可能需要手术。淋巴细胞减少是 ^{90}Y 治疗的另一种并发症。淋巴细胞对射线非常敏感，大多数患者的淋巴细胞可减少 25% 以上。然而，文献中没有关于机会性感染的报道[53]。

8.5.10　结果数据

对三项针对 mCRC 进行放射性栓塞术的随机对照试验进行归纳[54, 55, 56]。目前关于 mCRC 放射性栓塞术的现有文献呈多样化，主要包括在应用或不应用全身化疗的情况下获得的观察性队列研究。Gray 等人进行了一项随机对照试验，比较了伴或不伴 ^{90}Y 的放射性栓塞术的氟尿苷动脉输液泵植入术的情况。放射性栓塞术组的中位疾病进展时间显著延长（9.7 个月比 15.9 个月）。联合治疗组的 1 年、2 年和 3 年生存率分别为 72%、39% 和 17%，总生存率优于前者，而单独行肝动脉灌注化疗组的生存率分别为 68%、29% 和 6.5%[54]。同组作者进行了另一项小型随机对照试验，比较了晚期结直肠肝转移患者接受全身 5-FU 化疗伴或不伴额外放疗栓塞术的情况。在接受联合治疗的患者中，21 例患者的进展期（18.6 个月比 3.6 个月）和中位生存期（29.4 个月比 12.8 个月）显著延长[55]。

最新的随机对照试验由 Hendlisz 等人进行，他们比较了 46 例无法切除的、化疗难治性的局限性肝转移的结直肠癌患者联用 5-FU 放射性栓塞术和单独持续静脉输注 5-FU 的疗效。主要终点是肝进展的时间，联合治疗效果更好（2.1 个月比 4.5 个月）。联合治疗的中位总生存期也较好，但其差异无统计学意义（10 个月比 7.3 个月；P=0.80）[56]。其他研究对象均为前瞻性或回顾性队列研究，总结见表 8.2。

表 8.2　研究评估 ^{90}Y 放射栓塞在结直肠癌肝转移中的结果

文献和年份	患者数量	研究设计	反应				中位生存期（月）	无进展生存期（月）
			完全	部分	疾病稳定	疾病进展		
Seidensticker 等人，2012[57]	20	回顾	1	41	17	38	8.3	5.5
Nace 等人，2011[58]	29	回顾	0	13	64	23	10.2	NR
Chua 等人，2011[59]	140	回顾	1	31	31	37	9	NR
Hendlisz 等人，2010[56]	46	RCT	0	10	80	10	10	4.5
Cosimelli 等人，2010[60]	50	预期	2	24	26	48	12.6	3.7
Cianni 等人，2009[61]	41	回顾	5	41	34	20	12	9.3
Mulcahy 等人，2009[62]	72	预期	0	40	45	15	14.5	NR
van Hazel 等人，2009[63]	25	预期	0	48	39	13	12.2	6
Jakobs 等人，2008[64]	41	回顾	0	19	70	11	10.5	NR
Stubbs 等人，2006[65]	100	回顾	1	73	20	6	11	NR
Kennedy 等人，2006[66]	208	回顾	0	36	55	10	10.5	NR
Mancini 等人，2006[67]	35	回顾	0	36	55	13	NR	NR
Lim 等人，2005[68]	32	回顾	0	31	28	41	NR	NR
Lewandowski 等人，2005[69]	27	预期	0	35	52	13	9.3	NR
van Hazel 等人，2004[55]	21	RCT	0	91	9	0	29.4	18.6
Gray 等人，2001[54]	35	RCT	6	40	37	9	15.9	NR

缩写：NR，未报道；RCT，随机对照试验。

要点

- 多学科方法确保了 hmCRC 的最佳效果。病例应在由介入放射科医生、肿瘤学家、诊断放射科医生、肝病学专家和结直肠 / 肝外科医生组成的多学科肿瘤组中讨论。

- 患者在治疗前应于介入放射科门诊就诊，进行详细的病史和身体检查以及实验室和影像学检查。

- 影像学检查数据应包括最近三期 CT 或 MRI 和 PET 扫描。

- 理想的患者应仅有肝转移或主要为肝转移，并具有足够的肝脏储备和体力状态。

- 强调动脉内肝脏的姑息性治疗是非常重要的。患者和医生应就实际治疗目标达成一致。

- 对于 DEBIRI-TACE，在单叶疾病中，应进行两次大叶治疗，每次给予 100mg 伊立替康；在双叶疾病中，应该进行四项大叶治疗，每个叶片给予两次 100mg 的伊立替康。每次治疗应间隔 3~4 周。

- 患者应在介入放射科门诊进行影像学检查随访。

- 根据患者的反应和耐受性计划重复治疗。

（陈圣群 译 王宏亮 校）

参考文献

[1] Engstrom PF, Arnoletti JP, Benson AB, III et al. National Comprehensive Cancer Network. NCCN Clinical Practice Guidelines in Oncology: colon cancer. J Natl Compr Canc Netw 2009; 7(8): 778–831

[2] Steinberg SM, Barkin JS, Kaplan RS, Stablein DM. Prognostic indicators of colon tumors. The Gastrointestinal Tumor Study Group experience. Cancer 1986; 57(9): 1866–1870

[3] Chafai N, Chan CL, Bokey EL, Dent OF, Sinclair G, Chapuis PH. What factors influence survival in patients with unresected synchronous liver metastases after resection of colorectal cancer? Colorectal Dis 2005; 7(2): 176–181

[4] Stat Fact Sheets SEER. Colon and Rectum Cancer. seer.cancer.gov/statfacts/html/colorect/html. Accessed August 3, 2014

[5] Frankel TL, D'Angelica MI. Hepatic resection for colorectal metastases. J Surg Oncol 2014; 109(1): 2–7

[6] Tan MC, Butte JM, Gonen M et al. Prognostic significance of early recurrence: a conditional survival analysis in patients with resected colorectal liver metastasis. HPB (Oxford) 2013; 15(10): 803–813

[7] Macedo LT, da Costa Lima AB, Sasse AD. Addition of bevacizumab to first-line chemotherapy in advanced colorectal cancer: a systematic review and meta-analysis, with emphasis on chemotherapy subgroups. BMC Cancer 2012; 12: 89

[8] Köhne CH, Lenz HJ. Chemotherapy with targeted agents for the treatment of metastatic colorectal cancer. Oncologist 2009; 14(5): 478–488

[9] Nakamura H, Hashimoto T, Oi H, Sawada S. Transcatheter oily chemoembolization of hepatocellular carcinoma. Radiology 1989; 170(3 Pt 1): 783–786

[10] Sasaki Y, Imaoka S, Kasugai H et al. A new approach to chemoembolization therapy for hepatoma using ethiodized oil, cisplatin, and gelatin sponge. Cancer 1987; 60(6): 1194–1203

[11] Konno T. Targeting cancer chemotherapeutic agents by use of lipiodol contrast medium. Cancer 1990; 66(9): 1897–1903

[12] Egawa H, Maki A, Mori K et al. Effects of intra-arterial chemotherapy with a new lipophilic anticancer agent, estradiol-chlorambucil (KM2210), dissolved in lipiodol on experimental liver tumor in rats. J Surg Oncol 1990; 44(2): 109–114

[13] Kruskal JB, Hlatky L, Hahnfeldt P, Teramoto K, Stokes KR, Clouse ME. In vivo and in vitro analysis of the effectiveness of doxorubicin combined with temporary arterial occlusion in liver tumors. J Vasc Interv Radiol 1993; 4(6): 741–747

[14] Mahnken AH, Pereira PL, de Baère T. Interventional oncologic approaches to liver metastases. Radiology 2013; 266 (2): 407–430

[15] Pentecost MJ, Daniels JR, Teitelbaum GP, Stanley P. Hepatic chemoembolization: safety with portal vein thrombosis. J Vasc Interv Radiol 1993; 4(3): 347–351

[16] Kim W, Clark TW, Baum RA, Soulen MC. Risk factors for liver abscess formation after hepatic chemoembolization. J Vasc Interv Radiol 2001; 12(8): 965–968

[17] Vogl TJ, Gruber T, Balzer JO, Eichler K, Hammerstingl R, Zangos S. Repeated transarterial chemoembolization in the treatment of liver metastases of colorectal cancer: prospective study. Radiology 2009; 250(1): 281–289

[18] Solomon B, Soulen MC, Baum RA, Haskal ZJ, Shlansky-Goldberg RD, Cope C. Chemoembolization of hepatocellular carcinoma with cisplatin, doxorubicin, mitomycin-C, ethiodol, and polyvinyl alcohol: prospective evaluation of response and survival in a U.S. population. J Vasc Interv Radiol 1999; 10(6): 793–798

[19] Gaba RC. Chemoembolization practice patterns and technical methods among interventional radiologists: results of an online survey. Am J Roentgenol 2012; 198(3): 692–699

[20] Liu DM, Salem R, Bui JT et al. Angiographic considerations in patients undergoing liver-directed therapy. J Vasc Interv Radiol 2005; 16(7): 911–935

[21] Iwazawa J, Ohue S, Hashimoto N, Muramoto O, Mitani T. Survival after C-arm CT-assisted chemoembolization of unresectable hepatocellular carcinoma. Eur J Radiol 2012; 81 (12): 3985–3992

[22] Borner M, Castiglione M, Triller J et al. Considerable side effects of chemoembolization for colorectal carcinoma metastatic to the liver. Ann Oncol 1992; 3(2): 113–115

[23] Yu JS, Kim KW, Jeong MG, Lee DH, Park MS, Yoon SW. Predisposing factors of bile duct injury after transcatheter arterial chemoembolization (TACE) for hepatic malignancy. Cardiovasc Intervent Radiol 2002; 25(4): 270–274

[24] Kim HK, Chung YH, Song BC et al. Ischemic bile duct injury as a serious complication after transarterial chemoembolization in patients with hepatocellular carcinoma. J Clin Gastroenterol 2001; 32(5): 423–427

[25] Leung DA, Goin JE, Sickles C, Raskay BJ, Soulen MC. Determinants of postembolization syndrome after hepatic chemoembolization. J Vasc Interv Radiol 2001; 12(3): 321–326

[26] Brown DB, Cardella JF, Sacks D et al. SIR Standards of Practice Committee. Quality improvement guidelines for transhepatic arterial chemoembolization, embolization, and chemotherapeutic infusion for hepatic malignancy. J Vasc Interv Radiol 2009; 20(7) Suppl: S219–S226, 226.e1–226.e10

[27] Vogl TJ, Jost A, Nour-Eldin NA, Mack MG, Zangos S, Naguib NN. Repeated transarterial chemoembolisation using different chemotherapeutic drug combinations followed by MR-guided laser-induced thermotherapy in patients with liver metastases of colorectal carcinoma. Br J Cancer 2012; 106 (7): 1274–1279

[28] Albert M, Kiefer MV, Sun W et al. Chemoembolization of colorectal liver metastases with cisplatin, doxorubicin, mitomycin C, ethiodol, and polyvinyl alcohol. Cancer 2011; 117 (2): 343–352

[29] Lewis AL, Gonzalez MV, Leppard SW et al. Doxorubicin eluting beads - 1: effects of drug loading on bead characteristics and drug distribution. J Mater Sci Mater Med 2007; 18(9): 1691–1699

[30] Jones RP, Dunne D, Sutton P et al. Segmental and lobar administration of drug-eluting beads delivering irinotecan leads to tumour destruction: a case-control series. HPB (Oxford) 2013; 15(1): 71–77

[31] Martin RC, Howard J, Tomalty D et al. Toxicity of irinotecan-eluting beads in the treatment of hepatic malignancies: results of a multi-institutional registry. Cardiovasc Intervent Radiol 2010; 33(5): 960–966

[32] Fiorentini G, Aliberti C, Tilli M et al. Intra-arterial infusion of irinotecan-loaded drug-eluting beads (DEBIRI) versus intravenous therapy (FOLFIRI) for hepatic metastases from colorectal cancer: final results of a phase III study. Anticancer Res 2012; 32(4): 1387–1395

[33] Martin RC, Joshi J, Robbins K et al. Hepatic intra-arterial injection of drug-eluting bead, irinotecan (DEBIRI) in unresectable colorectal liver metastases refractory to systemic chemotherapy: results of multi-institutional study. Ann Surg Oncol 2011; 18(1): 192–198

[34] Richardson AJ, Laurence JM, Lam VW. Transarterial chemoembolization with irinotecan beads in the treatment of colorectal liver metastases: systematic review. J Vasc Interv Radiol 2013; 24(8): 1209–1217

[35] Narayanan G, Barbery K, Suthar R, Guerrero G, Arora G. Transarterial chemoembolization using DEBIRI for treatment of hepatic metastases from colorectal cancer. Anticancer Res 2013; 33(5): 2077–2083

[36] Russell AH, Clyde C, Wasserman TH, Turner SS, Rotman M. Accelerated hyperfractionated hepatic irradiation in the ma-

nagement of patients with liver metastases: results of the RTOG dose escalating protocol. Int J Radiat Oncol Biol Phys 1993; 27(1): 117–123

[37] SIRTeX Medical. SIR-Spheres Yttrium-90 microspheres package insert O. http://www.sirtex.com/files/SSL-US-09.pdf. Accessed August 2, 2014

[38] BTG. TheraSphere Yttrium-90 microspheres package insert, US ed. http://www.therasphere.com/physicians-package-insert/package-insert-us.pdf. Accessed August 2, 2014

[39] Coldwell D, Sangro B, Wasan H, Salem R, Kennedy A. General selection criteria of patients for radioembolization of liver tumors: an international working group report. Am J Clin Oncol 2011; 34(3): 337–341

[40] Kennedy A, Nag S, Salem R et al. Recommendations for radioembolization of hepatic malignancies using yttrium-90 microsphere brachytherapy: a consensus panel report from the radioembolization brachytherapy oncology consortium. Int J Radiat Oncol Biol Phys 2007; 68(1): 13–23

[41] Abdelmaksoud MH, Louie JD, Kothary N et al. Consolidation of hepatic arterial inflow by embolization of variant hepatic arteries in preparation for yttrium-90 radioembolization. J Vasc Interv Radiol 2011; 22(10): 1364–1371.e1

[42] Abdelmaksoud MH, Louie JD, Kothary N et al. Embolization of parasitized extrahepatic arteries to reestablish intrahepatic arterial supply to tumors before yttrium-90 radioembolization. J Vasc Interv Radiol 2011; 22(10): 1355–1362

[43] Wang DS, Louie JD, Sze DY. Intra-arterial therapies for metastatic colorectal cancer. Semin Intervent Radiol 2013; 30(1): 12–20

[44] McWilliams JP, Kee ST, Loh CT, Lee EW, Liu DM. Prophylactic embolization of the cystic artery before radioembolization: feasibility, safety, and outcomes. Cardiovasc Intervent Radiol 2011; 34(4): 786–792

[45] Ahmadzadehfar H, Sabet A, Biermann K et al. The significance of 99mTc-MAA SPECT/CT liver perfusion imaging in treatment planning for 90Y-microsphere selective internal radiation treatment. J Nucl Med 2010; 51(8): 1206–1212

[46] Memon K, Lewandowski RJ, Kulik L, Riaz A, Mulcahy MF, Salem R. Radioembolization for primary and metastatic liver cancer. Semin Radiat Oncol 2011; 21(4): 294–302

[47] Riaz A, Lewandowski RJ, Kulik LM et al. Complications following radioembolization with yttrium-90 microspheres: a comprehensive literature review. J Vasc Interv Radiol 2009; 20(9): 1121–1130, quiz 1131

[48] Kennedy A, Coldwell D, Sangro B, Wasan H, Salem R. Radioembolization for the treatment of liver tumors general principles. Am J Clin Oncol 2012; 35(1): 91–99

[49] Kennedy AS, McNeillie P, Dezarn WA et al. Treatment parameters and outcome in 680 treatments of internal radiation with resin 90Y-microspheres for unresectable hepatic tumors. Int J Radiat Oncol Biol Phys 2009; 74(5): 1494–1500

[50] Sangro B, Gil-Alzugaray B, Rodriguez J et al. Liver disease induced by radioembolization of liver tumors: description and possible risk factors. Cancer 2008; 112(7): 1538–1546

[51] Ng SS, Yu SC, Lai PB, Lau WY. Biliary complications associated with selective internal radiation (SIR) therapy for unresectable liver malignancies. Dig Dis Sci 2008; 53(10): 2813–2817

[52] Salem R, Parikh P, Atassi B et al. Incidence of radiation pneumonitis after hepatic intra-arterial radiotherapy with yttrium-90 microspheres assuming uniform lung distribution. Am J Clin Oncol 2008; 31(5): 431–438

[53] Salem R, Lewandowski RJ, Atassi B et al. Treatment of unresectable hepatocellular carcinoma with use of 90Y microspheres (TheraSphere): safety, tumor response, and survival.

J Vasc Interv Radiol 2005; 16(12): 1627–1639

[54] Gray B, Van Hazel G, Hope M et al. Randomised trial of SIR-Spheres plus chemotherapy vs. chemotherapy alone for treating patients with liver metastases from primary large bowel cancer. Ann Oncol 2001; 12(12): 1711–1720

[55] Van Hazel G, Blackwell A, Anderson J et al. Randomised phase 2 trial of SIR-Spheres plus fluorouracil/leucovorin chemotherapy versus fluorouracil/leucovorin chemotherapy alone in advanced colorectal cancer. J Surg Oncol 2004; 88(2): 78–85

[56] Hendlisz A, Van den Eynde M, Peeters M et al. Phase III trial comparing protracted intravenous fluorouracil infusion alone or with yttrium-90 resin microspheres radioembolization for liver-limited metastatic colorectal cancer refractory to standard chemotherapy. J Clin Oncol 2010; 28(23): 3687–3694

[57] Seidensticker R, Denecke T, Kraus P et al. Matched-pair comparison of radioembolization plus best supportive care versus best supportive care alone for chemotherapy refractory liver-dominant colorectal metastases. Cardiovasc Intervent Radiol 2012; 35(5): 1066–1073

[58] Nace GW, Steel JL, Amesur N et al. Yttrium-90 radioembolization for colorectal cancer liver metastases: a single institution experience. Int J Surg Oncol 2011; 2011: 571261

[59] Chua TC, Bester L, Saxena A, Morris DL. Radioembolization and systemic chemotherapy improves response and survival for unresectable colorectal liver metastases. J Cancer Res Clin Oncol 2011; 137(5): 865–873

[60] Cosimelli M, Golfieri R, Cagol PP et al. Italian Society of Locoregional Therapies in Oncology (SITILO). Multi-centre phase II clinical trial of yttrium-90 resin microspheres alone in unresectable, chemotherapy refractory colorectal liver metastases. Br J Cancer 2010; 103(3): 324–331

[61] Cianni R, Urigo C, Notarianni E et al. Selective internal radiation therapy with SIR-spheres for the treatment of unresectable colorectal hepatic metastases. Cardiovasc Intervent Radiol 2009; 32(6): 1179–1186

[62] Mulcahy MF, Lewandowski RJ, Ibrahim SM et al. Radioembolization of colorectal hepatic metastases using yttrium-90

microspheres. Cancer 2009; 115(9): 1849–1858

[63] van Hazel GA, Pavlakis N, Goldstein D et al. Treatment of fluorouracil-refractory patients with liver metastases from colorectal cancer by using yttrium-90 resin microspheres plus concomitant systemic irinotecan chemotherapy. J Clin Oncol 2009; 27(25): 4089–4095

[64] Jakobs TF, Hoffmann RT, Dehm K et al. Hepatic yttrium-90 radioembolization of chemotherapy-refractory colorectal cancer liver metastases. J Vasc Interv Radiol 2008; 19(8): 1187–1195

[65] Stubbs RS, O'Brien I, Correia MM. Selective internal radiation therapy with 90Y microspheres for colorectal liver metastases: single-centre experience with 100 patients. ANZ J Surg 2006; 76(8): 696–703

[66] Kennedy AS, Coldwell D, Nutting C et al. Resin 90Y-microsphere brachytherapy for unresectable colorectal liver metastases: modern USA experience. Int J Radiat Oncol Biol Phys 2006; 65(2): 412–425

[67] Mancini R, Carpanese L, Sciuto R et al. Italian Society of Locoregional Therapies in Oncology. A multicentric phase II clinical trial on intra-arterial hepatic radiotherapy with 90yttrium SIR-spheres in unresectable, colorectal liver metastases refractory to i.v. chemotherapy: preliminary results on toxicity and response rates. In Vivo 2006; 20(6A) 6a: 711–714

[68] Lim L, Gibbs P, Yip D et al. A prospective evaluation of treatment with Selective Internal Radiation Therapy (SIR-spheres) in patients with unresectable liver metastases from colorectal cancer previously treated with 5-FU based chemotherapy. BMC Cancer 2005; 5: 132

[69] Lewandowski RJ, Thurston KG, Goin JE et al. 90Y microsphere (TheraSphere) treatment for unresectable colorectal cancer metastases of the liver: response to treatment at targeted doses of 135–150 Gy as measured by [18F]fluorodeoxyglucose positron emission tomography and computed tomographic imaging. J Vasc Interv Radiol 2005; 16(12): 1641–1651

第9章 类癌和神经内分泌肿瘤：动脉内治疗

Elena N. Petre, Karen Brown, Constantinos Sofocleous

9.1 引言

神经内分泌肿瘤（NET）很罕见，通常生长缓慢，仅当发生转移时才被发现，最常见的累及部位是肝脏[1、2、3]。2004 年，在美国所有恶性肿瘤中 NET 的发病率占 1.25%，随后每年以 3% ~10% 的速率增加。这些肿瘤可以分为功能性的或非功能性的，其 5 年特异性生存率为 70% 至 95%。如果是功能性的肿瘤，可分泌多种血管活性或激素物质，例如 5- 羟色胺、胰高血糖素、胃泌素或胰岛素。功能性 NET 发生肝转移后，将伴随激素释放到体循环中，导致一系列症状，如面色潮红、高血压、腹泻和电解质紊乱等，称为类癌综合征。类癌综合征症状显著且对患者的生活质量产生影响，有这些症状的患者常需要药物控制。非功能性 NET 肝转移首先在患者行其他部位影像学检查时偶然发现，或是在患者产生如疼痛、不适、呼吸困难等与肿物体积增大有关的症状时才被发现，此时疾病通常已经发展到晚期。

据报道，经筛选适合行手术切除的

NET 肝转移瘤患者的生存率与其他肝转移瘤（如大肠腺癌）患者相似，5 年生存率为 60% ~80%[5-9]。不幸的是，只有 <10% 的初诊患者可以行手术切除[10-13]。对于未经治疗的患者，5 年生存率为 17% ~54%[14]。对于不适合手术的患者，可以应用肿瘤代谢物拮抗药、非手术靶向疗法进行治疗，或联合上述治疗方式[1-3，10-16]。生长抑素类似物（SSA）是细胞生长抑制剂，能控制 NET 患者的激素症状，由于超过 80% 的患者表达生长抑素受体，因此长效 SSA 对 NET 有相对较好的治疗效果[17]。最近一项囊括 146 例接受 SSA 治疗的中肠 NET 患者的回顾性研究报道了患者的 5 年总生存率为 75%[18]。不幸的是，随着疾病的发展，SSA 疗法治疗患者的有效率下降。在这一阶段，经动脉疗法 [肝动脉栓塞术（HAE）、动脉化疗栓塞（TACE）和放射栓塞（RAE）] 可作为治疗功能性和非功能性 NET 患者的一种手段，能够缓解患者的临床症状[19-27]。

NET 转移灶约 90% 的血供来自肝动脉，而正常肝实质的营养供应主要源自门静脉系统。因此，经动脉疗法（TAT）可以选择性治疗肿瘤，同时保留正常器官的血液供应[28, 29]。1983 年，Moertel 证实，单行肝动脉结扎治疗对 80% 的类癌综合征患者有效[11]。单行使用颗粒的 HAE，使用直径足够小的球形栓塞剂（颗粒）到达肿瘤供血血管并将其阻塞，选择性地使肿瘤发生缺血坏死，从而达到治疗目的[28, 29, 30]。TACE 联合 HAE 是基于栓塞诱导缺血的肿瘤对化疗药物敏感的理论，将高浓度化疗药物递送至目标血管，可延长化疗药物在肿瘤中的停留时间，并且使全身影响最小。药物洗脱珠经动脉化疗栓塞术（DEB-TACE）作为一种化疗栓塞的形式，近年来频繁被使用，其将蒽环类药物（如阿霉素）加载在栓塞微球上，虽然阿霉素的抗 NET 作用尚未被证实，但微球作为直接药物载体会有更好的药物释放曲线[32,33,34]。遗憾的是，有研究发现，DEB-TACE 治疗转移性 NET 的并发症发生率较高[35, 36]；我们不使用也不推荐将 DEB-TACE 治疗作为转移性 NET 患者的常规治疗方式。放射性栓塞术是将 ^{90}Y 微球输送至目标肿瘤进行靶向放射治疗。它不是栓塞治疗，而是一种局部肿瘤内放疗的方法。

到目前为止，还没有治疗肝转移性 NET 的有效的系统疗法，外照射对弥漫性肝转移没有效果；因此 TAT 成为主要的治疗方法。但是由于肿瘤的原发部位和分级不同，适合此类患者的治疗方法也并不局限于 TAT 治疗。原发于胰腺的神经内分泌肿瘤称为胰腺神经内分泌肿瘤（pNET），而发生在胰腺外部的肿瘤（通常在消化道中）被称为类癌。应根据肿瘤的分化程度和级别进一步分类。由于具有侵袭性，分化不良的高级别肿瘤通常采用铂类治疗，因此肿瘤组织学检查很重要，如果术前未获得组织病理，应在开始首次 TAT 治疗前进行活检。

9.2 适应证

基于 NET 肝转移瘤的"富血管"性和肝脏的双重血供特点，对于不可手术切除的患者，TAT 可用于缓解症状，并有望提高患者的存活率[19-27,30,37-50]。栓塞术的适应证包括：肝外病变稳定或不存在肝外疾病但肝转移瘤进展迅速；经 SSA 治疗仍有进展的肝转移瘤（图 9.1）；患者症状与肝肿瘤体积或激素过多有关，SSA 治疗效果不佳。相比不进行治疗的患者，TAT 可以使这类患者的存活时间延长[1, 52]。对于相对较小（<5cm）的孤立性病变或不超过 3 个 NET 转移病灶的情况，TAT 结合射频消融术或其他消融技术可以使肿瘤坏死面积最大化并改善疾病的局部症状[25]。

在少数情况下，栓塞术可以治疗大占位肝肿瘤患者，其原理是通过栓塞手术缩小肿瘤体积，减少肿瘤负荷，使先前不能进行手术的患者可以行外科手术[1]，或者使对栓塞治疗敏感的患者的原发性肿瘤病灶可以手术切除（图 9.2）。更常见的治疗方案是（至少在我们机构是这么做的），对于巨大体积的肝转移瘤患者，在栓塞术前通常可以先对患者进行外科手术，再用 HAE 处理余下的较小体积的转移灶（图 9.3）。

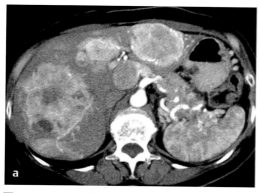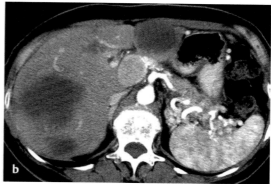

图 9.1　经 SSA 治疗后病灶仍进展且对化疗不敏感的患者,进行了左肝和右肝动脉栓塞术。(a)术前 CT 影像和(b)术后 3 个月的 CT 影像。

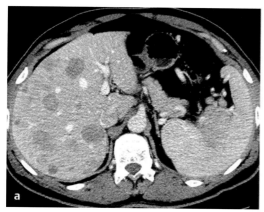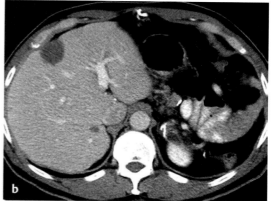

图 9.2　该患者对栓塞治疗反应较好,术后外科医生切除了胰尾的原发性肿瘤。(a)术前 CT 图像和(b)术后 10 个月的 CT 图像。注意图(b)中胰尾与脾缺失。

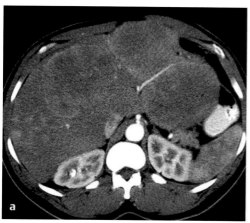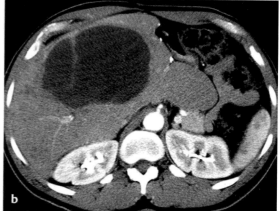

图 9.3　(a)病灶占据了肝左叶外侧段的术前成像。(b)病灶切除及右肝动脉栓塞术后。注意左肝外侧段缺失,右肝遗留肿块坏死灶,肝尾状叶增大。

9.3 禁忌证

肝动脉栓塞术治疗 NET 肝转移瘤的相对禁忌证较少。肿瘤累及 > 75% 的肝实质,行栓塞治疗导致肝衰竭风险很大。进行任何治疗都应谨慎,栓塞应分阶段进行 [22,38,51]。最初只治疗右肝的前部或后部分,或者左肝的外侧部分,之后观察患者是否耐受,再进一步行栓塞。

肾功能不全是禁忌证之一,除非患者已经在进行血液透析,并且在手术前后已经有了血液透析的计划。良好的水化可以治疗轻度肾功能不全(肌酐 >1.5mg/dL 但 <2mg/dL),可以输注碳酸氢钠 [3mL/(kg·h)的碳酸氢钠溶液,手术前 1 小时内给予 154mEq/L,手术期间 / 之后的 6 小时持续输注 1mL/(kg·h)] 用于预防肾功能的恶化。对比剂用量应最小化。对对比剂过敏的患者须在手术前 13、8 和 1 小时口服 50mg 泼尼松。

对于有胆红素升高、白细胞减少、血小板减少或凝血病的患者,须谨慎评估,因为在上述患者中肝功能不全很罕见,患者指标若有异常,则有潜在肝硬化的可能。与美国其他人群一样,患有转移性 NET 的患者可能过度饮酒,也可能患有非酒精性脂肪肝、乙型肝炎、丙型肝炎。如果是由于肿瘤组织破坏肝组织导致实验室检查异常,此类患者由于病变已至晚期,已不适合行 TAT 治疗。其他适应证应进行 RAE。绝对禁忌证包括明显的肝肺分流和不可纠正的肝外分流至胃十二指肠道,其可能导致微球在肝外沉积,并引起非靶区组织栓塞相关的并发症。在我们机构,只有当患者应用 HAE 治疗失败后才改行 RAE 治疗。

9.4 患者选择与术前处理

在经动脉治疗之前,患者须进行肝肾功能检测、全血细胞计数和凝血功能检查。任何栓塞术前,选择最佳的显示待栓塞肿瘤的肝脏部位解剖结构和特征影像检查很关键。理论上,患者须在治疗 1 个月内进行多期 CT 或 MRI 检查,对于记录疾病进展、显示动脉解剖、评估门静脉系统以及寻找肝外供血血管是非常重要的(图 9.4)。我们认为多期 CT 是评估肝外供血血管较为简便的影像学检查手段,同时可识别在栓塞期间可能有帮助的标志(如先前手术的金属夹)。多期 CT 影像作为治疗计划制订的基础,帮助手术操作者了解肿瘤的生长情况、来自肝内的供血动脉解剖位置以及来自肝外供血的血管(如膈动脉或胸廓内动脉)。在手术当天,术者即可执行术前制订的手术计划。

选择 RAE 治疗时,在治疗前 2~4 周预先进行描绘,其目的包括:①描绘肝脏脉管系统,包括任何变异解剖结构,并评估肿瘤供血血管;②预防性栓塞任何肝外的离肝血管,以防无意中将 ^{90}Y 输送至肝外部位;③将 ^{99m}Tc-MAA 注射到待治疗的血管区域,以检测肝外活性(如胃肠道肝外分流),并估计分流到肺的比例。

午夜后患者禁食。手术当天早上到医院,并开通静脉通路。对于肾功能不全的患者,输注碳酸氢钠(见前文)。所有患者用生理盐水开始水化,对对比剂过敏的

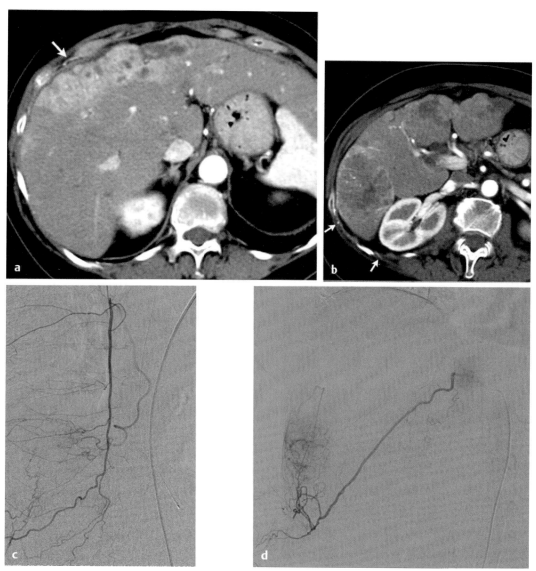

图 9.4 栓塞术前一个月行 CT 检查评估肝内外供血血管。（a）胸廓内动脉（箭）和（b）肋间动脉（箭）。分支显著扩张。（c）内乳动脉造影图和（d）T11 肋间动脉造影显示肿瘤寄生血管。

患者在手术前 1 小时口服 50mg 泼尼松（术前已经给药两次）。所有患者静脉注射 4mg 昂丹司琼（Zofran，Glaxo- Smith Kline）和 1g 头孢唑林（Ancef，Glaxo -Smith Kline），皮下注射 250μg 奥曲肽。SSA 用于所有 NET 患者，包括没有激素症状的患者。我们发现没有激素相关症状的患者体内能够产生低水平的血管活性或激素物质，只是在临床上无明显表征，而当细胞在栓塞术时发生快速死亡，释放出细胞内容物时，则会引起相应的临床症状[38]。因此，手术室会常备250μg奥曲肽，如有必要，即在术中经静脉给药。在这组患者中，筛查胆道旁路也非常重要，因为有原发胰腺肿瘤 Whipple 手术史的 pNET 患者发生肝脓肿的风险极高。一篇包含约1000例患者，经历过2000多次栓塞手术的综述研究报道，合并胆管炎患者并发肝脓肿的风险是普通患者的30倍[53]。为降低肝脓肿的发生率，在进行栓塞术前，常给予 Oddi 括约肌功能不全的患者拮抗胆汁菌群的抗生素作为预防性治疗，如栓塞前静注头孢替坦（头孢替安2g），而不是给予常规的头孢唑啉。住院期间给药不可间断。出院后口服甲硝唑（Flagyl，Pfizer）和环丙沙星（Cipro，Bayer），持续1周尽管如此，肝脓肿仍可能发生。

9.5　技术

为了观察腹腔干和肠系膜上动脉（SMA）的形态，在栓塞前通常进行内脏血管造影术。影像采集一般到门静脉期，因为很少需要评估此类患者的门静脉通畅情况及血流方向。然后使用4F或5F选择性导管，如 Cobras（Terumo Medical Corporation）和反向曲线导管（Simmons 或 Sos 导管，AngioDynamics），通过放置在股总动脉中的血管鞘进行常规或适当的肝血管造影。当需要进行超选择性栓塞时，使用同轴微导管。通常使用常规的非离

子性对比剂。

当治疗多病灶、双叶疾病患者时，第一次治疗时我们通常先治疗病灶最多的肝叶。首先，选择性经导管进行动脉造影，定位右肝或左肝动脉，随后进行栓塞。同轴导管可用于避免非靶区栓塞，或在其他必要情况下使用。对于 HAE，使用的微球栓塞剂通常为三丙烯酸明胶微球（Embosphere Microspheres，Merit Medical Systems Inc.），从直径最小的微球（40~120μm）开始，除非感觉患者有非靶区肺栓塞的风险[54]。这些用于富血供的较大（≥10cm）肿瘤的患者，特别肿瘤位于与膈肌相邻的肝脏的穹隆中，或者具有系统血液供应（膈）的患者。在这种情况下，我们用100~300μm 三丙烯酸明胶微球进行栓塞。进行 TACE 时，联用抗肿瘤药物例如多柔比星、顺铂、吉西他滨和（或）丝裂霉素与碘油（Guerbet）和栓塞剂。在 DEB-TACE 中，装载多柔比星的栓塞微球输注总剂量不超过150mg，100mg 是目前使用较为广泛的剂量。

根据预先计划选择性地行 RAE 治疗。大多数患者具有双叶疾病，并且首先治疗病变最多的一侧，4~6周后再单独治疗对侧肝叶。进行右侧或左侧肝切除术的患者一次性治疗整个残余肝脏。当患者的病灶局限于一个节段，即可选择性进行精准靶向治疗，将无肿瘤区肝实质出现毒副作用的可能性降到最低。但是这类患者相对少见，通常具有较广泛病变。

对于 HAE，理想的手术终点是使靶血管停滞，即没有顺行性血流，这样即使缓慢注射造影剂也会回流或逆流。TACE 的

终点存在争议，有些作者主张"修剪树"的表现，也有观点认为应避免完全阻塞。当栓塞完成时，获得最终血管造影图像以记录目标血管的栓塞情况，并确认有无任何其他目标区域的供血血管，如存在，需进一步选择性插管并栓塞。最后，动脉造影显示对比剂在栓塞血管中滞留，保留非目标血管（如胃十二指肠和胆囊动脉）的顺行血流量。

RAE 的目的不是"栓塞"治疗，也不一定要实现血流停滞。因为放射诱导细胞死亡需要正常的氧含量[55]；因此，当 ^{90}Y 的使用剂量已达到术前计算量或要发生血流停滞时，经动脉递送的负载 ^{90}Y 微球的操作应即刻终止。据报道，在一项系列研究中，患者发生血流停滞而影响操作的发生率高达 38%[56]。

9.6 术后管理与随访评估

HAE 后，患者需在麻醉后监护室中观察几个小时。监测患者是否需要止痛药物，当需要时可给予。血压稳定后，患者即可站立。在第一个 24 小时内进食流质，然后根据患者耐受改善饮食方式。当 Oddi 括约肌功能正常或在住院期间，需静脉注射抗生素 24 小时。根据需要给予退热剂；如果温度超过 38.5℃，则抽血培养。当患者恢复正常饮食，口服麻醉剂能充分控制疼痛，且温度持续维持在 38.5℃以下 24 小时即可出院。

术后 2~6 周需进行多相影像学随访。对于需多次栓塞才能完成治疗的患者，在最后一次治疗后的 2~4 周再进行随访。

CT 随访是观察肿瘤是否复发的重要依据。如果首次随访检查没有发现治疗过的病灶有强化，那么患者在术后第一年内每 3 个月、之后每 6 个月行三相 CT 检查以监测病情。当发现患者肝脏内出现明显的未经治疗、复发或新发病灶时，则要制订新的治疗计划。

9.7 副作用与并发症

栓塞后综合征（PES）发生于 80% 的患者，主要症状包括疼痛、发热、恶心和（或）呕吐，患者可能发生上述任何一种甚至所有症状。栓塞后综合征被认为是栓塞治疗后的副作用，而非并发症。患者的严重程度不同，且同一患者针对每一种症状的治疗方法也可能不同。最轻微的 PES 持续时间不超过 24 小时，患者可在门诊口服镇痛剂以缓解疼痛。当 PES 比较严重时，患者不能耐受口服药物，需静脉补液并输注止吐药和缓解疼痛的药物。相比常规 HAE 术（HAE 或 TACE），RAE 后发生 PES 不常见。总体来说，与 HAE 或 TACE 相比，患者对 RAE 有更好的耐受性，最常见的副作用包括腹痛、乏力、轻度恶心和轻度发热，均不需要住院治疗。

偶尔，在功能性类癌转移的患者中，HAE 可以促进大量血管活性肽急性释放，导致类癌危象。类癌危象是一种潜在的威胁生命的事件，表现为低血压或高血压、面色严重潮红、支气管痉挛、心律失常和酸中毒。其治疗手段包括扩张血容量和静脉注射大剂量奥曲肽。

肝脓肿是栓塞术后的罕见并发症，含

散在气泡的低密度病灶是典型的栓塞后影像表现,不应与肝脓肿混淆(图 9.5)。为了避免患者发生肝脓肿,我们通常不在栓塞术后立即扫描患者。与外科手术后患者类似,肝脓肿通常发生于栓塞术后的7~10 天。其最常见于行胆道旁路手术或因任何原因(如括约肌切开术)导致 Oddi 括约肌功能受损的患者[53]。发生肝脓肿的患者常有病态表现,如白细胞计数升高、发热。

非靶向栓塞是肝栓塞治疗中最可怕的并发症之一,但只要严格遵循动脉解剖位置,一般不会发生。胆囊是最常见的受累的非靶器官。胆囊的无意栓塞可导致患者 PES 病程延长,如持续发热、疼痛、恶心/呕吐,但很少需要手术干预。在我们的实践中,除一些厚壁胆囊与胆囊炎患者外,很少有患者需要手术干预。罕见情况下,可放置胆囊导管,2~3 周内可以去除。

更为罕见的非靶器官栓塞并发症包括胰腺炎、胃或十二指肠溃疡。当患者行全肝栓塞或者肿瘤侵犯超过肝脏体积的75%时,会出现一过性的肝功能不全或肝衰竭。

心脏毒性是蒽环类化疗药常见的副作用,与全身给药相比,联用蒽环类化疗药行 TACE,患者的心脏毒性降低,而对于应用多柔比星洗脱珠栓塞药物的患者,心脏毒性会更低。因为上述患者通常需要行多次栓塞,应用多柔比星的累计剂量需要进行监测。HAE 后不会发生该种并发症。

RAE 已被证实具有比常规 TACE 更严重的毒性。已有文献报道过一些严重并发症,如无意中将 ^{90}Y 微球递送至为胃肠道供血的分支血管中,从而导致胃炎和十二指肠炎。如果术前仔细规划手术方案,

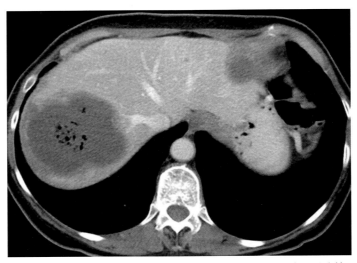

图 9.5 右肝动脉栓塞术后 5 周的高分辨率 CT 成像(与图 9.1 是同一患者)肝脏第 7 段病灶中可见气泡样低密度影。

理论上这种并发症是可以避免的。辐射诱发的肝病、放射性肺炎和胰腺炎非常罕见。

9.8　临床数据与结果

许多回顾性非随机研究已证实，对于不可切除的神经内分泌肝转移瘤患者，经动脉疗法对缓解激素过量和肿瘤体积导致的相关症状有极好的效果[3, 6, 21, 23, 37, 38, 40, 41, 43-45, 47-50, 57-59]。据报道，HAE / TACE 后 NET 患者的中位生存期为 13~80 个月，5 年生存率为 32~75%[6, 21-24, 38-42, 44, 57-59]。与 RAE 术后总生存时间类似（中位生存期为 14~70 个月，5 年生存率高达 55%）[59-68]。影像学检查可以记录绝大多数行 HAE、TACE 以及近期行 RAE 的 NET 患者病灶形态的变化。据报道，患者对 HAE 或 TACE 治疗的部分或完全反应率为 7.7%~95%[43, 47, 69-71]。而经 RAE 治疗的患者，部分或完全反应率为 12.5% ~100%[59-64, 66-68]。然而，最近的一项回顾性研究对某机构中经 HAE、TACE 和 RAE 治疗的转移性 NET 患者的临床预后进行了统计分析，发现三个治疗组的总生存率和影像学表现没有显著差异[59]。对于 DEB-TACE，有一小样本研究显示短期和中期随访发现，病灶对治疗的反应率与 HAE / TACE 相似（高达 95%，影像学表现相似度高达 65%）[35, 70]。但是，鉴于 DEB-TACE 容易导致肝毒性，因此更推荐患者行 HAE 或 TACE。

据报道，与 pNET 患者相比，HAE 和 TACE 术后类癌肝转移患者的总生存时间更长[3, 11, 22, 38, 41]。同样的，pNET 患者对射线敏感度高，肿瘤无进展生存期较 pNET 患者显著延长[22, 38, 41]。Gupta 等人[22]此前一系列研究表明，对于类癌患者，HAE 可能比 TACE 更有效。

鲜有研究调查有哪些因素会影响经动脉手术患者的预后情况[22, 58, 66, 72]。有一项研究提到，对于不可切除的原发性肝癌，如转移病灶累及肝脏范围超过 75% 或存在其他肝外疾病的 pNET 转移瘤患者，术后预后较差[22]。性别是影响类癌患者生存率的唯一因素，男性患者生存率较低。与类癌相比，只存在 pNET 的患者的总生存期较短[22]。Hur 等人[72]证实，在第一次行 TACE 之前，若患者存在胆肠瘘道、肝肿瘤负荷和肝外转移瘤，其总生存率将降低。Sofocleous 等人[58]最近的一项研究（研究人群为仅经过 HAE 治疗的患者）证实，累及超过 50% 的肝脏的转移性疾病和存在肝外转移瘤是患者生存期较短的独立影响因素。此外，他们还报道了相对于选择性栓塞的肝癌患者，难治性且迫切需要栓塞治疗的肝癌患者的死亡率是其 2 倍[58]。当患者为女性或经 RAE 治疗、肿瘤负荷低、分化良好、不存在肝外转移时，其生存期相对较长[66]。

关于原发性和继发性肝脏恶性肿瘤的 TAT 的主要争议围绕在化疗剂量的使用上。尽管高剂量化疗方案有着不可估量的前途，但缺乏理论依据支持其成为常规的化疗栓塞方案。而对于像 NET 这样对化疗药物无毒性反应的肿瘤，高剂量化疗方案就显得非常重要，通常用于 TACE。由于 TACE 不是 NET 患者的标准治疗方

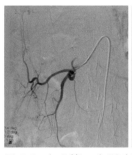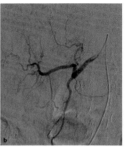

图 9.6 （**a**）第二次肝动脉栓塞术时的肝总动脉（CHA）造影图像 。（**b**）5 年半后进行第八次栓塞治疗。注意保留分支动脉。

案，会增加化疗费用，患者可能发生全身副作用，并且发生栓塞后血管闭塞的概率较高[73]（图 9.6），因此不能作为常规治疗手段。如果明确了目前实行的 TACE 的主要作用是引起肿瘤组织缺血，那么颗粒栓塞就更有意义，因为其更经济，也没有发生化疗药物副作用的风险，并且更容易在社区医院实施。

到目前为止，关于 TACE 治疗的患者出现化疗的毒副反应仍有争议。一些学者在临床实践中没有发现患者有较严重的毒副作用[74]，而有些学者则报道过严重的并发症[27, 36]。最近有一项使用多柔比星的 DEB-TACE 研究报道，与传统 TACE 相比，其发生胆道并发症的概率明显升高[36]。研究认为，与应用颗粒栓塞的传统 TACE 或 HAE 相比，DEB-TACE 的球形颗粒可能导致末端毛细血管阻塞，并且由于病灶局部多柔比星剂量较高，化疗药物并发症的发生风险也随之增加。

大多数研究表明患者的预后与肿瘤侵犯正常肝组织的程度呈负相关。总体来说，肿瘤占位超过正常肝脏 75% 的患者经栓塞治疗的预后和反应率较差。相反，受累小于 50% 的患者的生存期更长。累及 >75% 肝脏（在有些研究中甚至达到 100%）的大部分肿瘤患者一般在 TAE 或 TACE 后 30 天至 6 个月内死亡。一些医生将栓塞治疗作为肿瘤累及 > 50% 正常肝脏患者的姑息治疗手段，尤其对于有严重影响生活质量的症状的患者更是如此。在这些高风险患者中，栓塞术应分阶段进行，每次只栓塞一部分肿瘤血管，通常每次不超过一个肝段[38, 51]。据报道，使用这种方法[38] 治疗肿瘤体积 > 75% 肝脏的类癌和 pNET 患者的反应率分别是 43% 和 25%，总生存期为 20.1 个月和 16 个月。有研究报道，其纳入的转移性 NET 患者在 HAE 术后疼痛得以缓解，需要注意的是，这里所指的疼痛是由肿瘤负荷过重所致而非激素过量所致。该研究还报道了疼痛症状缓解的持续时间短于激素症状控制时间，40% 单独治疗疼痛的患者在 13.7 个月的平均随访期内死亡，而仅有 6% 的治疗激素症状的患者在 24 个月的平均随访期内死亡[38]，在肿瘤负荷更大的患者的生存期可能更短。对肝脏中具有较大占位肿瘤患者来说，疼痛随着疾病的发展而进展，这也解释了该亚组患者治疗预后较差的原因。

9999

要点

- 确保患者有组织学诊断，以便肿瘤被正确分类和分级。低分化高级别肿瘤的患者应考虑进行全身治疗。

- 如果是初诊患者，在患者接受 SSA 治疗前不要提供 TAT，除非肿瘤负荷过度或达到需进行治疗的临界状态。因为 SSA 不仅能控制激素症状，而且经证实能抑制细胞，患者在肝肿瘤稳定的情况下可以存活多年。

- 对病灶的认识从横断面多期 CT 成像开始，仔细观察肿瘤分布、肝动脉解剖、可能供应肿瘤的肝内外血管（膈、胸廓内、肋间）以及肝硬化／门静脉高压的任何依据（即使罕见）。

- 在栓塞前皮下注射 250μg 的 SSA，对服用奥曲肽长效缓释片的患者也要进行注射；并且在手术室中额外准备 250μg SSA，在手术期间发生不明原因的高血压或低血压时可用。

- 在术后 24~48 小时内依靠肝功能检测监测 PES 是否进展。数据通常在栓塞后第二天达到峰值，在 1 个月内恢复到基线水平。

- 如果治疗计划中包括对侧栓塞治疗，除非在两次治疗间期出现预料之外的异常情况，否则没有必要再次行影像学检查。

- 治疗完成后，患者在 1 个月内进行多期 CT 成像。如果在未经治疗的区域发现新病灶（例如膈部区域），则等到患者完全恢复后，再制订新的治疗计划。

- 对于有胆肠吻合或 Oddi 括约肌手术史的患者，需考虑预防性使用胆汁分泌抗生素。

- 遇到有难治性症状但仍需要紧急栓塞治疗的患者须谨慎。须告知患者和转诊医生，患者临床预后不良。

（赵振华　译　朱统寅　校）

参考文献

[1] Jackson J, Hemingway A, Allison D. Embolization of liver tumors. In: Blumgart L, Fong Y, eds. Surgery of the Liver and Biliary Tract. Vol 2. London: Saunders; 2000:1521–1544

[2] Moertel CG. Karnofsky memorial lecture. An odyssey in the land of small tumors. J Clin Oncol 1987; 5(10): 1502–1522

[3] Moertel CG, Johnson CM, McKusick MA et al. The management of patients with advanced carcinoid tumors and islet cell carcinomas. Ann Intern Med 1994; 120(4): 302–309

[4] Tsikitis VL, Wertheim BC, Guerrero MA. Trends of incidence and survival of gastrointestinal neuroendocrine tumors in the United States: a seer analysis. J Cancer 2012; 3: 292–302

[5] Frilling A, Li J, Malamutmann E, Schmid KW, Bockisch A, Broelsch CE. Treatment of liver metastases from neuroendocrine tumours in relation to the extent of hepatic disease. Br J Surg 2009; 96(2): 175–184

[6] Chamberlain RS, Canes D, Brown KT et al. Hepatic neuroendocrine metastases: does intervention alter outcomes? J Am Coll Surg 2000; 190(4): 432–445

[7] Chen H, Hardacre JM, Uzar A, Cameron JL, Choti MA. Isolated liver metastases from neuroendocrine tumors: does resection prolong survival? J Am Coll Surg 1998; 187(1): 88–92, discussion 92–93

[8] Mayo SC, de Jong MC, Pulitano C et al. Surgical management of hepatic neuroendocrine tumor metastasis: results from an international multi-institutional analysis. Ann Surg Oncol 2010; 17(12): 3129–3136

[9] Sarmiento JM, Heywood G, Rubin J, Ilstrup DM, Nagorney DM, Que FG. Surgical treatment of neuroendocrine metastases to the liver: a plea for resection to increase survival. J Am Coll Surg 2003; 197(1): 29–37

[10] Di Bartolomeo M, Bajetta E, Bochicchio AM et al. A phase II trial of dacarbazine, fluorouracil and epirubicin in patients with neuroendocrine tumours. A study by the Italian Trials in Medical Oncology (I.T.M.O.) Group. Ann Oncol 1995; 6(1): 77–79

[11] Moertel CG. Treatment of the carcinoid tumor and the malignant carcinoid syndrome. J Clin Oncol 1983; 1(11): 727–740

[12] Oberg K, Norheim I, Lundqvist G, Wide L. Cytotoxic treatment in patients with malignant carcinoid tumors. Response to streptozocin—alone or in combination with 5-FU. Acta Oncol 1987; 26(6): 429–432

[13] Saltz L, Kemeny N, Schwartz G, Kelsen D. A phase II trial of alpha-interferon and 5-fluorouracil in patients with ad-

vanced carcinoid and islet cell tumors. Cancer 1994; 74(3): 958–961

[14] Wang SC, Fidelman N, Nakakura EK. Management of well-differentiated gastrointestinal neuroendocrine tumors metastatic to the liver. Semin Oncol 2013; 40(1): 69–74

[15] Schnirer II, Yao JC, Ajani JA. Carcinoid—a comprehensive review. Acta Oncol 2003; 42(7): 672–692

[16] Soga J, Yakuwa Y, Osaka M. Carcinoid syndrome: a statistical evaluation of 748 reported cases. J Exp Clin Cancer Res 1999; 18(2): 133–141

[17] Rinke A, Müller HH, Schade-Brittinger C et al. PROMID Study Group. Placebo-controlled, double-blind, prospective, randomized study on the effect of octreotide LAR in the control of tumor growth in patients with metastatic neuroendocrine midgut tumors: a report from the PROMID Study Group. J Clin Oncol 2009; 27(28): 4656–4663

[18] Strosberg J, Gardner N, Kvols L. Survival and prognostic factor analysis of 146 metastatic neuroendocrine tumors of the mid-gut. Neuroendocrinology 2009; 89(4): 471–476

[19] Carrasco CH, Charnsangavej C, Ajani J, Samaan NA, Richli W, Wallace S. The carcinoid syndrome: palliation by hepatic artery embolization. Am J Roentgenol 1986; 147(1): 149–154

[20] Clouse ME, Perry L, Stuart K, Stokes KR. Hepatic arterial chemoembolization for metastatic neuroendocrine tumors. Digestion 1994; 55 Suppl 3: 92–97

[21] Drougas JG, Anthony LB, Blair TK et al. Hepatic artery chemoembolization for management of patients with advanced metastatic carcinoid tumors. Am J Surg 1998; 175(5): 408–412

[22] Gupta S, Johnson MM, Murthy R et al. Hepatic arterial embolization and chemoembolization for the treatment of patients with metastatic neuroendocrine tumors: variables affecting response rates and survival. Cancer 2005; 104(8): 1590–1602

[23] Hajarizadeh H, Ivancev K, Mueller CR, Fletcher WS, Woltering EA. Effective palliative treatment of metastatic carcinoid tumors with intra-arterial chemotherapy/chemoembolization combined with octreotide acetate. Am J Surg 1992; 163(5): 479–483

[24] Hanssen LE, Schrumpf E, Kolbenstvedt AN, Tausjø J, Dolva LO. Recombinant alpha-2 interferon with or without hepatic artery embolization in the treatment of midgut carcinoid tumours. A preliminary report. Acta Oncol 1989; 28(3): 439–443

[25] Meij V, Zuetenhorst JM, van Hillegersberg R et al. Local treatment in unresectable hepatic metastases of carcinoid tumors: Experiences with hepatic artery embolization and radiofrequency ablation. World J Surg Oncol 2005; 3: 75

[26] Stokes KR, Stuart K, Clouse ME. Hepatic arterial chemoembolization for metastatic endocrine tumors. J Vasc Interv Radiol 1993; 4(3): 341–345

[27] Winkelbauer FW, Niederle B, Pietschmann F et al. Hepatic artery embolotherapy of hepatic metastases from carcinoid tumors: value of using a mixture of cyanoacrylate and ethiodized oil. Am J Roentgenol 1995; 165(2): 323–327

[28] Dodd GD, III, Soulen MC, Kane RA et al. Minimally invasive treatment of malignant hepatic tumors: at the threshold of a major breakthrough. Radiographics 2000; 20(1): 9–27

[29] Sullivan KL. Hepatic artery chemoembolization. Semin Oncol 2002; 29(2): 145–151

[30] Ahlman H, Nilsson O, Olausson M. Interventional treatment of the carcinoid syndrome. Neuroendocrinology 2004; 80 Suppl 1: 67–73

[31] Soulen MC. Chemoembolization of hepatic malignancies. Oncology (Williston Park) 1994; 8(4): 77–84, discussion 84, 89–90 passim

[32] Aliberti C, Benea G, Tilli M, Fiorentini G. Chemoembolization (TACE) of unresectable intrahepatic cholangiocarcinoma with slow-release doxorubicin-eluting beads: preliminary results. Cardiovasc Intervent Radiol 2008; 31(5): 883–888

[33] Lewis AL, Gonzalez MV, Lloyd AW et al. DC bead: in vitro characterization of a drug-delivery device for transarterial chemoembolization. J Vasc Interv Radiol 2006; 17(2 Pt 1): 335–342

[34] Varela M, Real MI, Burrel M et al. Chemoembolization of hepatocellular carcinoma with drug eluting beads: efficacy and doxorubicin pharmacokinetics. J Hepatol 2007; 46(3): 474–481

[35] Gaur SK, Friese JL, Sadow CA et al. Hepatic arterial chemoembolization using drug-eluting beads in gastrointestinal neuroendocrine tumor metastatic to the liver. Cardiovasc Intervent Radiol 2011; 34(3): 566–572

[36] Guiu B, Deschamps F, Aho S et al. Liver/biliary injuries following chemoembolisation of endocrine tumours and hepatocellular carcinoma: lipiodol vs. drug-eluting beads. J Hepatol 2012; 56(3): 609–617

[37] Ajani JA, Carrasco CH, Charnsangavej C, Samaan NA, Levin B, Wallace S. Islet cell tumors metastatic to the liver: effective palliation by sequential hepatic artery embolization. Ann Intern Med 1988; 108(3): 340–344

[38] Brown KT, Koh BY, Brody LA et al. Particle embolization of hepatic neuroendocrine metastases for control of pain and hormonal symptoms. J Vasc Interv Radiol 1999; 10(4): 397–403

[39] Carrasco CH, Chuang VP, Wallace S. Apudomas metastatic to the liver: treatment by hepatic artery embolization. Radiology 1983; 149(1): 79–83

[40] Dominguez S, Denys A, Madeira I et al. Hepatic arterial chemoembolization with streptozotocin in patients with metastatic digestive endocrine tumours. Eur J Gastroenterol Hepatol 2000; 12(2): 151–157

[41] Eriksson BK, Larsson EG, Skogseid BM, Löfberg AM, Lörelius LE, Oberg KE. Liver embolizations of patients with malignant neuroendocrine gastrointestinal tumors. Cancer 1998; 83(11): 2293–2301

[42] Kim YH, Ajani JA, Carrasco CH et al. Selective hepatic arterial chemoembolization for liver metastases in patients with carcinoid tumor or islet cell carcinoma. Cancer Invest 1999; 17(7): 474–478

[43] Kress O, Wagner HJ, Wied M, Klose KJ, Arnold R, Alfke H. Transarterial chemoembolization of advanced liver metastases of neuroendocrine tumors—a retrospective single-center analysis. Digestion 2003; 68(2–3): 94–101

[44] Loewe C, Schindl M, Cejna M, Niederle B, Lammer J, Thurnher S. Permanent transarterial embolization of neuroendocrine metastases of the liver using cyanoacrylate and lipiodol: assessment of mid- and long-term results. Am J Roentgenol 2003; 180(5): 1379–1384

[45] Mavligit GM, Pollock RE, Evans HL, Wallace S. Durable hepatic tumor regression after arterial chemoembolization-infusion in patients with islet cell carcinoma of the pancreas metastatic to the liver. Cancer 1993; 72(2): 375–380

[46] Mitty HA, Warner RR, Newman LH, Train JS, Parnes IH. Control of carcinoid syndrome with hepatic artery embolization. Radiology 1985; 155(3): 623–626

[47] Perry LJ, Stuart K, Stokes KR, Clouse ME. Hepatic arterial chemoembolization for metastatic neuroendocrine tumors. Surgery 1994; 116(6): 1111–1116, discussion 1116–1117

[48] Roche A, Girish BV, de Baère T et al. Trans-catheter arterial

chemoembolization as first-line treatment for hepatic metastases from endocrine tumors. Eur Radiol 2003; 13(1): 136–140

[49] Ruszniewski P, Rougier P, Roche A et al. Hepatic arterial chemoembolization in patients with liver metastases of endocrine tumors. A prospective phase II study in 24 patients. Cancer 1993; 71(8): 2624–2630

[50] Therasse E, Breittmayer F, Roche A et al. Transcatheter chemoembolization of progressive carcinoid liver metastasis. Radiology 1993; 189(2): 541–547

[51] Madoff DC, Gupta S, Ahrar K, Murthy R, Yao JC. Update on the management of neuroendocrine hepatic metastases. J Vasc Interv Radiol 2006; 17(8): 1235–1249, quiz 1250

[52] Brown DB, Geschwind JF, Soulen MC, Millward SF, Sacks D. Society of Interventional Radiology position statement on chemoembolization of hepatic malignancies. J Vasc Interv Radiol 2006; 17(2 Pt 1): 217–223

[53] Mezhir JJ, Fong Y, Fleischer D et al. Pyogenic abscess after hepatic artery embolization: a rare but potentially lethal complication. J Vasc Interv Radiol 2011; 22(2): 177–182

[54] Brown KT. Re: Fatal pulmonary complications after arterial embolization with 40–120-microm tris-acryl gelatin microspheres. J Vasc Interv Radiol 2004; 15(8): 887–888

[55] Strosberg JR, Cheema A, Kvols LK. A review of systemic and liver-directed therapies for metastatic neuroendocrine tumors of the gastroenteropancreatic tract. Cancer Contr 2011; 18(2): 127–137

[56] Sofocleous CT, Garcia AR, Pandit-Taskar N et al. Phase I trial of selective internal radiation therapy for chemorefractory colorectal cancer liver metastases progressing after hepatic arterial pump and systemic chemotherapy. Clin Colorectal Cancer 2014; 13(1): 27–36

[57] Hanssen LE, Schrumpf E, Jacobsen MB et al. Extended experience with recombinant alpha-2b interferon with or without hepatic artery embolization in the treatment of midgut carcinoid tumours. A preliminary report. Acta Oncol 1991; 30(4): 523–527

[58] Sofocleous CT, Petre EN, Gonen M et al. Factors affecting periprocedural morbidity and mortality and long-term patient survival after arterial embolization of hepatic neuroendocrine metastases. J Vasc Interv Radiol 2014; 25(1): 22–30, quiz 31

[59] Engelman ES, Leon-Ferre R, Naraev BG et al. Comparison of transarterial liver-directed therapies for low-grade metastatic neuroendocrine tumors in a single institution. Pancreas 2014; 43(2): 219–225

[60] Kennedy AS, Dezarn WA, McNeillie P et al. Radioembolization for unresectable neuroendocrine hepatic metastases using resin 90Y-microspheres: early results in 148 patients. Am J Clin Oncol 2008; 31(3): 271–279

[61] Lacin S, Oz I, Ozkan E, Kucuk O, Bilgic S. Intra-arterial treatment with 90yttrium microspheres in treatment-refractory and unresectable liver metastases of neuroendocrine tumors and the use of 111in-octreotide scintigraphy in the evaluation of treatment response. Cancer Biother Radiopharm 2011; 26(5): 631–637

[62] Murthy R, Kamat P, Nunez R et al. Yttrium-90 microsphere radioembolotherapy of hepatic metastatic neuroendocrine carcinomas after hepatic arterial embolization. J Vasc Interv Radiol 2008; 19(1): 145–151

[63] Rajekar H, Bogammana K, Stubbs RS. Selective internal radiation therapy for gastrointestinal neuroendocrine tumour liver metastases: a new and effective modality for treatment. Int J Hepatol 2011; 2011: 404916

[64] Rhee TK, Lewandowski RJ, Liu DM et al. 90Y Radioembolization for metastatic neuroendocrine liver tumors: preliminary results from a multi-institutional experience. Ann Surg 2008; 247(6): 1029–1035

[65] Sato KT, Lewandowski RJ, Mulcahy MF et al. Unresectable chemorefractory liver metastases: radioembolization with 90Y microspheres—safety, efficacy, and survival. Radiology 2008; 247(2): 507–515

[66] Saxena A, Chua TC, Bester L, Kokandi A, Morris DL. Factors predicting response and survival after yttrium-90 radioembolization of unresectable neuroendocrine tumor liver metastases: a critical appraisal of 48 cases. Ann Surg 2010; 251(5): 910–916

[67] Shaheen M, Hassanain M, Aljiffry M et al. Predictors of response to radio-embolization (TheraSphere®) treatment of neuroendocrine liver metastasis. HPB (Oxford) 2012; 14(1): 60–66

[68] Whitney R, Vàlek V, Fages JF et al. Transarterial chemoembolization and selective internal radiation for the treatment of patients with metastatic neuroendocrine tumors: a comparison of efficacy and cost. Oncologist 2011; 16(5): 594–601

[69] Bloomston M, Al-Saif O, Klemanski D et al. Hepatic artery chemoembolization in 122 patients with metastatic carcinoid tumor: lessons learned. J Gastrointest Surg 2007; 11(3): 264–271

[70] de Baere T, Deschamps F, Teriitheau C et al. Transarterial chemoembolization of liver metastases from well differentiated gastroenteropancreatic endocrine tumors with doxorubicin-eluting beads: preliminary results. J Vasc Interv Radiol 2008; 19(6): 855–861

[71] Varker KA, Martin EW, Klemanski D, Palmer B, Shah MH, Bloomston M. Repeat transarterial chemoembolization (TACE) for progressive hepatic carcinoid metastases provides results similar to first TACE. J Gastrointest Surg 2007; 11(12): 1680–1685

[72] Hur S, Chung JW, Kim HC et al. Survival outcomes and prognostic factors of transcatheter arterial chemoembolization for hepatic neuroendocrine metastases. J Vasc Interv Radiol 2013; 24(7): 947–956, quiz 957

[73] Erinjeri JP, Salhab HM, Covey AM, Getrajdman GI, Brown KT. Arterial patency after repeated hepatic artery bland particle embolization. J Vasc Interv Radiol 2010; 21(4): 522–526

[74] Ruutiainen AT, Soulen MC, Tuite CM et al. Chemoembolization and bland embolization of neuroendocrine tumor metastases to the liver. J Vasc Interv Radiol 2007; 18(7): 847–855

第 10 章　胆管癌:消融治疗和动脉内治疗

Matthew Brown，Poul J. Rochon，Rajan K. Gupta，Charles E. Ray. Jr

10.1　引言

胆管癌是起源于胆管上皮的恶性肿瘤。胆管癌曾被认为是罕见肿瘤,但却是继肝细胞肝癌之后第二大常见的肝脏原发肿瘤。许多条件可能会诱发胆管癌(表10.1)。胆管癌的发生率正逐渐上升[1]。根据肿瘤位置和生物学特性不同,患者的治疗手段和预后不同,但肿瘤确诊后,即使接受了最有效的治疗,患者的生存期也仅为 3~11 个月[2,3,4]。

胆管癌根据肿瘤位置来分类,具有很重要的治疗和预后提示意义。胆管癌可发生于胆道的任何部位,从小的肝内胆管到壶腹部胆管。肝门区或 Klatskin 瘤是最常

表 10.1　胆管癌预测因素

确定预测因素	可能预测因素
原发性硬化性胆管炎	丙肝
慢性肝血吸虫病	肝硬化
	毒素
肝内胆管结石	胆 – 肠吻合手术
胆管畸形(胆总管囊肿)	

见的,其他的还有肝外和胆囊变异。高达10% 的肿瘤为单纯肝内型[5]。

任何类型的胆管癌最主要的治疗手段仍然是外科手术切除,治愈率为28%~40%。不幸的是,由于胆管癌的多灶性以及邻近肝门结构,目前认为很多患者是不适合切除术的[6]。肝移植是另一种手术选择,最近的研究发现肝移植患者的 5年生存率为 38%,联合新辅助化疗可增加到 68%。这些结果受限于严格的患者筛选标准和有限的器官供应[7,8]。

胆管癌可选择的二线治疗手段仍未明确。全身化疗、体外放疗、局部光动力治疗、近距离放疗都已用于胆管癌的治疗,但多数治疗成功率有限,且毒性较大。考虑到没有单独一种非手术治疗手段非常有效,肝内型胆管癌将肝脏导向作为潜在靶区进行治疗。此外,理论上,肝脏和胆管的恶性肿瘤的供血动脉主要源于肝动脉系统,而正常肝细胞血供主要来自于门静脉系统。肝脏导向治疗很大程度上限于治疗肝内型胆管癌;但是肝外型胆管癌转移至肝脏也是潜在靶区[9]。

10.2　适应证

经皮治疗肝内型胆管癌的主要适应证：原发性不可切除（由于位置／解剖）、体力状态差无法耐受手术、术后复发病灶、肝外型胆管癌转移至肝脏。减轻肿瘤占位效应、解除胆道梗阻也是局部治疗的适应证。使不可切除患者降期为可切除或肝移植是一种新的指征。

10.3　禁忌证

绝对禁忌证包括对比剂或其他任何药物严重过敏，以及无法纠正的凝血功能障碍。体力状态差是相对禁忌证，因为大多数研究已经排除了 ECOG ＞ 2 分或预计生存期较短（＜ 6 个月）。考虑到局部治疗可能会损伤正常肝脏，肝功能差也是相对禁忌证。肝外转移的患者不大可能从单纯的局部治疗转移灶中获益。由于并发感染的风险高，胆肠吻合、Oddi 括约肌功能不全是经皮治疗的相对禁忌证。无法纠正的贫血和白细胞减少是化疗的禁忌证。血小板水平应确保在动脉和器官穿刺止血的足够水平。

10.4　患者选择与术前处理

对于任何肿瘤介入治疗，前期的患者选择对于治疗成功至关重要。术前处理、治疗计划制订要紧密围绕患者病史、肿瘤史、影像学。肿瘤治疗决策的制订是很复杂的，最好由多学科团队包括外科专家、化疗专家、影像学诊断专家、介入放射学专家、放疗专家共同制订。

相比其他治疗手段，已证实外科治疗能够使肝内型胆管癌患者获得更好的生存获益，术前重点评估是否可完整切除（即 R0 切除）。外科手术方案的制订不在本节的讨论之列，但与外科治疗方案密切相关的影像学表现对于局部治疗方案的制订也是至关重要的。应回顾影像学表现，尤其需重视肿瘤局部的影像学表现，如与邻近血管结构的关系、肿瘤的数量、供血动脉、可能的穿刺路径（图 10.1a，b）。肿瘤在影像学上的表现对于决定能否行影像引导消融治疗非常有用。门脉和胆道通畅性的判断是非常重要的，因为其有可能增加并发症风险。最后，分期的准确判断是很重要的，因为肝外转移是肝脏导向治疗的相对禁忌证。

实验室和临床数据需要回顾。ECOG 评分是对体力状态的有效评估。治疗要求大部分患者 ECOG 评分＜ 3 分，因为更高评分的患者将不能从治疗中获益。常规行血常规、生化、肝功能检查来评估可能的手术禁忌证。患者的胆红素升高必须予以干预，因为胆道梗阻可能会掩盖肝功能评估。最后，关注基线肿瘤指标（通常是 CA 19-9 和 CA-125），如果确诊胆管癌的患者的指标在术前就升高，那么肿瘤标志物对于治疗效果的随访有一定的意义。但是应注意的是，胆系感染（有时是亚临床的）也可能会导致这些肿瘤指标的升高。在患者接受任何化疗之前，应保证患者有足够的血小板和白细胞。

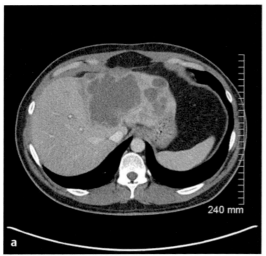
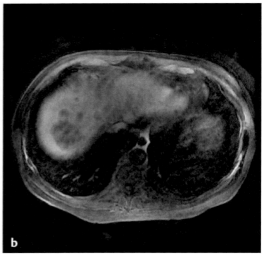

图 10.1 （a）肝脏对比增强 CT 提示低密度肿块,动脉早期边缘强化。（b）肝脏对比增强 MRI 提示低信号肿块,动脉早期边缘强化。

10.5 治疗的选择

经皮治疗的优劣选择尚未经任何随机对照临床研究证实。治疗方案的制订要根据技术、理论、患者个人因素、术者或医疗机构经验决定。

消融术和动脉内治疗的对比如表 10.2 所示。消融治疗适合更小的病灶, < 3cm 的肿瘤效果最好,其次是< 5cm 的肿瘤,最新的研究发现 7cm 的肿瘤的复发率也是可以接受的[10]。中央型、弥漫性 / 浸润性、多发肿瘤更适合经动脉治疗。尽

表 10.2 消融治疗与动脉内治疗比较

动脉内治疗	消融治疗
多中心病灶	局部病灶
浸润型肿瘤	肿块型肿瘤
中央区	周边区
邻近膈肌	

管曾经认为门静脉癌栓不适合经动脉治疗,但最近的数据显示其也是安全的[11]。如果降期后可行外科切除 / 肝移植,咨询外科团队或许可提供可行的治疗方案。

10.5.1 技术

很多个人和机构应用特殊的技术进行肝动脉化疗栓塞和经皮消融术。这些技术将在后文举例说明。

10.5.2 术前准备

应获得患者知情同意,需要特别注意特殊手术的风险。由于经动脉治疗和消融术后可能发生细菌感染、形成感染性胆汁瘤、败血症,尤其对于有胆道梗阻风险的患者,预防性给予抗生素是必要的。可给予多种抗生素,抗生素的抗菌谱须包含典型皮肤菌群和胆道革兰阴性菌（见下文）[12]。抗生素的使用需要根据患者的具

体情况慎重选择,常规疗程为 3~7 天,对于高危患者疗程可达 14 天。肠道准备可能会降低胆管感染的风险[13]。

可能的预防性抗生素方案

- 1.5~3g 氨苄西林 / 舒巴坦静脉输注。
- 1g 头孢唑林静脉输注 +500mg 甲硝唑静脉输注。
- 1g 头孢曲松静脉输注。
- 左氧氟沙星 500mg 静脉输注或者环丙沙星 500mg 静脉输注 + 甲硝唑 500mg(青霉素过敏)。

栓塞术后疼痛、呕吐、不适的常用药物

- 地塞米松 10mg,静脉输注,每 8 小时 1 次(疼痛和呕吐)。
- 昂丹司琼(枢复宁,GlaxoSmithkline)4~8mg,静脉输注,每 4 小时 1 次(呕吐)。
- 镇痛泵。
- 对乙酰氨基酚(Cadence Pharmaceuticals)(醋氨酚 1g),静脉输注,肝病慎用。

再次回顾术前影像和实验室指标。静脉补液是预防造影剂肾病的标准治疗方案,镇静剂也是必需的。考虑到栓塞术后综合征的高发生率(80%),有医生倡导术前给予激素静脉输注、镇静、止吐,其他的对症治疗也是有必要的。参考后文全身化疗常用药物及用量内容。

10.5.3　经动脉治疗

所需设备与诊断性肝动脉造影和其他肿瘤栓塞术类似(见下框)。术前医疗团队要制订治疗计划,包括病灶位置、注射水平(肝叶超选择等)、药物、药物载体。最重要的是评估患者最近的影像资料,明确异常动脉起源、附属动脉、寄生动脉血供以及其他动脉异常。

肝动脉化疗栓塞术设备清单

标准
- 高频线性换能器超声。
- 微创穿刺(22G)设备,含 0.18 导丝和 3/5F 扩张管。
- 高压注射器和连接管,加载低渗 / 等渗对比剂。
- 正压肝素水冲洗的 5F 血管鞘和导管(通常为 2U/mL)
- 5F 造影导管,常用型号包括 Cobra 2 Terumo Manufacturing Corporation 和 SOS Omin(AngioDynamics)。
- 0.035~0.038 导丝,常用 Amplatz 和 Benson。
- 用于化疗的彩色编码 3mL 注射器、梅奥台和托盘。
- 加载化疗药物的栓塞剂。

首选
- 用于曲折肝动脉、小寄生血管和超选择性注射的微导管和微导丝。
- 股动脉缝合器。

术者应慎重考虑选择肝叶注射或超选择注射。对于乏血供、多中心、浸润性病灶,肝叶注射或许更合适。

经股动脉入路是常规方法,用 5F 造影导管选择肝动脉。微导管主要用于末端栓塞或复杂解剖结构。行血管造影以明确血管选择并识别肿瘤,以及明确导管位置超过了非靶区。如果进行超选择注射,术

前断层影像和锥形束 CT 对于确定肿瘤供血动脉是有帮助的,因为病灶经常在造影时显示不清。一旦选定合适的动脉,且导管 / 微导管已置于合适的位置,可以开始准备灌注化疗药物(图 10.2a,b)。

FDA 没有明确用于胆管癌动脉内治疗的化疗药物;目前所有使用的药物都是未经临床试验认可的,可选择的化疗药物也未随机对照试验验证。在注入化疗药物前,术者应参考厂家的说明书,并知晓每种药物的禁忌证 / 毒性。

一系列的化疗药物被报道,包括铂类、5-FU、吉西他滨、多柔比星及其他,上述药物经常联合使用。药物洗脱微球是一

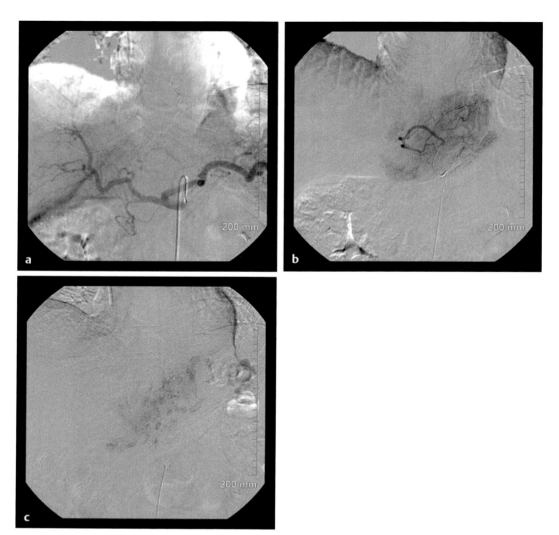

图 10.2 (a)准备进行超选择靶向治疗的经导管腹腔动脉造影。(b)胃左动脉外的替代肝左动脉的经导管造影证实肿瘤染色。(c)药物洗脱微球栓塞术治疗后造影显示相对轻度肿瘤染色。

种典型的载体，可与 PVA、明胶海绵一起使用。下框是 Ray 等人收录的目前常用药物和剂量[14]。

动脉内治疗化疗药物
• 伊立替康 200mg。
• 丝裂霉素 C 2~15mg。
• 顺铂 50mg，45~50mg/m²，2mg/kg。
• 奥沙利铂 50mg，85~100mg/m²。
• 多柔比星 50~150mg，50mg/m²。 　5-FU 450 mg/m²。
• 吉西他滨 1000~2250mg/m²。

Adapted from Ray,et al.

如果使用药物洗脱微球，微球须浸于化疗药物中至少 2~4 小时。去除上层清液，然后将微球再浸于盐水与对比剂 1：1 混合的溶液中，使微球尽可能悬浮。各个医疗机构使用的化疗药物有所不同；但是须用单独的托盘、注射器、手套以避免交叉污染，将废弃物置于专用的废弃箱内。

在间断透视下缓慢注射，避免反流导致非靶区栓塞。持续注射直到达到两个终点中的一个 [或计划的化疗剂量完全注射，或达到 2~5 跳停滞（图 10.2c ）]。有些学者对肝动脉化疗栓塞的完全停滞持反对态度，因为坏死和肝功能损害的风险可能增加。

放射栓塞的技术类似，通过预处理和分离片段，进行肝叶注射，将 ⁹⁹ᵐTc-MMA 注射入肝动脉，然后行连续 γ 摄像机成像。非靶区栓塞和放射性栓塞术会产生更多严重的后果，就如同 MMA 研究前使

用弹簧圈进行的永久栓塞。放射性栓塞术是单叶栓塞，双叶病灶需要分次栓塞。

10.5.4　消融治疗

对于经皮消融治疗，靶病灶和设备必须明确可见以确保完全消融，并避免周围结构损伤。CT 和超声引导都可以使用，并且是可以联用的。目前 FDA 批准了多种消融技术，包括射频、微波、冷冻消融术，以及最新的不可逆电穿孔。没有一项技术显示出比其他技术更好的优势；但是，文献中最多的是射频消融术（RFA）。不考虑技术方式，术者必须精通仪器和电极选择。选择单针或多针来确保充分消融肿瘤及其周围至少 0.5cm 范围，最好邻近组织 1cm，但要避开正常结构。局部麻醉、镇静、皮肤切开之后，设备穿刺进入预定位置。如果肿瘤和邻近结构难以分辨，采用另一种影像方式会有所帮助，或行单次 CT 增强扫描，患者活动尽可能小。当电极位置确定后，激活电极。移动电极时行针道消融可以作为肿瘤针道转移的预防措施，也可以降低出血风险。术后扫描可明确是否有并发症以及消融范围是否充分。

10.6　术后处理

术后常规住院观察一夜，处理症状及评估并发症。行放射性栓塞术的患者无需住院[15]。必要时要进行医学咨询。为预防急性并发症，患者通常第二天出院，在 1~2 周内随访，并复查实验室检查。

影像学随访一般在术后 4~6 周进行，

如果患者计划进行多种治疗,影像学随访应在全部治疗结束后进行。额外的治疗计划应根据肿瘤反应和患者耐受程度制订。

10.7 副作用与并发症

肝脏导向治疗的发病率和死亡率低;然而,会出现并发症,术前患者的谨慎筛选会尽可能降低风险。胆管癌肝脏治疗的并发症和副作用与其他肝肿瘤的治疗相似。

术前存在胆肠吻合的患者肝脓肿形成的概率较高;患者宣教和术后护理需要体现这点[16]。一旦发生脓肿/感染性胆汁瘤,进行经皮引流和全身抗感染治疗一般会取得较好效果。

如同所有栓塞治疗,非靶区栓塞有一定风险,栓塞后发生胆囊炎、膈肌栓塞导致胸腔积液、胃炎等都有所报道[17]。这些情况一般都能通过保守治疗处理,但是早期临床检查是最重要的。其他并发症包括动脉损伤、穿刺点出血以及较少见的门静脉栓塞。

10.8 临床数据与结果

胆管癌的肝脏导向治疗是一种相对较新的治疗方法,并处于不断改进中。一些关于经动脉化疗和放射性栓塞术的观察研究已经完成,可与历史生存数据进行对比。

10.8.1 化疗栓塞

动脉内胆管癌化疗栓塞术是研究最为广泛的肝脏导向治疗手段。文献量较大,但研究受限于患者数量、药物多样性和不同的患者群体。

最近 Ray 等人的一项荟萃分析囊括了 2005—2012 年的 542 例患者,其中 76% 的患者根据术后影像标准判断为疾病稳定或缓解,生存期比单纯全身化疗多 2~7 个月[14]。Hyder 等人的一项多中心回顾性研究包含了 5 个大型肝胆中心的 198 例患者,也证实了大约 75% 的患者疾病稳定或缓解,总生存期为 13 个月,相比全身治疗有所增加[18]。

10.8.2 放射栓塞

放射栓塞在肝内胆管癌的治疗上是很有前途的。最近的一项回顾性研究包含 46 例患者,某一亚期的患者的生存期高达 15.6 个月,此外 11% 的患者(5/46)变为手术可切除[4]。

10.8.3 消融治疗

多种消融技术用于治疗肝内胆管癌。其中研究最多的就是射频消融术。一些小型(< 10)回顾性研究已经在多家研究机构开展,并认为可以提高生存期,中位生存期高达 33 个月[19]。

要点

- 患者选择要严格。详实的病史、体力状态判断、对影像资料的仔细回顾对于决定治疗方案和降低并发症很重要。
- 设定适当的患者预期。多种肝脏治疗

方法都可延长患者生存期、提高局部肿瘤控制率；但是，没有一种是治愈性的。

- 临床随访患者。临床随访对评估早期并发症、发展医患关系和制订未来治疗方案非常重要。
- 仔细回顾影像资料。很多解剖变异可以在断层影像上发现但难以或不能在造影时发现。
- 胆肠吻合的患者有很高的概率（≥25%）形成感染性胆汁瘤。预防性使用抗生素和肠道准备可以降低这种风险。

（朱统寅　译　王宝泉　校）

参考文献

[1] Amini N, Ejaz A, Spolverato G, Kim Y, Herman JM, Pawlik TM. Temporal trends in liver-directed therapy of patients with intrahepatic cholangiocarcinoma in the United States: a population-based analysis. J Surg Oncol 2014; 110(2): 163–170

[2] Valle J, Wasan H, Palmer DH et al. ABC-02 Trial Investigators. Cisplatin plus gemcitabine versus gemcitabine for biliary tract cancer. N Engl J Med 2010; 362(14): 1273–1281

[3] Okusaka T, Nakachi K, Fukutomi A et al. Gemcitabine alone or in combination with cisplatin in patients with biliary tract cancer: a comparative multicentre study in Japan. Br J Cancer 2010; 103(4): 469–474

[4] Mouli S, Memon K, Baker T et al. Yttrium-90 radioembolization for intrahepatic cholangiocarcinoma: safety, response, and survival analysis. J Vasc Interv Radiol 2013; 24(8): 1227–1234

[5] Razumilava N, Gores GJ. Classification, diagnosis, and management of cholangiocarcinoma. Clin Gastroenterol Hepatol 2013; 11(1): 13–21.e1, quiz e3–e4

[6] Khan SA, Davidson BR, Goldin RD et al. British Society of Gastroenterology. Guidelines for the diagnosis and treatment of cholangiocarcinoma: an update. Gut 2012; 61(12): 1657–1669

[7] Robles R, Sánchez-Bueno F, Ramírez P, Brusadin R, Parrilla P. Liver transplantation for hilar cholangiocarcinoma. World J Gastroenterol 2013; 19(48): 9209–9215

[8] Rea DJ, Heimbach JK, Rosen CB et al. Liver transplantation with neoadjuvant chemoradiation is more effective than resection for hilar cholangiocarcinoma. Ann Surg 2005; 242(3): 451–458, discussion 458–461

[9] Park SY, Kim JH, Won HJ, Shin YM, Kim PN. Radiofrequency ablation of hepatic metastases after curative resection of extrahepatic cholangiocarcinoma. Am J Roentgenol 2011; 197(6): W1129–34

[10] Haidu M, Dobrozemsky G, Schullian P et al. Stereotactic radiofrequency ablation of unresectable intrahepatic cholangiocarcinomas: a retrospective study. Cardiovasc Intervent Radiol 2012; 35(5): 1074–1082

[11] Chern M-C, Chuang VP, Liang C-T, Lin ZH, Kuo T-M. Transcatheter arterial chemoembolization for advanced hepatocellular carcinoma with portal vein invasion: safety, efficacy, and prognostic factors. J Vasc Interv Radiol 2014; 25(1): 32–40

[12] Venkatesan AM, Kundu S, Sacks D et al. Society of Interventional Radiology Standards of Practice Committee. Practice guidelines for ault antibiotic prophylaxis during vascular and interventional radiology procedures. Written by the Standards of Practice Committee for the Society of Interventional Radiology and Endorsed by the Cardiovascular Interventional Radiological Society of Europe and Canadian Interventional Radiology Association [corrected]. J Vasc Interv Radiol 2010; 21(11): 1611–1630, quiz 1631

[13] Patel S, Tuite CM, Mondschein JI, Soulen MC. Effectiveness of an aggressive antibiotic regimen for chemoembolization in patients with previous biliary intervention. J Vasc Interv Radiol 2006; 17(12): 1931–1934

[14] Ray CE, Jr, Edwards A, Smith MT et al. Metaanalysis of survival, complications, and imaging response following chemotherapy-based transarterial therapy in patients with unresectable intrahepatic cholangiocarcinoma. J Vasc Interv Radiol 2013; 24(8): 1218–1226

[15] Gates VL, Marshall KG, Salzig K, Williams M, Lewandowski RJ, Salem R. Outpatient single-session yttrium-90 glass microsphere radioembolization. J Vasc Interv Radiol 2014; 25(2): 266–270

[16] Kim W, Clark TW, Baum RA, Soulen MC. Risk factors for liver abscess formation after hepatic chemoembolization. J Vasc Interv Radiol 2001; 12(8): 965–968

[17] Clark TWI. Complications of hepatic chemoembolization. Semin Intervent Radiol 2006; 23(2): 119–125

[18] Hyder O, Marsh JW, Salem R et al. Intra-arterial therapy for advanced intrahepatic cholangiocarcinoma: a multi-institutional analysis. Ann Surg Oncol 2013; 20(12): 3779–3786

[19] Fu Y, Yang W, Wu W, Yan K, Xing BC, Chen MH. Radiofrequency ablation in the management of unresectable intrahepatic cholangiocarcinoma. J Vasc Interv Radiol 2012; 23(5): 642–649

第 11 章　骨肿瘤：消融治疗

Matthew R. Callstrom, A. Nicholas Kurup

11.1　引言

在美国，每年每一百万人中约有 70% 死于乳腺癌、肺癌、前列腺癌等癌症，其中约 1/2（35 万人）死于骨转移[1]。虽然骨转移瘤的预后较差，中位生存期只有 3 年或更短，但是基于肿瘤组织学及其负荷不同，很多转移瘤患者的 5 年生存率可达 5%~40%[2, 3]。生活质量对患者十分重要，骨转移瘤引起的疼痛常治疗不足，近 80% 的患者在实施完善的诊疗方案前经历着剧烈的疼痛[4]。

多学科的治疗方案中，包括药物止痛治疗、放疗、手术、激素治疗、化疗，其中病灶影像引导射频消融术是目前治疗骨转移瘤患者疼痛的最有效的方式。骨转移瘤疼痛的一线疗法为体外放射治疗（EBRT），此治疗有效率为 50%~80%，完全缓解率可达 50%~60%[5]。虽然很多患者可通过放疗完全或部分缓解症状，但中位缓解时间为 3~7 周[6]。虽然经过数周治疗后，大部分患者在初期可缓解疼痛，20%~30% 的患者无效，大部分患者易复发[7-12]。重复治疗对许多患者有效，但对于 EBRT 后有轻微或暂时缓解的患者来说，因机体缺少相应的反应或其组织耐受量的影响，目前还无法提供进一步的治疗。

手术有引起骨质破坏或继发性骨折的风险，对于转移至脊髓的转移瘤则会引起神经源性损伤。全身治疗包括化疗、激素治疗、放疗和双磷酸盐类（与阿片类药物或非甾体镇痛药联用）等对广泛骨转移瘤是有效的。由于骨转移性肿瘤通常是难治性的，一般上述治疗方法不推荐用于局灶型骨转移瘤。放射性药物对弥漫型骨转移瘤有效，不建议用于孤立的疼痛病灶的患者。对于 EBRT 失败的局灶型骨转移瘤患者，只能使用镇痛药物治疗。由于药物治疗具有如便秘、恶心、镇静等副作用，患者易抗拒。

在临床上，越来越多的微创经皮热消融技术应用于局限性骨转移瘤患者。这些治疗是通过影像学引导将消融设备置入肿瘤病灶，包括射频消融术（RFA）、冷冻消融术、激光灼烧法、微波消融术和磁共振引导超声聚焦术（MRgFUS）。此外，位于轴向部位（如椎体、髋臼周围）的骨转移瘤引起骨折的风险高，经皮骨水泥成形术可能使患者获益。在所有微创治疗方法中，RFA 与冷冻消融术的研究最广泛。

近年来，经皮消融术用于使累及骨骼肌肉系统的局部转移的患者达到局部控制。微创治疗能够使寡灶型转移瘤患者受益且性价比高，还可避免外科手术，若出现新发病灶，可再次治疗 [13,14,15]。

11.2　适应证

局部消融治疗对有中重度疼痛的骨转移患者（ 24 小时内最疼痛评分 ≥ 4 ）有效，但对于轻度疼痛患者，不能改善其疼痛情况，通常可给予口服镇痛剂。需注意治疗范围应限定于 1~2 个部位，断层图像有异常表现且能够矫正。对于多部位疼痛肿瘤或其他弥散性疾病，不易确定治疗的关键部位，且在典型的治疗方案中，治疗部位也不超过 2~3 个。通常对于多部位疼痛肿瘤，全身性治疗优于局灶治疗。射频消融术非常适用于溶骨转移性肿瘤或混合溶骨成分 / 成骨成分或其他含有软组织成分的转移瘤。对成骨转移性肿瘤也有效，通常局限于乳腺癌或前列腺癌。治疗成骨转移性病灶需要使用穿骨设备或电钻进入靶肿瘤，并且射频电极应能够穿透坚硬的骨质。邻近重要器官如运动神经或肠应使用液体或其他方法避免损伤。尽管术者的操作经验及神经监测可确保邻近正常组织的安全，但理论上边界靶肿瘤与邻近重要结构相距 1cm。存在骨质破坏风险或有进展为骨折风险的患者，可考虑手术治疗。若转移瘤处于轴向位，消融术联合骨水泥成形术可能有效。

11.3　禁忌证

经皮难以到达靶肿瘤的累及骨或软组织的转移灶是最常见的技术禁忌证。非常接近重要结构的部位不能行消融治疗。仔细地放置设备、组织移位或采取其他保护性的手段、神经监测，以及细致的消融术监测十分必要，可以增加邻近正常组织转移瘤手术的安全性。绝对禁忌证包括不可修正的出血性疾病和不可耐受术中麻醉过程。活动性感染也是需要引起重视的。相对禁忌证，可能引起种植坏死、伴循环微生物的消融组织。相对禁忌证包括广泛转移的骨肿瘤（ 适合行全身性治疗 ）和轻度疼痛的骨转移（ 更适合行药物治疗，对射频消融术不敏感 ）。

11.4　患者选择与术前处理

患者的病史和术前影像学检查对判断目标肿瘤的性质及明确患者的症状十分重要。影像学资料有利于评估消融术潜在的风险和益处，也有益于计划辅助治疗或监测，对手术过程非常有利。术前影像学检查的类型取决于病灶的范围和位置。对于局灶性疼痛性的转移瘤，通常选择 CT。因为 CT 常用于引导和监测消融过程，对于显示靶肿瘤和邻近结构十分有利。累及脊柱的患者常用 MRI 来确定病灶的完整的范围，如侵犯椎体的病灶的体积和受累的相邻椎体，而 CT 不能显示硬膜外或周围神经受累情况。MRI 也有助于寡转移性疾病治疗，因为 MRI 图像更接近于临床，而不是肿瘤的大小及负荷程度 [16]。

PET-CT 可额外显示肿瘤的代谢活动度，有助于显示 CT 上表现边界不清或曾接受治疗 / 放疗的肿瘤，可显示与治疗效果相关的周围骨的变化（硬化或透明），而不仅仅是显示肿瘤的浸润程度。PET-CT 也有助于寡转移性疾病治疗的开展，同时治疗目标受到不能预测的既往未定义的转移性疾病的影响。

11.5 技术

11.5.1 射频消融术

RFA 是最常见的肿瘤经皮热消融方法，同时也是疼痛性骨转移最常见的治疗方法。RFA 可在全麻或经验性的中度清醒镇静下进行。即使在中度清醒镇静下，使用单电极也会造成大多数患者的痛苦，且手术时间长（依据目标肿物的大小常大于 1 小时），故一般采用全麻。近期使用双电极 RFA 治疗骨转移不会造成痛苦，虽然中度镇静是可耐受的，然而全麻可以使术者专心于手术操作本身，而不必在乎患者的感受，但中度镇静则不同。不太复杂的病变（如浅表的、小病灶、容易处理的、主要成分为溶骨性质或病灶远离正常组织）可在中度镇静伴局部麻醉下治疗。硬膜外麻醉或局部神经阻滞可缓解术后的疼痛。单电极 RFA 治疗如果应用硬膜外导管，一般持续时间为 12~24 小时。若患者的疼痛已恢复至治疗前水平或有改善，则可移除导管，移除导管之前，需提前几小时停药。大部分患者须留院观察一夜，以便监测疼痛情况或更改口服止痛药剂量。有轻、中度不适或疼痛者出院后需口服阿片类镇痛药。

对于肿瘤邻近重要神经组织的患者的治疗，静脉内的清醒镇静有助于术中神经系统的监测，可作为一种监测易受损伤的神经结构的手段。应用双极 RFA 治疗时，当消融区域接近神经组织时，在神经组织受损前会有局部疼痛的情况，患者反馈可避免损伤。此外，对于邻近运动神经或脊髓的神经监测，静脉内麻醉是可以诱发的[16]。消融术后，沿骨膜的长效局麻药物可减少术后疼痛。

RFA 需在断层成像引导和监测下进行。透视对大部分转移瘤的手术是有用的，特别是位于椎体内的转移瘤。在双极 RFA 手术中，透视有助于判定疼痛在时间和温度上的治疗终点而不依靠成像。虽然断层成像有利于避开重要器官及预估复杂转移瘤的治疗面积，但对于浅表的、主要的软组织病灶，特别是位于胸壁或四肢的病灶，超声更适用。CT 是使用最广泛的手术引导，能够对靶肿瘤及周围组织进行准确划分并具有广泛可操作性。MRI 可提供最佳的消融术监测和骨骼内肿瘤标记；然而，对大部分手术来说，MRI 设备的环境受限，设备伪影也会对靶肿瘤造成影响。累及骨或邻近骨的转移瘤治疗需将 RFA 电极经皮放置到靶肿瘤内。RFA 电极可直接放置于软组织转移瘤、形成破坏的溶骨性转移瘤或薄层皮质。对于穿透成骨细胞的转移瘤或深入骨皮质的转移瘤，需应用相关装置如骨活检针或骨电钻。

消融术的靶区包括骨－肿瘤交界面或整个肿瘤，而不是单纯的肿物的中央部分。肿瘤的边界有必要确定，以确保对诸如神经末梢及骨膜等可能的疼痛源的破坏（图 11.1）。根据医生偏好、临床经验和设备的可用性，使用单个消融电极、冷循环消融电极和双极消融电极。单次消融术应用于病灶直径 < 3cm，消融时间一般为 5~10 分钟（消融温度为 100℃）或直到组织的阻抗限制了能量传递至靶肿瘤。对于

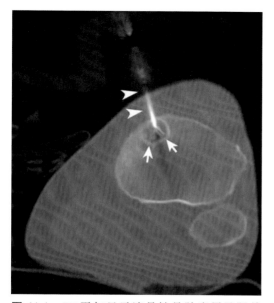

图 11.1　CT 平扫显示溶骨性骨肿瘤累及胫前骨。一个多极射频消融电极（箭头）被放置于骨肿瘤的交界面（箭）。

较大的肿瘤病灶，重复性消融术需要覆盖整个骨－肿瘤交界面，并且消融时间需再增加 5~10 分钟（消融温度为 100℃）或直到组织的阻抗限制了能量传递至靶肿瘤。

为了避免损伤，靶肿瘤需被分离或使邻近的重要结构偏离计划消融区。多种方法可用于降低邻近正常组织的热损伤风险，包括正确的患者体位、使用液体（液压置换）、球囊或气体（CO_2）让组织移位。例如，在 RFA 中，使用针筒注射无菌水（通常使用 5% 葡萄糖溶液，形成一种缓冲液体来传导能量），使肠袢远离靶肿瘤（图 11.2），液体可加或不加稀释的碘造影剂（1：5）。热监测在 RFA 中可通过邻近重要结构的温度传感探头来反馈定位（图 11.3）。由于 RFA 边界不能通过 CT 或超声显示（MRI 可提供可视化），热监测可用来避免不可预估的升温及对邻近重要组织的潜在的伤害。

11.5.2　冷冻消融术

对于肝脏和肺脏外的累及骨与软组织的疼痛性转移瘤，冷冻消融术已成为一

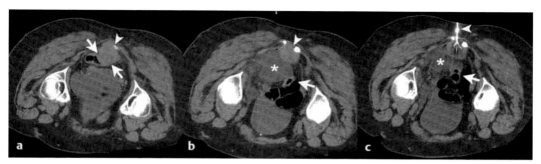

图 11.2　（a）俯卧位对比增强 CT 显示软组织溶骨性肿瘤（箭头）侵犯低位的骶骨，肿瘤接近于直肠（箭）。（b）CT 平扫示使用 5% 葡萄糖溶液（星号）将直肠（箭）从靶肿瘤（箭头）处挪开。（c）CT 平扫显示多射频消融电极（箭头）置入骶骨的肿瘤，用水（星号）将直肠（箭）移开。

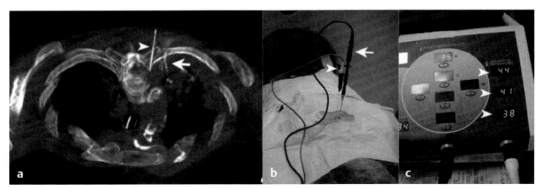

图 11.3 （a）厚层平扫 CT 显示骨转移瘤侵犯椎体，软组织沿着肋骨扩散，热电偶（箭头）放置于邻近受累椎弓根，RFA 电极置入位于软组织内的深入肋间的肿瘤内（箭）。（b）脊髓旁消融术过程中热电偶的照片（箭头）和 RFA 电极的照片（箭）。（c）RFA 控制器上热电偶的最大温度（箭头）。（见彩图）

种姑息性疗法[17, 18, 19, 20, 21, 22]。以往冷冻消融术成功应用于体内不同位置的肿瘤如前列腺、肾脏、肝脏、肺脏，早期的系统是不能绝缘的且只在术中使用，但随着绝缘性能良好的冷冻探针的应用，室温下使用的焦耳-汤姆森端口及以高压氩气作为冷源，经皮冷冻消融术变得可行。在标准大气压下，当氩气从位于含冷冻探针的密封细管约 3000psi（1psi ≈ 6.89kPa）至位于探针针尖的较大的密封区域，气体迅速冷却至 -100℃ 以下。在细胞水平上，细胞内液和细胞外液冻结，组织的破坏源于细胞膜受到冰晶体的破坏，细胞脱水，血栓形成。-40℃ ~-20℃ 可导致细胞完全死亡，通常距冰球边缘 3~5mm 都可发生[23, 24]。目前使用的系统可通过直径为 3cm 的探头形成冰球，将氦气注入冷冻探头，氦气存在与氩气相反的焦耳汤姆森系数，在组织中起到加热效应。使用多探针可同时产生融合冰球，冰球大小取决于探针数量，可形成直径＞8cm 的冰球。消融区的形状

可以通过控制探针布局的几何形状来控制。虽然冷冻循环对可确保细胞完全死亡，但整个过程的时间不可过长，因为对于较大的或者复杂的肿瘤可不行比较耗时的多次冷冻消融术，可通过其他消融术治疗。此外，为了实现局部肿瘤控制，多个冷冻探针消除位于消融术边界的残余的病灶，需多次序贯消融[25]。

幸运的是，冷冻消融区域是可视化的，在 CT 平扫图像下为离散的低衰减区，在 MRI 图像下为低信号区，冰球的边缘为 0℃，边界外的组织不易受到伤害[26]。在大多数操作的干预下 CT 是随时可用的，同时大口径系统变得越来越普遍，可轻易地保留患者影像。MRI 可用于监测热成像的变化，在这个环境中，有些操作正在克服消融术中的困难，由于肿瘤显像方面的提高，引导和监测功能得以改善。

目前有两种临床冷冻消融系统：氩氦刀（HealthTronics，Inc.）和可视化冷冻消融系统或种子网路冷冻消融系统（Galil

Medical, Inc.）。氩氦刀有两种不同尺寸的绝缘探针，直径约 2.4mm（13G）和 1.7mm（16G）。Galil 系统使用 1.5mm（17G；绝缘的冰棒 + 非绝缘的冰球和冰粒）的冷冻探针（类似于 MRI 兼容的冷冻探针）与 2.4mm 的冰缘探针。氩氦刀有 8 个独立控制的通道（共计 8 个），Galil 系统有 10 个独立控制的通道，每个通道有两个端口（共计 20 个）。这些系统产生各种形状的冰球，如氩氦刀 Perc-24 可产生直径达 3.7cm，沿探针轴长5.7cm 的冰球。

无菌操作下，在 CT、超声或 MRI 引导下，探针经皮肤穿刺进入。一般的原则为放置探针于距肿瘤边界 1cm 内，探针间距为 2cm，肿瘤区域内布针全覆盖，同时术者的经验对探针的布置也非常重要。每个病变的单一冷冻消融循环的循环的时间一般为 10 分钟—8 分钟—10 分钟。时间的长短取决于循环中的冰冻部分，而冰冻部分取决于冰冻是否足够覆盖病变及邻近重要结构。冰球增长的速度可通过减少探针内气流的百分比来控制，可从 100% 降至 20%。大多数情况下，在整个循环冷冻的过程中，每 2~4 分钟行 CT 平扫一次，设置窗口和水平（W400，L40）来监测冰球的增长。探针一般沿着肿瘤长轴放置，并且以一定的角度减慢邻近重要结构方向上的冰球的增长。在手术过程中需注意识别肿瘤周围组织，加强保护性操作。掌握重要运动神经和前根动脉的走向有助于消融术的安全开展[16]。如图 11.4 所示，在行消融术时这些结构可清晰辨认并可避免损伤。如图 11.5 所示的病例为邻近于闭

孔神经的冷冻消融术。该病例为累及耻骨的一例软组织和骨转移瘤，4 个冷冻探头放置于肿瘤内并产生冰球，冰球的形状符合肿瘤形状。冰球的演变显示了肿瘤完整的覆盖面积，同时避免损伤邻近的闭孔神经。

第二次冷冻循环的完成后，治疗组织温度上升至 > 20℃时，探针切换至氩气，虽然经过 10 分钟左右，探针的持续升温可降低血肿形成的风险，但冷冻探针仍在此时撤除。

11.5.3　骨水泥成形术在骨转移瘤中的应用

良性的椎体骨折的椎体成形术在透视引导下进行。这种方法可监视骨水泥的分布，避免其渗入静脉、硬膜外腔和神经孔。脊髓外的骨水泥成形术也应考虑这些。在 CT 透视引导下，利用先前的消融手术的穿刺部位，骨穿针可快速置入靶肿瘤内。为了更快更广地监测骨水泥注入的过程，需调整 CT 的参数。通常设置应用 CT 窗口和 CT 透视引导的参数为层厚4.8mm 和 5mm 的阶梯。

将相同数量的骨穿针放置于消融过程中使用的穿刺道，可避免术中穿刺部位水泥的渗漏。一般使用 13G 或 11G Osteo-Site M2 穿刺针（Cook Medical）或11Ga AVAflex 弯曲注射针（Cardinal Health）穿入肿瘤部位。接下来在 CT 透视引导下，在 12~15 分钟内，应用椎体成形注射设备（Duro-Ject，Cook Medical）准备 10~20mL 的 Ava Tex 不透射线骨水泥（Cardinal Health）。 将水泥注入髓质骨，

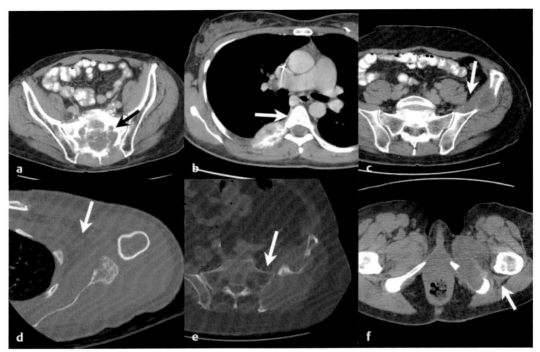

图 11.4 关于骨和软组织转移瘤射频消融术的常见解剖结构（**a**）沿着左后部 S1 椎间孔扩散的累及骶骨的破坏性转移瘤（箭）。（**b**）脊椎旁肿物的消融术沿着椎体的侧缘延伸,可能包括肾段动脉（箭）和前根动脉的潜在的供血血管。（**c**）CT 示侵犯左髂骨的转移瘤,股神经位于腰大肌的后外侧方（箭）。（**d**）混合性溶骨及成骨细胞肿瘤侵犯肩胛骨,前方可见臂丛神经（箭）。（**e**）累及左髂骨的转移瘤沿着位于骶骨（箭）前方的邻近的腰丛（箭）延伸。（**f**）位于接近坐骨神经（箭头）的左下耻骨支的转移瘤。

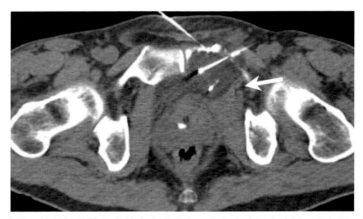

图 11.5 邻近闭孔神经的肾细胞转移瘤行冷冻消融术。多个冷冻探头放置于耻骨间,冰球覆盖靶肿瘤,同时避开了闭孔神经（箭）。

如果不深入肿瘤，则撤出骨水泥注入装置。需撤出不能用于注射骨水泥的套管针内针，有助于注入水泥时肿瘤坏死组织的排出。例如，一例累及右髋臼的溶骨性转移瘤周围骨患者行冷冻消融术，而后行骨水泥成形术（图 11.6）。骨水泥成形术应在冷冻消融术后 3 天内完成。虽然骨水泥成形术在消融术后即可进行，但是一旦冰球开始融化，可以评估消融体积的大小，并且等待肿瘤坏死可能有益于骨水泥成形术的进行。联合治疗后，患者可减轻疼痛，增加离床活动，提高生活质量。

11.6　术后处理与随访评估

对于术后立即发生的疼痛，通常静脉给予芬太尼（Sublimaze，Abbott Laboratories）或咪达唑仑（Versed，American Pharmaceutical Partners）治疗。对于持续疼痛的患者，可口服止痛药或应用镇痛泵，剂量需足够缓解疼痛。

对于转移性肌肉骨骼转移瘤患者，治疗后是否行影像学检查依据治疗的指征。对于缓解疼痛或联用骨水泥成形术预防骨折的患者，疼痛反应和临床表现是最重要的监测指标。随访影像学检查通常不是必需的，除非随访过程中术后疼痛症状或临床表现有变化。如果疼痛复发，复查 CT 或 MRI，根据检查结果确定是否需要重复消融。

对于已接受治疗的局部肿瘤控制的患者，若存在寡转移的情况，在影像学引导消融术后，影像学复查的频率取决于治疗后转移瘤的自然病程及预期疾病进展。肿瘤消融术后及术后 3 个月需检查对比增强 CT 或 MRI，接下来一般每 3~6 个月复查 CT 或 MRI。根据肿瘤的病理组织学及临床指征，情况允许下可行 PET-CT 检查。影像学检查的选择受到一些因素的影响（例如，装有心脏起搏器患者禁行 MRI，肾功能不全及造影剂过敏者禁行 CT）。

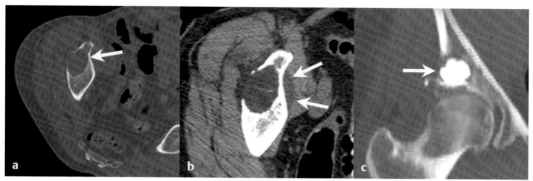

图 11.6　一例侵犯至右髋臼周围的溶骨性肺转移瘤患者行射频消融术联合骨水泥成形术。（a）轴向 CT 平扫显示侵犯至髋臼周围髂骨上的骨转移瘤（箭头）。（b）轴向 CT 平扫显示冷冻探针移除后的即时图像：冰球覆盖于肿瘤并且延伸至邻近的软组织结构（箭）。（c）冠状位 CT 平扫显示骨水泥成形术后水泥完全填充于溶骨性转移瘤（箭）。

11.6.1 临床状态随访

每个患者的临床状态评估与影像学检查频率应相同。评估需包含一般的医疗情况,包括临床状态和功能情况。疼痛的缓解,如应用简明疼痛量表(BPI)和镇痛使用的记录来评估。BPI 是评估癌症患者疼痛严重程度的测量量表[27, 28]。在 BPI 中,评估内容包括过去 24 小时内最重、最轻及平均疼痛程度,采用 0~10 分评估(0 分 = 没有疼痛,10 分 = 不可忍受的疼痛)。RFA 治疗后或药物治疗后疼痛的缓解情况(0%= 没有缓解,100% = 完全缓解)。疼痛对日常生活的影响包括日常活动、情绪状态、行走能力、正常工作、人际关系、睡眠和生活乐趣,采用 0~10 分评估(0 分 = 没有影响,10 分 = 完全影响)。应记录体检结果,如肌肉萎缩情况并与治疗前进行对比。同时也应了解影像引导消融术后晚期并发症,包括骨折、感染、神经损伤、短暂的大小便失禁、皮肤烧伤等。

11.7.1 副作用与并发症

与其他类型消融术最常见的并发症相似,肌肉骨骼肿瘤消融术后的常见并发症为感染和出血。肌肉骨骼消融术中最常见的严重并发症为邻近神经结构的热损伤[16]。神经组织的损伤源于热消融术时神经组织温度升高至 44℃ ~45℃ 甚至更高,或冷冻消融术时神经组织温度为 10℃ 甚至更低。消融感觉神经时可导致感觉改变,如受影响的神经表现出感觉迟钝、感觉异常或感觉缺失。这些感觉神经受损是有症状的,患者可通过口服药物(包括加

巴喷丁)治疗。运动神经损伤可导致麻痹甚至瘫痪,这些伤害可能是暂时的,也可能是永久性的,当这些结构处于危险之中时需重视以避免损伤[29]。

11.8 临床数据与结果

11.8.1 射频消融术疼痛缓解的结果

在两组前瞻性临床研究中,RFA 已证实为一种有效治疗局灶性肿瘤相关疼痛的姑息治疗方式[30,31,32]。这些研究包括相似队列患者,同时研究发现对于那些 EBRT 失败或拒绝行 EBRT 的患者,RFA 可持久、显著地缓解疼痛(表 11.1)。虽然在 Goetz 等人的研究中治疗反应有所不同,但与先前行 RFA 治疗的患者的队列研究结果基本是相似的。我们使用简明疼痛量表(BPI)(0~10 分),而 Dupuy 等人使用一种改良的记忆疼痛评估卡(视觉模拟疼痛评估法,0%~100%)来评估。

在 Goetz 等人的研究囊括来自于美国和欧洲的五个研究中心的 62 例疼痛性转移瘤患者,这些患者行传统的放疗失败或拒绝行常规放疗,对于这些患者,我们一般在全麻下行多电极 RFA[17, 30]。这些患者存在中度至重度的疼痛(≥ 4 分的重度疼痛时间在 24 小时以上),≤ 2 个疼痛性转移瘤,肿瘤直径平均为 6.3cm,范围为 1~18cm。治疗后, 62 例患者中有 59 例(95%)疼痛明显缓解(24 小时内最严重疼痛下降 ≥ 2 分),经 BPI 评分,治疗前患者最严重疼痛状态为 10 分的 7.9 分,RFA 治疗后 1 周、4 周、8 周、24 周评分分别降至 5.8 分、4.5 分、3 分和 1.4 分。BPI 评估

表 11.1 经 RFA 治疗患者的两项前瞻性多中心研究

试验	Goetz 等人 [30,31]	Dupuy 等人 [32]
患者数量	62	55
女 / 男	22/40	26/29
中位年龄(范围)	64(28~88)	62(34~85)
肿瘤类型(数量)		
肾癌	14	10
结肠癌	12	10
肺癌	4	17
乳腺癌	4	4
其他	28	14
肿瘤大小(最长径,cm)	6.3 cm(范围 1~18cm)	5.2 cm(范围 2~8m)
肿瘤位置		
骨盆	31	22
胸壁	6	20
椎体	4	8
其他	21	5

下患者疼痛也有相似的缓解,生活质量有所提高(图 11.7)。6 例患者出现并发症,术后 1~2 周内 3 例患者原先存在的会阴部位皮肤瘘管加重,原因是 RFA 术后产生大量的坏死组织。1 例累上及骶骨的曾行放疗的平滑肌肉瘤性转移瘤患者,在治疗后出现一过性的大小便失禁。1 例累及髂骨、坐骨、髋臼的乳腺癌转移瘤患者在 RFA 治疗后 6 周出现髋臼骨折且靠近接地垫部位发生二度皮肤烧伤。

Dupuy 及其同事(涉及六个研究中心)在美国放射学会影像网(ACRIN)研究中,在清醒性镇静的情况下,使用单一的 17G 或多冷循环消融电极治疗单纯疼痛性骨转移瘤(> 50 分,评分范围为 0~100)患者 [32]。治疗的肿瘤的平均直径为 5.2cm,范围为 2~8cm。治疗前,患者的平均疼痛评分为 54 分,范围为 51~91 分(总分为 100 分),这些患者在治疗后 1 个月随访时疼痛可降至 27 分,3 个月随访时可降至 14 分。RFA 后立即治疗,27% 患者的疼痛评分高于基础疼痛评分。为了在术中检测感觉运动,以中度清醒镇静代替全麻。55 例患者中有 27 例患者的肿瘤直径为 3cm 且周围有主要的神经血管束。在感觉运动监测下,这些患者中只有 1 例出现运动神经损伤,RFA 治疗 35 天后有 3 例出现神经性疼痛。55 例患者中有 3 例

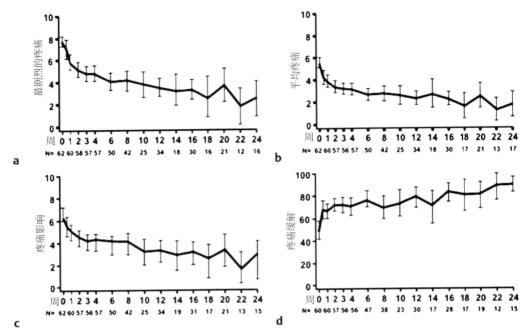

图 11.7 RFA 治疗后随时间变化的视觉疼痛模拟评分。（**a**）最剧烈的疼痛。（**b**）平均疼痛。（**c**）对日常活动的影响。（**d**）RFA 和药物治疗后疼痛的缓解情况。误差条代表 95% 置性区间。N = 在各时间点完成 BPI 的患者数。（Reproduced from Callstrom et al.with kind perimission from Springer Science and Business Media[31]. ）

出现 3 级毒性反应（占 5.4%），包括 1 例足下垂，1 例疼痛加重，1 例神经性疼痛。在之前的研究中,虽然通过 EBRT 和 RFA 可获益,但是该研究在减轻疼痛强度方面并未体现出优越性[33]。

根据 ACRIN 研究,疼痛的缓解程度并不像 Goetz 及其同事研究得那么多,在 3 个月时,疼痛评分下降 1.4 分(满分为 10 分),而 Goetz 等人的研究中为 2.8 分(满分为 10 分),疼痛减少在误差范围内。ACRIN 研究对 3 个月后的疼痛缓解没有继续随访;而 Goetz 等人的研究表明在 24 周的随访评估中疼痛评分降至 5.3 分(满分为 10 分)。

Goetz 等人和 Dupuy 等人的研究结果有较多的不同之处,这可解释 ACRIN 研究中疼痛的缓解率是降低的。在 Goetz 等人的研究中,大多数患者接受非传统的治疗,74% 患者在消融术前接受 RT,而在 ACRIN 研究中,这个比例为 24%。两者之间存在实质性差异,但现阶段未能证明治疗前接受 RT 会影响疼痛反应。在另一项研究中,RFA 结合 RT 有益于转移瘤侵犯至胸壁的患者[33]。在两项研究中分别使用不同的消融电极,疼痛的反应取决于使用电极的差异,Goetz 等人的研究中使用可扩展的 RF 电极（Star burst XL，RITA Medical Systems，Angiodynamics），ACRIN 研究中使用直电极（Cool-tip，Radionics，Covidien）。术中组织破坏的总体积是不同的，在 Goetz 等人的研究中，更具有侵犯性的肿瘤破坏需在全麻下进行；而在 ACRIN 研究中，大多数患者的疼痛限制治疗在清醒镇静下进行。最后，治疗反应的差异取决于肿瘤治疗的不同方式；在两项研究中，大多数肿瘤的组织学和位置是相同的，包括肺脏、结肠、肾脏转移瘤，肿瘤类型间的疼痛反应也无差异。两项研究的不同方法不会造成患者在治疗后的反应差异，如果存在差异，其影响也是较小的、不确定的。

11.8.2　冷冻消融缓解疼痛的结果

现在 MRI 越来越多地应用于介入手术的引导和监测。经皮冷冻消融对于治疗原发性和继发性的骨肿瘤也是有效的。冷冻消融术的优点为在消融过程中应用 CT 和 MRI 使冰球可视化。MRI 在冷冻消融术中可监测复杂的结构，比如重要的运动神经，并可在多个平面成像，虽然 MRI 受设备环境的限制，但仍可使用。Tuncali 及其同事报道了 MRI 引导和监测冷冻消融术，对象为邻近重要结构的难治性和疼痛性骨和软组织转移瘤[34]。19 例中的 17 例（89%）患者部分或完全缓解，其中 6 例完全缓解。更重要的是，MRI 监测下冰球的可视化使得周围的重要结构可视化，应用其他手段可减少损伤，包括导尿管加温、放置髓内针、皮肤保温，没有记录表明有立即发生的热损伤。其中有 1 例转移性肾

细胞癌患者在冷冻消融术时未置入髓内针，术后 6 周发生股骨颈骨折。

通过监测，冷冻消融术中可避免潜在的神经损伤。Lessard 及其同事报道了位于单侧骶骨中间和右上方的 1 例疼痛性尤文肉瘤的冷冻消融术，术中使用体感诱发电位监测 S1 神经。该治疗能够缓解疼痛且避免该部位的神经损伤。然而，消融术会引起大小便失禁，可能是由于术中双侧 S2~S4 神经根受损，由此前广泛的 RT 和基础神经损伤造成[35]。

在大多数中心，虽然 MRI 在监测消融术时有显著优势，但 CT 介入室更适合行消融术，相比大多数 MRI 介入室，CT 介入室有较大的兼容内径放置当前的消融术装置。Ullrick 及其同事报道了 3 例累及骨盆和肋骨的疼痛性骨转移瘤患者，有 2 例在 CT 引导和监测下，成功行冷冻消融术缓解疼痛[36]。

在一个应用 CT 引导和监测的多中心前瞻性临床试验中，69 例疼痛性骨转移患者中有 61 例经冷冻消融术成功治疗[37]。这些应用冷冻消融术治疗的患者与此前多中心 RFA 缓解骨转移瘤疼痛的患者相似（表 11.2）。图 11.8 显示位于左肋的疼痛性转移性副神经节瘤行冷冻消融术，并对治疗效果进行随访。在随访期间，平均疼痛评分（以 BPI 评分 0~10 分来评价 24 小时内最剧烈的疼痛）显著下降，从 7.1 降至 5.1、4、3.6，在治疗后的第 1、4、8、24 周降至 1.4（图 11.9）。47 例患者中有 39 例（83%）患者在治疗前使用阿片类镇痛药，在治疗后可减少这些镇痛药物的应用。单一的主要并发症（12%）为消融部位发生

表 11.2 应用冷冻消融术治疗的前瞻性多中心研究

患者数量	
女	22/39
年龄，中位（范围）	61（21~95）
肿瘤类型，数量（%）	
肺癌	16（31%）
肾癌	10（20%）
结肠癌	7（14%）
黑色素瘤	4（8%）
前列腺癌	4（8%）
鳞状细胞癌（非肺癌）	3（6%）
移行细胞癌	2（4%）
副神经结瘤	2（4%）
乳腺癌	2（4%）
其他（每1个）	11（22%）
肿瘤大小（最长直径）	4.8 cm（范围1~11cm）
肿瘤部位，数量（%）	
肋骨/胸壁	33（48%）
髂骨/坐骨/耻骨	20（29%）
肩胛骨/锁骨/胸骨	7（10%）
骶骨	5（7%）
肢体	2（3%）
椎体	1（1%）
乳头	1（1%）

骨髓炎。

61 例患者中有 23 例（38%）在治疗前未行放疗，有 13 例（21%）行消融术前既未行放疗也未行化疗。这些患者的评分与在冷冻消融术前接受 RT 的疼痛评分无明显差异，并且随访期间的疼痛评分也无明显差异。在随即治疗后的恢复期，61 例患者中有

12 例（20%）术后疼痛管理为静脉使用阿片类药物控制。平均住院时间为 1.5 天，范围为 0~6 天。在冷冻消融术中没有出现主要的运动神经或神经性疼痛等事件。

虽然患者相似，我们也很难比较射频消融术和冷冻消融术对疼痛的缓解情况。然而，临床反应率和疼痛缓解的程度是相似的。从这些研究中我们可以得出一些结论，在 CT 平扫引导下，冷冻消融术的冰球具有可视性，使得邻近周围重要结构的肿瘤更具有优势。事实证明，没有报道称冷冻消融术后发生主要的运动神经损伤或神经性疼痛，而 RFA 存在这样的问题。虽然射频消融术治疗疼痛性转移瘤发生并发症的总概率低，55 例患者中仍有 2 例（4%）发生神经损伤[32]。这些临床研究的方法没有明确的证据，RFA 治疗后的疼痛管理有一定的困难，通常需要区域阻滞或硬膜外导管来控制疼痛，而冷冻消融术后疼痛管理容易，必要时静脉注射或口服阿片类药物镇痛[38]。

11.8.3 新兴的骨消融术的临床结果

最近有研究报道称 MRgFUS 可治疗疼痛性骨转移瘤[39, 40, 41]。MRI 引导 FUS 能量聚焦于目标肿瘤，可加热局部组织，从而使组织破坏。这种方法利用 MRI 来划分肿瘤和软组织区域，用热反馈监测治疗并预估消融的边界，具有非侵入性的优点。MRgFUS 最好在如区域阻滞或硬膜外导管镇痛等清醒镇静下进行[41]。该方法治疗骨转移瘤有一个优点，骨界面上的高吸音能量可将热能有效转移至靶肿瘤[42, 43]。在治疗的安全性方面，建立直接

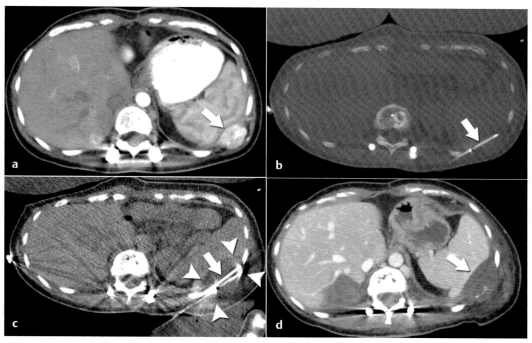

图 11.8　累及肋骨的疼痛性副神经节转移性瘤的治疗。治疗前,患者最严重疼痛状态为 5 分(满分 10 分),治疗后 4 周降至 2 分,治疗后 8 周降至 0 分。第 24 周随访时,分数仍为 0 分。(a)上腹部对比增强 CT 显示在左侧第 10 肋骨处(箭)有强化的溶骨性转移瘤。(b)上腹部 CT 平扫骨窗显示冷冻探针(箭)置于转移瘤处。(c)上腹部的 CT 平扫骨窗显示冰球,可见一个低密度区(箭头)环绕冷冻探针(箭)和肿瘤。(d)上腹部对比增强 CT 的身体窗显示消融术后左侧第 10 肋骨处的肿物没有残余增强(箭)。(Reproduced from Callstrom et al. with permission from John Wiley and Sons[38].)

的超声至靶肿瘤的通道十分重要,因为在皮肤和骨肿瘤之间的肠道或神经结构有潜在的损伤风险。一个使用 MRgFUS 治疗疼痛性转移瘤的前瞻性随机临床试验使用安慰剂进行对照研究[44]。112 例患者随机分配到 MRgFUS 治疗组,安慰剂组为 35 例,人数比为 3:1。治疗组在统计学意义上明显优于安慰剂组,治疗后 3 个月,治疗组平均疼痛点从 7 分(满分 10 分)降至 3.4 分,而安慰剂组降至 6.1 分。超声对疼痛性肿瘤的治疗占患者数的 32.1%,依据疼痛程度,轻度、中度、重度疼痛分别占

6.2%、10.7% 和 15.2%。在不良反应方面,2 例患者发生骨折(1 例可能与手术无关),1 例患者发生神经病变,1 例发生 III 度皮肤烧伤。

除了 RFA、冷冻消融术和 MRgFUS 以外,还有其他的热消融与非热消融技术已应用于疼痛性肿瘤和骨转移瘤的治疗。乙醇、激光消融术(或经腔隙激光热治疗)和微波消融术已有效应用于缓解疼痛性骨转移瘤[23, 45, 46]。微波消融术类似于 RFA,是基于热能的技术,应用图像引导将微波天线放置于靶肿瘤。这些天线用水分

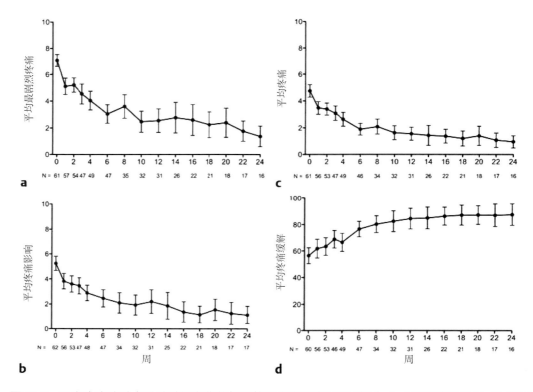

图 11.9 经皮冷冻消融术后随时间变化的标准简明疼痛量表（BPI）评分,（a）最剧烈的疼痛;（b）平均疼痛;（c）疼痛影响;（d）疼痛缓解。 误差条代表 95% 置信区间。 N = 患者在每个时间点完成 BPI 的数量。（Reproduced from Callstrom et al. with permission from John Wiley and Sons[38].）

子震荡传递微波能量（915MHz 或 2.45GHz）,加热至细胞毒性温度,其速度往往比 RFA 快,且能更有效地穿透骨骼 [24]。激光消融术应用灵活的小口径钕: Nd-YAG 或通过细的引导针放置半导体激光光纤。激光消融技术已逐渐成熟,可应用于骨样骨瘤治疗 [47]。

11.8.4 消融术应用于寡转移疾病的局部控制

除了肝脏和肺脏,肌肉骨骼系统是转移性疾病的第三个最常见的部位 [48]。对

于临床可诊断的转移瘤,治疗策略为达到病灶的完全性的局部控制 [48-52]。 近来有关于图像引导的热消融术应用于根治位于骨和非内脏软组织的寡转移性疾病的报道 [13, 14, 15, 53]。冷冻消融术在这方面的应用十分有优势,精确地监测消融区域,可避免邻近正常组织的损伤,并且可以有效地穿透骨骼。

除了肝脏和肺脏之外,对于侵犯骨和软组织的转移性肾细胞癌,应用冷冻消融术治疗性价比高且局部控制率可达到约 95%[14, 53]。非小细胞癌的治疗也有类似的

要点

- 使用多种不同的消融疗法可以实现安全、有效的治疗。由独立的操作者做出的消融系统的选择应该基于：①操作者对于消融系统的使用经验；②确定消融系统技术的局限性相对于邻近组织损伤的风险；③有支持性团队（镇静护士和麻醉师）提供操作期间的疼痛控制；④监控系统为治疗提供更大的安全系数。

- 治疗目的应当明确，并与患者相关。如果治疗的目标是减轻痛苦，对治疗反应的典型描述（例如，80% 的治疗反应为 1~2 周内疼痛下降 2 分，而且 1 个月以上逐步改善疼痛）对患者术后期望的建立是有价值的。

- 如果治疗的目的是对寡转移性肿瘤疾病进行局部控制，那么首要的是确定能否在技术上实现。虽然局部肿瘤控制对患者死亡率的影响尚未确定，但是部分治疗显然是没有任何好处的。

- 如果积极的治疗会导致局部控制，则应当进行充分的影像学检查，以确定疾病的范围，并排除发生远期疾病的可能性。虽然影像学检查可以帮助确定治疗的区域，对于转移性疾病患者，应当认识到影像学检查代表大体肿瘤体积，临床体积可能远远超出影像学证据，对于微小的疾病，只能通过扩展超出影像学证据显示的消融边缘才能实现覆盖。

- 在复杂疾病患者中，联用影像学引导热消融术和 RT 治疗可能有所获益。

结果 [13]。尽管这些治疗寡转移疾病的方法有限，不过结果令人欣慰。

11.8.5　骨消融术和骨水泥成形术的临床结果

骨水泥成形术已成功应用于累及中轴骨的转移性疾病的治疗 [54-63]。近期该治疗已应用于髋臼周围的转移瘤治疗 [64]。髋臼周围转移瘤癌患者可采用外科手术治疗，但往往手术复杂且不易恢复。联合冷冻消融术和骨水泥成形术可有效治疗这类患者，避免皮质断裂及随后可能发生的骨折。疼痛缓解可能源于伤害感受器的直接影响及疼痛性肿瘤微骨折的固定 [18]。

（郭晓华 译　王宝泉 校）

参考文献

[1] Mundy GR. Metastasis to bone: causes, consequences and therapeutic opportunities. Nat Rev Cancer 2002; 2(8): 584–593

[2] Coleman RE. Skeletal complications of malignancy. Cancer 1997; 80(8) Suppl: 1588–1594

[3] Tubiana-Hulin M. Incidence, prevalence and distribution of bone metastases. Bone 1991; 12 Suppl 1: S9–S10

[4] Janjan N. Bone metastases: approaches to management. Semin Oncol 2001; 28(4) Suppl 11: 28–34

[5] Lutz S, Berk L, Chang E et al. American Society for Radiation Oncology (ASTRO). Palliative radiotherapy for bone metastases: an ASTRO evidence-based guideline. Int J Radiat Oncol Biol Phys 2011; 79(4): 965–976

[6] Tong D, Gillick L, Hendrickson FR. The palliation of symptomatic osseous metastases: final results of the Study by the Radiation Therapy Oncology Group. Cancer 1982; 50(5): 893–899

[7] Massie MJ, Holland JC. The cancer patient with pain: psychiatric complications and their management. J Pain Symptom Manage 1992; 7(2): 99–121

[8] Spiegel D, Sands S, Koopman C. Pain and depression in patients with cancer. Cancer 1994; 74(9): 2570–2578

[9] Jeremic B, Shibamoto Y, Acimovic L et al. A randomized trial of three single-dose radiation therapy regimens in the treatment of metastatic bone pain. Int J Radiat Oncol Biol Phys 1998; 42(1): 161–167

[10] Price P, Hoskin PJ, Easton D, Austin D, Palmer SG, Yarnold JR. Prospective randomised trial of single and multifraction radiotherapy schedules in the treatment of painful bony metastases. Radiother Oncol 1986; 6(4): 247–255

[11] Cole DJ. A randomized trial of a single treatment versus conventional fractionation in the palliative radiotherapy of painful bone metastases. Clin Oncol (R Coll Radiol) 1989; 1 (2): 59–62

[12] Gaze MN, Kelly CG, Kerr GR et al. Pain relief and quality of life following radiotherapy for bone metastases: a randomised trial of two fractionation schedules. Radiother Oncol 1997; 45(2): 109–116

[13] Bang HJ, Littrup PJ, Currier BP et al. Percutaneous cryoablation of metastatic lesions from non-small-cell lung carcinoma: initial survival, local control, and cost observations. J Vasc Interv Radiol 2012; 23(6): 761–769

[14] Bang HJ, Littrup PJ, Goodrich DJ et al. Percutaneous cryoablation of metastatic renal cell carcinoma for local tumor control: feasibility, outcomes, and estimated cost-effectiveness for palliation. J Vasc Interv Radiol 2012; 23(6): 770–777

[15] McMenomy BP, Kurup AN, Johnson GB et al. Percutaneous cryoablation of musculoskeletal oligometastatic disease for complete remission. J Vasc Interv Radiol 2013; 24(2): 207–213

[16] Kurup AN, Morris JM, Schmit GD et al. Neuroanatomic considerations in percutaneous tumor ablation. Radiographics 2013; 33(4): 1195–1215

[17] Callstrom MR, Atwell TD, Charboneau JW et al. Painful metastases involving bone: percutaneous image-guided cryoablation—prospective trial interim analysis. Radiology 2006; 241(2): 572–580

[18] Sabharwal T, Katsanos K, Buy X, Gangi A. Image-guided ablation therapy of bone tumors. Semin Ultrasound CT MR 2009; 30(2): 78–90

[19] Sabharwal T, Salter R, Adam A, Gangi A. Image-guided therapies in orthopedic oncology. Orthop Clin North Am 2006; 37(1): 105–112

[20] Callstrom MR, Kurup AN. Percutaneous ablation for bone and soft tissue metastases—why cryoablation? Skeletal Radiol 2009; 38(9): 835–839

[21] Callstrom MR, York JD, Gaba RC et al. Technology Assessment Committee of Society of Interventional Radiology. Research reporting standards for image-guided ablation of bone and soft tissue tumors. J Vasc Interv Radiol 2009; 20 (12): 1527–1540

[22] Rybak LD. Fire and ice: thermal ablation of musculoskeletal tumors. Radiol Clin North Am 2009; 47(3): 455–469

[23] Groenemeyer DH, Schirp S, Gevargez A. Image-guided percutaneous thermal ablation of bone tumors. Acad Radiol 2002; 9(4): 467–477

[24] Brace CL. Radiofrequency and microwave ablation of the liver, lung, kidney, and bone: what are the differences? Curr Probl Diagn Radiol 2009; 38(3): 135–143

[25] Dodd GD, III, Frank MS, Aribandi M, Chopra S, Chintapalli KN. Radiofrequency thermal ablation: computer analysis of the size of the thermal injury created by overlapping ablations. Am J Roentgenol 2001; 177(4): 777–782

[26] Chosy SG, Nakada SY, Lee FT, Jr, Warner TF. Monitoring renal cryosurgery: predictors of tissue necrosis in swine. J Urol 1998; 159(4): 1370–1374

[27] Cleeland CS, Gonin R, Hatfield AK et al. Pain and its treatment in outpatients with metastatic cancer. N Engl J Med 1994; 330(9): 592–596

[28] Daut RL, Cleeland CS, Flanery RC. Development of the Wisconsin Brief Pain Questionnaire to assess pain in cancer and other diseases. Pain 1983; 17(2): 197–210

[29] Kurup AN, Morris JM, Boon AJ et al. Motor evoked potential monitoring during cryoablation of musculoskeletal tumors. J Vasc Interv Radiol 2014; 25(11): 1657–1664

[30] Goetz MP, Callstrom MR, Charboneau JW et al. Percutaneous image-guided radiofrequency ablation of painful metastases involving bone: a multicenter study. J Clin Oncol 2004; 22 (2): 300–306

[31] Callstrom MR, Charboneau JW, Goetz MP et al. Image-guided ablation of painful metastatic bone tumors: a new and effective approach to a difficult problem. Skeletal Radiol 2006; 35(1): 1–15

[32] Dupuy DE, Liu D, Hartfeil D et al. Percutaneous radiofrequency ablation of painful osseous metastases: a multicenter American College of Radiology Imaging Network trial. Cancer 2010; 116(4): 989–997

[33] Grieco CA, Simon CJ, Mayo-Smith WW, Dipetrillo TA, Ready NE, Dupuy DE. Image-guided percutaneous thermal ablation for the palliative treatment of chest wall masses. Am J Clin Oncol 2007; 30(4): 361–367

[34] Tuncali K, Morrison PR, Winalski CS et al. MRI-guided percutaneous cryotherapy for soft-tissue and bone metastases: initial experience. Am J Roentgenol 2007; 189(1): 232–239

[35] Lessard AM, Gilchrist J, Schaefer L, Dupuy DE. Palliation of recurrent Ewing sarcoma of the pelvis with cryoablation and somatosensory-evoked potentials. J Pediatr Hematol Oncol 2009; 31(1): 18–21

[36] Ullrick SR, Hebert JJ, Davis KW. Cryoablation in the musculoskeletal system. Curr Probl Diagn Radiol 2008; 37(1): 39–48

[37] Callstrom MR, Dupuy DE, Solomon SB et al. Percutaneous image-guided cryoablation of painful metastases involving bone: multicenter trial. Cancer 2013; 119(5): 1033–1041

[38] Thacker PG, Callstrom MR, Curry TB et al. Palliation of painful metastatic disease involving bone with imaging-guided treatment: comparison of patients' immediate response to radiofrequency ablation and cryoablation. Am J Roentgenol 2011; 197(2): 510–515

[39] Liberman B, Gianfelice D, Inbar Y et al. Pain palliation in patients with bone metastases using MR-guided focused ultrasound surgery: a multicenter study. Ann Surg Oncol 2009; 16(1): 140–146

[40] Napoli A, Anzidei M, Marincola BC et al. Primary pain palliation and local tumor control in bone metastases treated with magnetic resonance-guided focused ultrasound. Invest Radiol 2013; 48(6): 351–358

[41] Napoli A, Anzidei M, Marincola BC et al. MR imaging-guided focused ultrasound for treatment of bone metastasis. Radiographics 2013; 33(6): 1555–1568

[42] Mercadante S, Fulfaro F. Management of painful bone metastases. Curr Opin Oncol 2007; 19(4): 308–314

[43] Ripamonti C, Fulfaro F. Malignant bone pain: pathophysiology and treatments. Curr Rev Pain 2000; 4(3): 187–196

[44] Hurwitz MD, Ghanouni P, Kanaev SV et al. Magnetic resonance-guided focused ultrasound for patients with painful bone metastases: phase III trial results. J Natl Cancer Inst 2014; 106(5)

[45] Gangi A, Kastler B, Klinkert A, Dietemann JL. Injection of alcohol into bone metastases under CT guidance. J Comput Assist Tomogr 1994; 18(6): 932–935

[46] Pusceddu C, Sotgia B, Fele RM, Melis L. Treatment of bone metastases with microwave thermal ablation. J Vasc Interv Radiol 2013; 24(2): 229–233

[47] Gangi A, Alizadeh H, Wong L, Buy X, Dietemann JL, Roy C. Osteoid osteoma: percutaneous laser ablation and follow-up in 114 patients. Radiology 2007; 242(1): 293–301

[48] Eleraky M, Papanastassiou I, Vrionis FD. Management of metastatic spine disease. Curr Opin Support Palliat Care 2010; 4(3): 182–188

[49] Palma DA, Salama JK, Lo SS et al. The oligometastatic state—separating truth from wishful thinking. Nat Rev Clin Oncol 2014; 11(9): 549–557

[50] Weichselbaum RR, Hellman S. Oligometastases revisited. Nat Rev Clin Oncol 2011; 8(6): 378–382

[51] Ollila DW, Gleisner AL, Hsueh EC. Rationale for complete metastasectomy in patients with stage IV metastatic melanoma. J Surg Oncol 2011; 104(4): 420–424

[52] Singh D, Yi WS, Brasacchio RA et al. Is there a favorable subset of patients with prostate cancer who develop oligometastases? Int J Radiat Oncol Biol Phys 2004; 58(1): 3–10

[53] Welch BT, Callstrom MR, Morris JM et al. Feasibility and oncologic control after percutaneous image guided ablation of metastatic renal cell carcinoma. J Urol 2014; 192(2): 357–363

[54] Gangi A, Guth S, Imbert JP, Marin H, Dietemann J-L. Percutaneous vertebroplasty: indications, technique, and results. Radiographics 2003; 23(2): e10

[55] Anselmetti GC, Manca A, Ortega C, Grignani G, Debernardi F, Regge D. Treatment of extraspinal painful bone metastases with percutaneous cementoplasty: a prospective study of 50 patients. Cardiovasc Intervent Radiol 2008; 31(6): 1165–1173

[56] Basile A, Giuliano G, Scuderi V et al. Cementoplasty in the management of painful extraspinal bone metastases: our experience. Radiol Med (Torino) 2008; 113(7): 1018–1028

[57] Belfiore G, Tedeschi E, Ronza FM et al. Radiofrequency ablation of bone metastases induces long-lasting palliation in patients with untreatable cancer. Singapore Med J 2008; 49 (7): 565–570

[58] Carrafiello G, Laganà D, Pellegrino C et al. Percutaneous imaging-guided ablation therapies in the treatment of symptomatic bone metastases: preliminary experience. Radiol Med (Torino) 2009; 114(4): 608–625

[59] Hoffmann RT, Jakobs TF, Trumm C, Weber C, Helmberger TK, Reiser MF. Radiofrequency ablation in combination with osteoplasty in the treatment of painful metastatic bone disease. J Vasc Interv Radiol 2008; 19(3): 419–425

[60] Masala S, Manenti G, Roselli M et al. Percutaneous combined therapy for painful sternal metastases: a radiofrequency thermal ablation (RFTA) and cementoplasty protocol. Anticancer Res 2007; 27 6C: 4259–4262

[61] Munk PL, Rashid F, Heran MK et al. Combined cementoplasty and radiofrequency ablation in the treatment of painful neoplastic lesions of bone. J Vasc Interv Radiol 2009; 20 (7): 903–911

[62] Schaefer O, Lohrmann C, Herling M, Uhrmeister P, Langer M. Combined radiofrequency thermal ablation and percutaneous cementoplasty treatment of a pathologic fracture. J Vasc Interv Radiol 2002; 13(10): 1047–1050

[63] Toyota N, Naito A, Kakizawa H et al. Radiofrequency ablation therapy combined with cementoplasty for painful bone metastases: initial experience. Cardiovasc Intervent Radiol 2005; 28(5): 578–583

[64] Castañeda Rodriguez WR, Callstrom MR. Effective pain palliation and prevention of fracture for axial-loading skeletal metastases using combined cryoablation and cementoplasty. Tech Vasc Interv Radiol 2011; 14(3): 160–169

第 12 章 门静脉栓塞术

Steven L. Hsu，Sanjeeva P. Kalva

12.1 引言

目前治疗肝恶性肿瘤的方法主要包括肝移植、手术切除以及经皮消融术。由于肝移植标准严格和肝源不足,限制了肝移植的广泛应用,因此手术切除和经皮消融术是目前治疗肝恶性肿瘤最有效的方法。伴有慢性肝病和肿瘤负荷较大的患者,肝切除术后可能发生围术期肝衰竭。门静脉栓塞术(PVE)利用肝脏的再生特性,通过将待切除的存留肝组织(FLR)的门静脉分支栓塞,使得门静脉血流重新分配,从而诱导肝肥大。PVE 可提高肝切除手术预后,现已成为肝大部切除术前的一种标准治疗方案[1,2]。

12.2 适应证

肝切除术后存留肝脏不足,容易导致术后肝功能不足[3]。

12.3 禁忌证

PVE 的绝对禁忌证之一就是广泛的门静脉癌栓形成。大的癌栓导致血流重新分配至存留肝组织,尝试 PVE 只会引起 FLR 的误栓[4]。

门静脉高压是 PVE 的另一个绝对禁忌证,同时也是肝切除的禁忌证。然而许多研究报道证实,伴有或不伴有门静脉高压的肝切除患者,其术后生存获益无明显统计学意义。因此,伴有门静脉高压的患者是否可行肝切除尚未达成共识[4-7]。

PVE 的相对禁忌证主要包括不能纠正的凝血障碍、肾功能不全、FLR 内胆管扩张以及肝外转移性疾病。

12.4 患者选择与术前处理

对于合理选择 PVE 以及栓塞后肝切除患者,多学科团队会诊(包括肝病专家、肿瘤内科专家、肿瘤外科专家、放射科专家、介入专家等)至关重要。

术前准备主要包括基础肝功能评估、肝脏体积断层检查以及肝脏切除范围评价。肝脏 CT 检查通常用于 FLR 评估以及全肝体积测定。肝脏 MRI 检查也可以用于肝体积测定(图 12.1)。

FLR 体积及全肝体积测量主要通过处理体数据的计算机软件完成计算。通过追踪每一幅轴位图像上的 FLR 计算出 FLR 体积。全肝体积可通过追踪每一幅轴位图像上的全肝边界减去或不减去肿瘤轮廓来计算，也可以通过如下公式进行估算：估计全肝体积 = -791.41+1267.28 × 体表面积[8]。标准化 FLR（sFLR）即 FLR 体积占 TELV 的百分比。

对于肝功能正常，sFLR 大于 20% 的患者，肝切除术后发生并发症的概率明显减少，而且住院时间也明显缩短[9, 10]；相反，对于 sFLR 小于 20% 的肝功能正常患者，则建议术前先行 PVE 治疗[11]。

对于化疗导致药物性肝损伤的患者，建议 sFLR 小于 30% 时再行 PVE[10, 12]。与全身肝毒性化疗相似，肝性脂肪变性通常指弥散性肝实质变化过程，会导致肝损伤和肝功能不全，建议 sFLR 小于 40% 时行 PVE 治疗[10,12]。

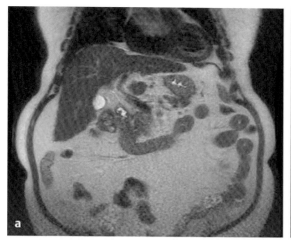
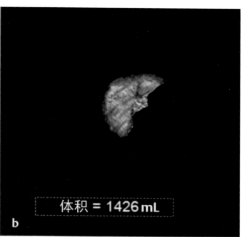
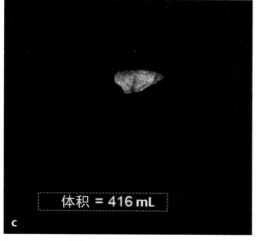

图 12.1　肝脏术前 MRI 评估。（a）腹部冠状位 MRI。（b）计算的总肝体积为 1426mL。（c）计算左肝体积为 416mL，其临界标准化 FLR 为 29.2%。（见彩图）

12.5 技术

在清醒镇静下进行手术,有时可采用全身麻醉。同侧或对侧经皮经肝入路建立门静脉通路[4, 13-15]。同侧入路穿刺包含肿瘤的肝叶组织,其有两大优势,一方面能够避免细针穿刺、导管鞘置放、导管操作等对 FLR 带来的损伤;另一方面,如果拟行右半肝扩大切除术,右侧门静脉入路有利于肝 4 段门脉分支插管。其主要缺点在于右侧门静脉分支选择,因其锐角而使入路变得困难。

对侧经皮经肝入路包括穿刺 FLR 肝组织。对侧入路的主要优势在于所需导管长度较短,从而减少无效腔,且更容易选择到右侧门静脉。尤其使用 NBCA 胶混合超化碘油(Guerbet)栓塞门静脉分支的时候,限制导管的无效腔至关重要。其主要缺点是有损伤 FLR 的潜在危险。同侧和对侧技术主要选择 PVE 颗粒和弹簧圈;其他栓塞剂也可以采用。

同侧入路应用 21G 或 22G Chiba 针穿刺右侧外周静脉分支(图 12.2)。该操作在透视标记门成超声引导下进行。通常

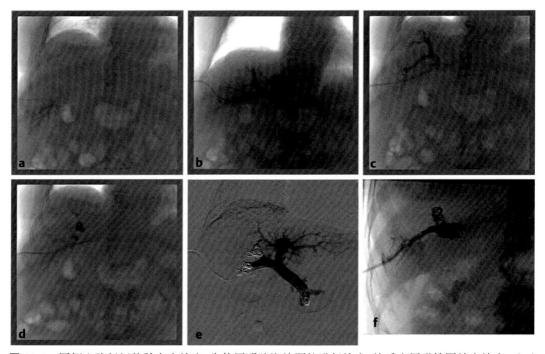

图 12.2 同侧入路行门静脉右支栓塞,先使用明胶海绵颗粒进行栓塞,然后应用弹簧圈补充栓塞。(a)超声引导下,采用 21G Chiba 穿刺针针穿刺门静脉右支外周分支,穿刺成功后注射对比剂以证实穿刺入路是否合适。(b)应用 5F 猪尾导管行门静脉造影,门静脉分支显影清楚。(c, d)应用 Simmons1 导管进行选择性门静脉右支造影。(e)栓塞后门静脉造影显示门静脉右支栓塞完全。(f)单幅正位透视影像显示混有对比剂的明胶海绵栓塞穿刺道。

沿右侧腋中线入路。通过穿刺针注射对比剂来证实门静脉穿刺成功。然后经引导针在透视引导下将 0.018 导丝置入门静脉主干。应用 Seldinger 技术将 5F 或 6F 血管鞘置入右侧门静脉。利用 5F 冲洗导管行正位门静脉造影以明确其解剖结构。门静脉 3D 重建旋转血管造影术可作为术中合适的参考。

当涉及第 4 肝段栓塞时，有些作者建议先栓塞第 4 肝段，这是因为在栓塞门静脉右支系统后再置管困难且有栓塞剂移除的可能[10, 12]。选择第 4 肝段门脉通常采用 0.035 超滑导丝（Glidewire，Terumo Medical Corp.）以及 5F 导管（如 Kumpe catheter，Cook Medical；Glidecath，Terumo Medical Corp.），然后引入超微导管（3F Renegade Hi-Flo catheter，Boston Scientific；或 2.8F Progreat catheter，Terumo Medical Corp.）经 5F 导管进入第 4 肝段远端并递送栓塞剂（图 12.3）。一些作者使用较

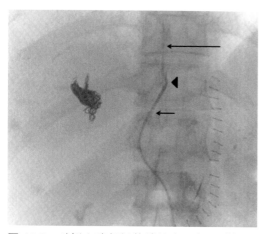

图 12.3 对侧入路行门静脉栓塞。径 6F 鞘（短箭），置入 5F Kumpe 导管（箭头）选择肝 4a 段分支。然后同轴引入 3F Renegade Hi-Flo 超微导管（长箭）经远端入路递送栓塞颗粒

大的栓塞颗粒（直径 100~700μm）栓塞门静脉直至停滞。然后使用弹簧圈栓塞第 4 肝段静脉近端以增强门静脉血液分流。注意门静脉右侧其他分支。将 5F 置换为 5F 反弧导管（Simmons 1，AngioDynamics，Simmons 2，Cook Medical，Bloomington，IL. Sos Omni 2，AngioDynamics），然后引入超微导管进行颗粒栓塞，直至停滞，而后用弹簧圈栓塞。最后置换反弧导管为冲洗导管，行冲洗门静脉造影以证实栓塞彻底。移除导管和导管鞘，用明胶海绵或弹簧圈栓塞穿刺通道。

对侧经皮经肝入路包括 FLR 初始入路。超声引导下，用 21G 或 22G Chiba 针穿刺第 3 肝段左叶外周分支。使用标准 5F 导管（Kumpe catheter，Cook Medical）选择静门脉右支和第 4 肝段门静脉分支，然后同轴引入超微导管（Renegade Hi-Flo，Boston Scientific）进行栓塞而不使用导管鞘。

用于 PVE 的栓塞剂种类很多，可单用也可以数种联合应用，常用的栓塞剂材料有明胶海绵、纤维蛋白胶、氰基丙烯酸醋（NBCA）、凝血酶、聚乙烯醇颗粒、血管封堵剂（St. Jude Medical）、弹簧圈和超化碘油等。虽然栓塞剂不同，但栓塞技术是一样的。值得注意的是，在一些文献报道中，使用 NBCA 胶栓塞可以使 FLR 体积增加更明显[16,17]。

12.6　术后处理与随访评估

PVE 是很好耐受的手术。术后当天观察 4~6 小时即可出院，也有一些患者需要住院 1~2 天。PVE 手术时常使用预防

性抗生素。术后出现恶心、呕吐时给予止吐药经静脉水化。缓解术后腹部不适可使用静脉止痛药，出院前改口服止痛药。PVE 术后 FLR 组织增生足够大适合手术切除，一般需要 4~5 周 [18]。肝脏体积增生程度的评估常采用随访 CT 或 MRI 测定。虽然有时需要等待 5 周的时间，但总体而言，FLR 增生在 2 周达到顶峰，接下来的 3 周肝组织增生平稳（图 12.4）[16, 19-23]。随访断层影像的时间也会考量有无慢性肝病存在。伴有肝硬化的患者的肝脏组织再生能力受损，PVE 术后 4~5 周行随访 CT 或 MRI，而无肝硬化的患者在 PVE 术后 3~4 周行断层影像检查。

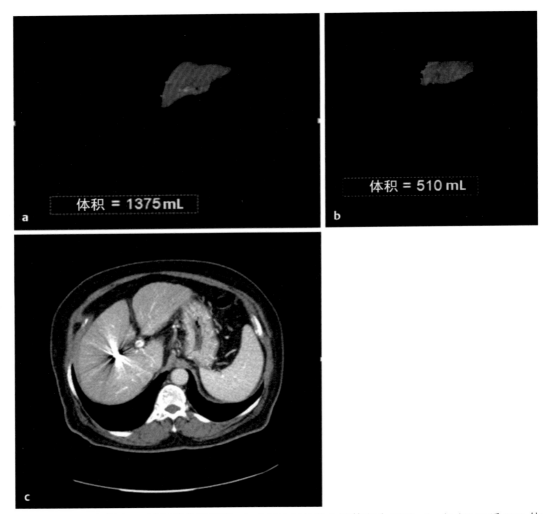

图 12.4　PVE 后采用 CT 进行肝体积测定。（ a ）PVE 后估计全肝体积为 1375mL。（ b ）PVE 后 FLR 体积为 510mL，体积比为 37.1%。（ c ）腹部轴位对比增强 CT 显示弹簧圈的条形伪影以及左肝叶代偿性增生。（见彩图）

12.7 副反应与并发症

PVE 并发症主要包括手术特异性并发症和非特异性并发症。非特异性经皮经肝手术并发症主要包括：败血症、胆道出血、包膜下血肿、假性动脉瘤、腹腔出血、气胸等。特异性并发症主要包括：门静脉高压相关曲张静脉出血、异位栓塞、门静脉主干血栓形成、栓塞血管再通等[24, 25]。不管是同侧入路还是对侧入路，其并发症发生率无明显差异[24]。

12.8 临床数据与结果

最近的文献报道，PVE 技术成功率为99.3%，临床成功率为96.1%。PVE 主要并发症发生率约为 2.5%，死亡率为 0.1%。FLR 体积平均增加 37.9% ± 0.1%。PVE 术后二期手术切除率为 80%，而未行手术切除的原因，局部肿瘤或转移瘤进展者占 6.1%，出现肝外转移者占 8.1%，其他因素占 4.5%，如 PVE 特异性并发症导致不能手术切除，患者拒绝手术切除，FLR 增生不足等。

> **要点**
>
> - PVE 是一种技术安全、有效的治疗方法，临床成功率高[16]。
> - PVE 主要并发症发生率低。
> - 透视引导入路前，先在超声引导下穿刺门静脉外周分支。
> - 采用超微导管递送栓塞剂以减少导管无效腔，使用更好控制和递送的栓塞剂，确保安全入路。

- 定期随访常规采用 CT 或 MRI（肝功能正常患者 3~4 周进行复查；肝功能受损患者 4~5 周复查）。

（张岳林 译 余子牛 校）

参考文献

[1] Farges O, Belghiti J, Kianmanesh R et al. Portal vein embolization before right hepatectomy: prospective clinical trial. Ann Surg 2003; 237(2): 208–217

[2] Abulkhir A, Limongelli P, Healey AJ et al. Preoperative portal vein embolization for major liver resection: a meta-analysis. Ann Surg 2008; 247(1): 49–57

[3] Beal IK, Anthony S, Papadopoulou A et al. Portal vein embolisation prior to hepatic resection for colorectal liver metastases and the effects of periprocedure chemotherapy. Br J Radiol 2006; 79(942): 473–478

[4] Madoff DC, Abdalla EK, Vauthey JN. Portal vein embolization in preparation for major hepatic resection: evolution of a new standard of care. J Vasc Interv Radiol 2005; 16(6): 779–790

[5] Jarnagin W, Chapman WC, Curley S et al. American Hepato-Pancreato-Biliary Association. Society of Surgical Oncology. Society for Surgery of the Alimentary Tract. Surgical treatment of hepatocellular carcinoma: expert consensus statement. HPB (Oxford) 2010; 12(5): 302–310

[6] Cucchetti A, Ercolani G, Vivarelli M et al. Is portal hypertension a contraindication to hepatic resection? Ann Surg 2009; 250(6): 922–928

[7] Ishizawa T, Hasegawa K, Aoki T et al. Neither multiple tumors nor portal hypertension are surgical contraindications for hepatocellular carcinoma. Gastroenterology 2008; 134 (7): 1908–1916

[8] Vauthey JN, Abdalla EK, Doherty DA et al. Body surface area and body weight predict total liver volume in Western adults. Liver Transpl 2002; 8(3): 233–240

[9] Abdalla EK, Barnett CC, Doherty D, Curley SA, Vauthey JN. Extended hepatectomy in patients with hepatobiliary malignancies with and without preoperative portal vein embolization. Arch Surg 2002; 137(6): 675–680, discussion 680–681

[10] May BJ, Madoff DC. Portal vein embolization: rationale, technique, and current application. Semin Intervent Radiol 2012; 29(2): 81–89

[11] Memon K, Riaz A, Madoff DC, et al. Colorectal metastases: intra-arterial therapies (chemoembolization/radioembolization) and portal vein embolization. In: Geschwind JF, Dake MD, ed. Abrams' Angiography Interventional Radiology. Philadelphia, PA: Lippincott Williams & Wilkins; 2014:126–128

[12] Avritscher R, de Baere T, Murthy R, Deschamps F, Madoff DC. Percutaneous transhepatic portal vein embolization: rationale, technique, and outcomes. Semin Intervent Radiol 2008; 25(2): 132–145

[13] Nagino M, Nimura Y, Kamiya J, Kondo S, Kanai M. Selective percutaneous transhepatic embolization of the portal vein in preparation for extensive liver resection: the ipsilateral approach. Radiology 1996; 200(2): 559–563

[14] de Baere T, Roche A, Vavasseur D et al. Portal vein emboliza-

tion: utility for inducing left hepatic lobe hypertrophy before surgery. Radiology 1993; 188(1): 73–77

[15] Azoulay D, Castaing D, Krissat J et al. Percutaneous portal vein embolization increases the feasibility and safety of major liver resection for hepatocellular carcinoma in injured liver. Ann Surg 2000; 232(5): 665–672

[16] van Lienden KP, van den Esschert JW, de Graaf W et al. Portal vein embolization before liver resection: a systematic review. Cardiovasc Intervent Radiol 2013; 36(1): 25–34

[17] de Baere T, Roche A, Elias D, Lasser P, Lagrange C, Bousson V. Preoperative portal vein embolization for extension of hepatectomy indications. Hepatology 1996; 24(6): 1386–1391

[18] de Baere T, Denys A, Madoff DC. Preoperative portal vein embolization: indications and technical considerations. Tech Vasc Interv Radiol 2007; 10(1): 67–78

[19] Nagino M, Kamiya J, Nishio H, Ebata T, Arai T, Nimura Y. Two hundred forty consecutive portal vein embolizations before extended hepatectomy for biliary cancer: surgical outcome and long-term follow-up. Ann Surg 2006; 243 (3): 364–372

[20] Ribero D, Abdalla EK, Madoff DC, Donadon M, Loyer EM, Vauthey JN. Portal vein embolization before major hepatectomy and its effects on regeneration, resectability and outcome. Br J Surg 2007; 94(11): 1386–1394

[21] Madoff DC, Hicks ME, Vauthey JN et al. Transhepatic portal vein embolization: anatomy, indications, and technical considerations. Radiographics 2002; 22(5): 1063–1076

[22] Abdalla EK, Hicks ME, Vauthey JN. Portal vein embolization: rationale, technique and future prospects. Br J Surg 2001; 88 (2): 165–175

[23] Madoff DC, Hicks ME, Abdalla EK, Morris JS, Vauthey JN. Portal vein embolization with polyvinyl alcohol particles and coils in preparation for major liver resection for hepatobiliary malignancy: safety and effectiveness—study in 26 patients. Radiology 2003; 227(1): 251–260

[24] Kodama Y, Shimizu T, Endo H, Miyamoto N, Miyasaka K. Complications of percutaneous transhepatic portal vein embolization. J Vasc Interv Radiol 2002; 13(12): 1233–1237

[25] May BJ, Talenfeld AD, Madoff DC. Update on portal vein embolization: evidence-based outcomes, controversies, and novel strategies. J Vasc Interv Radiol 2013; 24(2): 241–254

第 13 章　介入肿瘤学中的新兴技术

Omar Zurkiya，Rahmi Oklu

13.1　引言

随着经皮治疗和经血管治疗肿瘤的新兴概念和方法的陆续出现，肿瘤介入学成为了一个快速拓展的领域，无论是针对原发灶还是转移灶，它都提供了微创的治疗手段。虽然前文讨论的方法在肿瘤的治疗中已经十分成熟，但是还有很多新的方法有待进一步探索。本章将讨论肿瘤介入学中有前景的新技术。

13.2　介入引导系统

介入引导系统(INS)的概念是在操作过程中实时显示各种仪器的空间位置。通常包括将实时的患者位置以及包含术前成像数据的仪器数据进行整合[1, 2]。INS在神经外科、耳鼻喉科以及整形外科中都有着成功的运用[3]。在肿瘤介入学中，INS被越来越多地应用于患者，使得操作过程中的穿刺针或探针的位置和之前获得的所关注的病灶的图像数据保持一致。

通常由 CT 或 MRI 得到的术前图像被加载到 INS 的控制单元。目标病变或目标位置被映射到三维坐标中；基准标志或者标准的解剖标志用于注册。这些图像用于制订手术方案，包括确定皮肤表面的手术操作点和路线。在手术过程中，INS 的重要任务就是追踪手术器械的 3D 位置以及登记叠加于术前图像的信息。因此，INS 的性能取决于稳健的追踪系统。

追踪系统必须能够实时追踪手术器械的位置，因为它用于指导手术。这些系统通常被分为三个主要的部分：光学、电磁学以及磁场梯度的追踪。

光学追踪系统包括两个部分：位置传感器和追踪标志物。位置传感器发射红外光到包含将被追踪的手术器械的指定容积。追踪标志物定位于器械上，可能由被动或主动标记组成。对于被动标记，反射性的涂料将红外光重新定向到位置传感器。我们可用各种方法，如几何三角测量和飞行时间计算来计算出器械的位置。对于主动标记，位置传感器发射红外光，接着引发标志物的激活并发射出红外光。传感器探测到这种信号并且再次计算出器械的位置和方向。信息被传送到主机中，并在其中分析和展示数据。这些信息可能会与那些展示器械与所关注目标的实时关系的术前图像。

185

尽管处理的速度和精确度有所提升，但是光学探测的主要缺陷是必须维持视线位置传感器和标志物之间的视线。任何对象，包括医生，中断视线将使系统无法工作。此外，器械的任何变形都会降低系统的精确性。使用较长的探针时，重新定位会发生轻微的弯曲，导致反复操作探针的过程中系统精确性下降。

电磁（EM）追踪系统的原理是在磁场中检测磁铁探针来定位手术器械[4]。这个系统用电磁场来追踪而不是用光。器械配有传感线圈，在由 EM 发生器产生的磁场内移动。根据法拉第电磁感应定律，其会产生电流。感应电压的大小用来计算笛卡尔坐标中器械的位置。此时再将信息传送到主机进行分析和数据展示，电磁系统与光学系统相似。EM 的优势在于，设备不需要一个直接的视线，传感器可能在患者体内，允许针尖的直接追踪。理论上可能会因细针/探针的弯曲而减少错误。EM 追踪系统的一个缺陷是工作空间较小（<1m³）。诸如桌子、X射线源或者探测器等物体的金属伪影也是一个问题，但在新兴技术中其程度会下降。

INS 已被开发用于多种成像模式（图13.1）。CT 由于其高空间分辨率、提供密度和几何形状的定量信息的能力以及广泛的可用性，通常是优先选择的成像模式。无论是跟踪系统、光学或 EM 系统，目标器官的呼吸运动和变形仍然是问题。通过追踪参照点和应用几何变换的方法可以减少这些不精确之处。

超声成像具有实时、低成本、便携以及非电离辐射的优势。可通过将实时的超声图像与目标的虚拟图像重叠的系统来探索光学及 EM 追踪。

磁共振成像（MRI）系统包含内置梯度场，可用于实现 EM 追踪[5]。三对正交线圈位于传感器手柄中，用于检测 MRI 扫描仪的梯度场。通过比较测量的信号与 MRI 扫描仪的梯度场的存储映射来计算传感器的位置和方向。参考追踪系统的追踪点的位置和方向来规定扫描平面。MRI 具有独特的优势，包括极佳的软组织对比度和高度灵活的图像平面控制。自 2000年以来，MRI 引导系统已经用于肝肿瘤的热消融术[5]。应用以光学或 MRI 梯度为基础的追踪系统的追踪坐标来收集并覆盖实时 MRI 扫描。然而，高成本和较大的空间和资源需求是其广泛应用的主要障碍。

我们也可以组合不同的成像模式。术前 MRI 图像可以通过 CT 获得。如果需要实时可视化，则可以在行术中超声的过程中使用来自 MRI 或 CT 的术前断层成像。在这些系统中，通过光学或 EM 方法再次追踪以定位仪器。然后将数据与术前成像融合，以便对照术前确定的靶点实时显示仪器位置（图13.1）。利用多种模式的能力可能使 INS 能够利用每种模式的最有利特征，例如 MRI 的软组织对比度与超声的实时反馈。

INS 依然是一个非常有意义的领域，技术的进步不断提高其精确性、速度和易使用性。这些系统将会在介入放射学中发挥越来越大的作用。

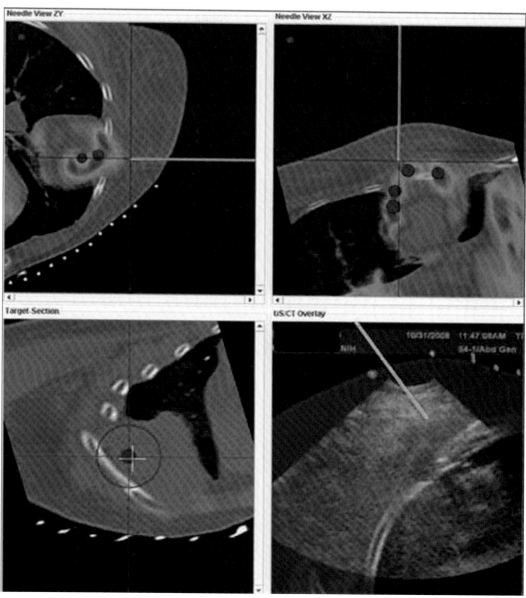

图 13.1 肿瘤复发患者近期行多次非诊断性 CT 引导下穿刺活检。PET 扫描图形用户界面显示代谢活动（蓝点），定向导航至肿瘤可行穿刺留样的部分。PET 数据被注册到术中多平面重建 CT 或术中超声，从而实现实时反馈。虚拟的针是由蓝线表示。图中所示为多平面／多模态导航，左下为指针阀。（Reproduced from Wood et al.[1]with permission.)（见彩图)

13.3 免疫栓塞

免疫栓塞使用生物反应调节剂或免疫试剂联合栓塞术以增强抗肿瘤反应,尤其用于肝脏恶性肿瘤。它是一种经导管动脉内治疗,包括在栓塞肝动脉后将免疫制剂注入肝动脉。

该手术的基本原理是,尽管巨噬细胞(Kupffer 细胞)、抗原呈递细胞和细胞群体有着部分固有免疫力,但在正常肝脏中免疫反应也是自然抑制的。为避免通过持续暴露于来自胃肠道的抗原来过度活化免疫系统,这种抑制是必要的。

免疫栓塞、轻度栓塞或化疗栓塞最初会导致肿瘤破坏,但也会向局部免疫系统呈递肿瘤抗原。同时使用生物反应调节剂将会诱导炎症反应,这改善了抗原呈递给局部免疫系统的情况。免疫系统的局部刺激将导致针对抑制未经治疗的肿瘤和循环癌细胞生长的肿瘤细胞的全身免疫应答的发展。

Kanai 等人首先描述了在肝细胞癌患者中使用 OK-432(Picibanil,Chugai Pharmaceutical Co., Ltd.)用于免疫栓塞[6]。OK-432 是通过用苄青霉素和热处理从化脓性链球菌(A 组)制备的冷冻干燥生物制品。自 1975 年以来,它在日本一直被用作抗癌剂,据报道其可诱导多种细胞因子,包括白细胞介素(IL)-1、IL-2、干扰素(IFN),肿瘤坏死因子(TNF)-α、IL-6、IL-8、粒细胞集落刺激因子(G-CSF),粒细胞 - 巨噬细胞集落刺激因子(GM-CSF)、IL-12 和 IL-18[7]。最初,手术方案涉及经导管动脉给予 OK-432 化合物,随后用纤维蛋白原、凝血酶和乙碘油栓塞[8]。自从首次应用以来已经报道了很多方案,其核心概念是经导管动脉给予免疫制剂,然后进行栓塞或化疗栓塞。

这种方法一直在尝试着应用于转移性葡萄膜黑色素瘤患者,主要使用 GM-CSF,它是免疫细胞分泌的一种糖蛋白,可以增加骨髓细胞产生,刺激巨噬细胞,增加单核细胞的细胞毒性的方法作用于肿瘤细胞系,并促进树突状细胞的成熟。在一项研究中,39 例患者中有 34 例转移性葡萄膜黑色素瘤患者,在第一期实验时,我们证明了动脉内注射混合了乙碘醇的 GM-CSF 是安全的。这 34 例患者的黑色素瘤是不能切除的。患者每 4 周进行一次肝动脉栓塞,都是在注入明胶海绵后再注入混合乙碘醇的 GM-CSF,并且每次的用量都是逐渐增加的。胸部 / 腹部 / 骨盆 CT 和肝脏 MRI 使用实体瘤反应评估标准(RECIST)进行结果评估以及临床评估。2 例患者完全应答,8 例患者部分应答(32%应答率),10 例(32%应答率)患者病情稳定。完全或部分应答者的中位生存期为 33.7 个月,而稳定或疾病进展患者的中位生存期为 12.4 个月。

接受高剂量治疗的患者的无进展生存期也有所延长,为 12.4 个月,而接受低剂量免疫栓塞的患者为 5.6 个月(高剂量 ≥ 1500μg,低剂量 ≥ 1000μg,$P < 0.05$)。这表明免疫栓塞可能诱导黑色素瘤细胞的全身免疫应答。

随访期间,6 例患者接受了肝外转移瘤切除术,病理显示有免疫反应的迹象。2 例显示 CD4+ 和 CD8+T 细胞和树突状细胞浸润，1 例显示单核细胞浸润伴肿瘤坏死。在接受 2000μg GM-CSF 给药的 10 例患者中，只有 1 例 3 级毒性（肝功能检查无症状升高）和 1 例 4 级毒性（使用麻醉药引起的呼吸抑制）。

随后进行的一项随机双盲 2 期临床研究中，纳入转移性葡萄膜黑色素瘤患者 52 例，随机接受乙碘油和明胶海绵栓塞，分别使用或不使用 2000μg GM-CSF。两组均证明有诱导的细胞因子产生，但在接受免疫栓塞的患者中更为突出。免疫栓塞组中肿瘤体积占比 20%~50% 的患者的生存期为 18.2 个月，相比之下，轻度栓塞组的患者的生存期为 16 个月（P=0.047）。免疫栓塞和轻度栓塞均具有良好的耐受性和低毒性。

13.4　经皮肝动脉灌注的饱和化疗

经皮肝动脉灌注的饱和化疗（CS-PHP）是一种微创局部治疗。其目标是实现肝脏的大剂量化疗，同时通过体外过滤肝静脉血来预防对身体剩余部分的毒性[9]。分离肝脏灌注的概念包括将回流到肝的静脉血转移到体外循环。治疗制剂通过静脉给药输注到肝内起作用，并且肝静脉回流经过灌注回路。然后血液回流至动脉。因此，治疗制剂在循环周期内连续作用于肝脏，通常持续 1 小时。在此期间，还需要静脉 - 静脉旁路使下半身的静脉回流通过心脏。

手术文献中首先描述了涉及肝脏灌注分离的方法，并包括广泛的操作。我们解剖并暴露了肝血管系统，夹紧下腔静脉（IVC）位于肝脏的部分并直接插管来为循环提供静脉回流。直接插管至胃十二指肠动脉，钳夹肝动脉以确保动脉血流分流到肝脏。暴露右侧隐静脉并插管，以通过直接插管的方式为下肢提供至左腋静脉的静脉回流。

经皮肝灌注是一种较新的方法，它使用双球囊导管经皮置入 IVC，以达到分流肝静脉血的目的（图 13.2）。然后经股动脉直接将大剂量的化疗药经皮导入肝动脉。双球囊导管中的网状部分允许离体肝脏血流在经颈内静脉经皮通路返回体循环之前在体外过滤[10]。

在黑色素瘤的肝转移患者中正在进行的临床试验，已经使得 CS-PHP 商业化（Hepatic CHEMOSA Delivery System，Delcath Systems Inc.）发展。选择化疗药物美法仑用于临床试验，因为即便高剂量给药也不会引起明显的肝毒性。以前这种技术也应用于分离肝灌注的手术，可用来治疗几种原发性肿瘤，如黑色素瘤、肝细胞肝癌、结直肠癌以及神经内分泌肿瘤。一期研究通过 CS-PHP 确定了美法仑（3mg / kg）的最大耐受剂量。总应答率（完全和部分应答）为 30%，转移性眼黑色素瘤患者的应答率为 50%。与之相比，三期的多中心随机试验的 CS-PHP 美法仑的无进展生存期为 8 个月，单纯的肝脏转移性眼或皮肤黑色素瘤患者的最佳替代治疗的无进展生存期为 1.6 个月（P<0.0001）；两者的总体无进展生存期分别为为 6.7 个月和 1.6 个月（P<0.0001）。

在转移性黑色素瘤或肝脏肉瘤患者的

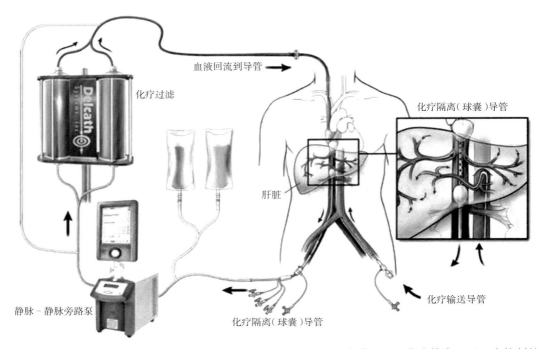

图 13.2 Delcath Hepatic CHEMOSAT 输送系统图表。经皮肝动脉灌注饱和化疗技术通过一个特制的双球囊导管来实现,阻断邻近肝静脉流出道的肝内下腔静脉,将会使静脉血里的化疗药物在体外过滤掉,然后通过静脉转流术进入颈内静脉回到体循环。(Reproduced from Deneve et al.[10]with permission.)(见彩图)

单中心实验中, Forster 等人报道了 90% [11] 的患者如果以肿瘤的体积来评估治疗效果,均属病情稳定或部分应答。在随访期间, 10 例患者中有 6 例死于其各自的疾病,从其诊断为肝转移开始计算,其中位生存期为 12.6 个月 [11]。在随访结束时尚有 4 例患者存活,有一例经历了 5.5 个月的肝无进展生存期,另一例为 44.5 个月。这个结果有利地印证了黑色素瘤协作研究(CMOS)小组的报告,发现黑色素瘤转移病例中从转移瘤确诊到死亡的中位时间 <6 个月 [12]。

CS-PHP 概念并不规定具体的化学治疗药物,需要根据各种肿瘤类型进行临床试验来确定各种因素,如化疗选择、剂量和循环时间等。

13.5　不可逆电穿孔

电穿孔最初开发出来是为了在实验中室提高细胞膜的通透性,方法是将其暴露在电脉冲之下。这种结果是可逆或不可逆的,取决于电场大小。通过临时创建的细胞膜上的"孔",各种药物或基因可以迅速有效地转移到细胞内。使用电穿孔管理化疗药物,而不会被细胞摄取的过程称为电化学疗法。不可逆性电穿孔(IRE)可以在没有其他辅助药物的作用下消融组织。此外,电穿孔不会发生其他消融模式可能产生的热能影响。这些优势使得 IRE 在肿瘤治疗方面的使用越来越多,尤其是在肝脏病变方面的应用最为广泛[13]。

IRE 使用电极施加高压,低能直流电穿过细胞形成孔道。细胞将会正常地修复这些孔道,使该过程可逆。然而,当孔道的生成率超过其修复率,细胞膜的损伤将达到非常严重的程度,导致细胞凋亡。相对热消融来说,这是一个优势,因为其会导致更多的细胞内容物泄漏到周围组织。随着细胞渗透性增加,可能引起炎症反应,并最终纤维化和瘢痕化[14]。

商用电消融系统被称为纳米刀(AngioDynamics)(图 13.3)。经皮穿刺将探针放置到靶器官,然后连接一个电源开始工作。IRE 探针与热消融探针类似,由一

个单一的金属轴尖端组成。探针有两种类型,分为单极和双极。单极探针需要在靶器官周围放置两根 19G 探针,间隔一定间距,根据施加电流在 2~3cm³ 的范围内导电工作。通过应用多达 6 根探针,可以扩大消融的范围。双极探针在针尖部包含两个间隔的电极。一个 16G 双极探针的消融范围可以达到将近 2cm × 2cm × 3cm,可以使用多个探针以增加消融区。

Thomson 等人报道了第一次行 IRE 的经验[15],这是一项探索 IRE 安全性的单中心非随机研究。共纳入 38 例晚期肝脏、肾脏或肺肿瘤患者,在全麻下接受 IRE 治疗,这些患者对标准治疗均无效。在 30 天内没有死亡事件发生。有 4 例患者发生短暂性室性心律失常,其余的 30 例患者均同步用 ECG 监测。这项研究表明当同步使用 ECG 时,IRE 的使用是安全的。纳米

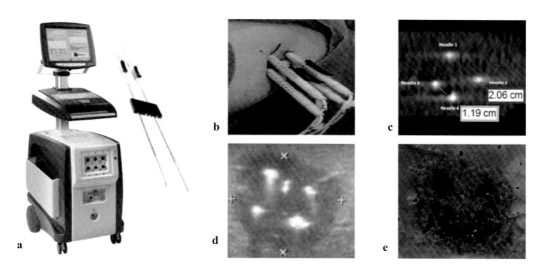

图 13.3　NanoKnife 系统和设备。NanoKnife 发动机有(a)两根不可逆电穿孔探针。(b)猪肝体内消融术中探针的位置。(c)CT 上探针放置的实时图像。(d)消融术后即刻超声显示低回声消融区。(e)消融区的大体标本。(Image courtesy of Angio Dynomics.)(见彩图)

刀设备使用 ECG 触发监视器来自动探测 R 波斜率，然后纳米刀机器在 50 毫秒的延迟后传输能量脉冲信号。因此能量的传输可以发生在心室不应期，或者心室不应期之前。

IRE 的操作包括根据肿瘤的大小，在 CT 或者超声引导下放置多根电极。麻醉的使用根据术者偏好，已经发表的研究结果都提倡使用神经肌肉阻滞，以便抵消治疗期间生成的高电压。麻醉剂包括罗库溴胺、苯磺酸顺阿曲库胺。术后当天或第二天的对比增强扫描（如果肾功能允许）是很有必要的，可以用来评估有无操作后的

直接并发症，以及评估病灶是否得到适当的治疗。一个成功治疗的病灶在对比增强扫描时会显示为无强化，并且消融边界覆盖整个肿瘤（图 13.4）。患者通常需要住院观察一晚并控制疼痛。Narayanan 等人回顾性分析了 IRE 和射频消融术的疼痛情况，发现两者并没有显著性差异[16]。

由于 IRE 的非热能性及以驱动细胞凋亡为主的作用机制，已有的 IRE 应用经验已经体现出了较好的前景，包括消融重要组织结构附近的病灶。Cannon 等人报道了一项肝肿瘤患者应用 IRE 的前瞻性研究，这项研究随访时间超过 2 年[17]。主

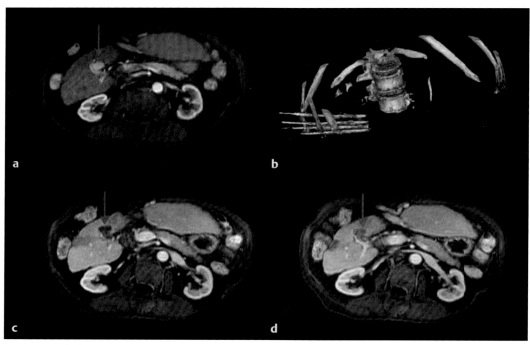

图 13.4 一例行不可逆电消融术的肝癌患者的图像。（**a**）术前 MRI 图像显示一个强化灶（箭）紧邻门静脉右前支。（**b**）消融过程的容积重建图像显示了探针位置。（**c**）消融后的 MRI 图像显示消融区（箭）无强化，周围有少量出血。（**d**）同一消融后 MRI 图像（箭）的门静脉期显示门静脉右支仍然完好。（见彩图）

要的肿瘤类型包括结肠癌（45%，n=20）、肝细胞性肝癌（35%，n=14）、非小细胞肺癌（n=2）、乳腺癌（n=2）、类癌／神经内分泌癌（n=3）、肾细胞黑色素瘤（n=1）和软组织肿瘤（n=1）。全部 46 个病灶（100%）被成功治疗。3、6、12 个月局灶无复发存率分别为 97.4%、94.6% 和 59.5%，大于 4cm 的病灶复发率较高。

一项纳入 14 例不能耐受手术或者接受标准治疗后不能行手术切除的胰腺癌患者 [18] 的研究中，没有发现死亡病例，术后扫描也没有证据表明血管受侵犯，尽管有 10 例患者存在肠系膜上动脉或肝动脉的 > 180° 包绕。2 例不可切除肿瘤患者（由于腹腔干和肝总动脉包绕）在接受 IRE 治疗后，紧接着接受切缘阴性切除术。中位无病生存期为 6.7 个月，中期总生存率在研究中未达到终点。局部病灶的患者的总生存时间较转移肿瘤患者明显延长（P = 0.02），对于 IRE 后进行手术切除的患者，其无病生存期亦明显延长（P = 0.04）。这项研究表明对于邻近血管结构的病灶 IRE 有一定的安全性，给肿瘤降期提供了机会，从而可以接受更多的治疗。

IRE 仍然是一项创新型的技术，越来越多的研究证实了其安全性和有效性，IRE 将会成为介入肿瘤学领域一个重要的治疗工具。

13.6　溶瘤病毒

溶瘤病毒指的是改良后用于治疗靶肿瘤的病毒 [19]。最常用于肿瘤基因治疗的病毒载体来自腺病毒、腺病毒相关病毒

和反转录病毒。目前已经发展了几种方法可以呈现特定包装细胞系以外的这些病毒复制缺陷，从而降低患者病毒复制或细胞转化的毒性风险。这些复制缺陷病毒历来被当作转染基因的载体加以研究。然而，由病毒复制引起的直接细胞病变效应本身就是一种有效的肿瘤破坏机制（病毒溶癌作用）。这种效应会通过再感染细胞溶解肿瘤细胞释放的子代病毒得到加强。这种增殖方式可能成为肿瘤治疗的新方式。

单纯疱疹病毒 1（HSV-1）作为溶瘤病毒，其安全性和有效性已经在几项临床试验中得以验证。HSV-1 是一种有衣壳和包膜的双链 DNA 病毒，其广泛存在并可以通过黏膜直接接触传播。在美国，HSV-1 的感染很常见，据报道感染率达到 66%~84%。通常情况下，女性比男性感染率更高，且随年龄增长而升高，在世界发达地区感染率最低。HSV-1 经皮肤或者黏膜感染通常是是通过感觉神经传输到三叉神经节，可以终生潜伏发病。神经节神经元激活可能发生和终止（例如，冷疱疹），病毒散布在口腔或三叉神经上皮细胞分布区。

HSV-1 具有多种特性，这些特性使它适合病毒溶瘤细胞的疗法。它不整合到细胞的基因组，其强大的转基因能可达到 50 kb，一些 HSV-1 突变体的特点是优先在肿瘤细胞复制而不是正常细胞。HSV-1 抗体的存在并不减弱其溶瘤细胞的功效。尽管 HSV-1 流行率较高，它却很少导致严重的疾病，而且有效的抗病毒药物可以终止不必要的病毒复制。

有几种复制缺陷的的 HSV-1 变异突变体已经建立并研究。它们的作用机制类似,在正常细胞中的复制明显减弱,而在肿瘤细胞中的复制却异常活跃[20]。G207、NV1020、rRp450 和 HSV1716 这几个菌株的研究已经完成[19]。相对于野生型 HSV-1,这些突变体都是减毒的。

G207 是由 Medigene 公司研制的 HSV-1 突变体,这个突变体的 γ134.5 基因位点被敲除,UL39(编码 ICP6)被嵌入的 β-半乳糖苷酶基因灭活。G207 的安全性已经在脑肿瘤项目的一期试验中得到验证[21]。尽管部分对象发生了不良事件,但是并没有毒性事件或者严重不良事件明确归因于 G207。本项研究中纳入了血清阳性和阴性的病例为对照组,对于 G207 的不良反应方面,两组数据并没有显著差异。

NV1020 是一个 HSV-1 突变体的内部重复域(联合区域),其被删除,取而代之的是 HSV-2 基因组片段。关于 NV1020 的一项 10 分钟肝动脉灌注的非盲剂量递增的一期研究已经完成[22]。发生的不良事件的严重程度为轻度至中度,且具有自限性。仅有 3 例患者发生的 3 起严重不良事件(1 例血清谷氨酰转肽酶短时升高,1 例腹泻,1 例白细胞增多)被认为可能与 NV1020 有关。研究中没有死亡病例,也没有传播疱疹感染的证据。

有一项多中心的 1/2 期研究评估重复剂量的 NV1020 应用于晚期转移性结直肠癌(mCRC)患者的安全性、药物动力学和抗肿瘤作用[23]。以肝脏病灶为主的 mCRC 患者接受了固定 4 周的动脉内

NV1020 剂量,接着进行了两个或以上疗程的常规化疗。所有患者在接受最低剂量的 NV1020(3×10^6 pfu)后,转移灶稳定进展。接受 1×10^7 pfu 的剂量后,1 例患者(共 3 例)表现为部分稳定。接受 3×10^7 pfu 和 1×10^8 pfu 的剂量时,分别有 3 例(共 4 例)和 3 例(共 3 例)患者表现为病灶稳定(SD)。1 例患者在接受最大剂量后,盆腔局部复发灶和肺部转移灶表现为完全缓解。在接受最优生物剂量的 NV1020 后,11 例患者(50%,共 22 例)最初表现为 SD。

OncoVEXGM-CSF 是一种表达 GM-CSF 的 HSV-1 变异体,在一项纳入 30 例患者的一期临床试验中,瘤内注射了这种变异体[24]。13 例患者为单剂量组,17 例患者为多剂量组。合格标准包括血清反应阴性和血清反应阳性的患者。在单剂量组患者中,HSV- 血清阴性的患者较阳性患者更容易发生 1 度发热、相关的全身症状、局部炎症、局部接种部位红斑及皮肤黑色素瘤。

在一项关于 OncoVEXGM-CSF 瘤内注射的二期研究中,纳入患者为ⅢC 或者Ⅳ期黑色素瘤患者[25]。这些患者接受初始剂量(注射到 1~10 个肿瘤)的治疗后,间隔 3 周,然后继续一周两次的注射,总共注射 24 次。血清反应阳性和阴性的患者均被纳入这项研究,两类患者的有效率相似。按照 RECIST 标准,总有效率为 26%(完全缓解反应,n=8;部分反应,n=5),1 年总生存率为 58%,2 年总生存率为 52%。

动脉腔内的病毒溶瘤法有望成为原

发性和转移性肝癌的一种新的治疗手段。了解病毒溶瘤治疗的背景和发展，对其未来的应用非常重要。

13.7　结论

　　介入肿瘤学已经成为肿瘤治疗重要的组成部分。无论是作为独立治疗方法还是作为综合治疗方案的一部分，介入肿瘤学不但被广为接受应用，而且在本章中还讨论了很多前沿进展。介入肿瘤学专家们有这样一个绝好的机会去帮助发展这些新的技术，使医学界能够将介入肿瘤学纳入标准的临床实践当中。新的治疗方法层出不穷，不太可能提供正在进行的所有研究的方法。本章内容试图介绍一些介入肿瘤学领域的新兴技术。介入肿瘤学的飞速发展可能会面临当下的很多挑战，但是正是这种发展使介入肿瘤学成为今天卫生保健方面最有活力的领域。

（聂春晖 艾静 译　周坦洋 校）

参考文献

[1] Wood BJ, Kruecker J, Abi-Jaoudeh N et al. Navigation systems for ablation. J Vasc Interv Radiol 2010; 21(8) Suppl: S257–S263

[2] Phee SJ, Yang K. Interventional navigation systems for treatment of unresectable liver tumor. Med Biol Eng Comput 2010; 48(2): 103–111

[3] Mirota DJ, Ishii M, Hager GD. Vision-based navigation in image-guided interventions. Annu Rev Biomed Eng 2011; 13: 297–319

[4] Yaniv Z, Wilson E, Lindisch D, Cleary K. Electromagnetic tracking in the clinical environment. Med Phys 2009; 36(3): 876–892

[5] Kurumi Y, Tani T, Naka S et al. MR-guided microwave ablation for malignancies. Int J Clin Oncol 2007; 12(2): 85–93

[6] Kanai T, Monden M, Sakon M et al. New development of transarterial immunoembolization (TIE) for therapy of hepatocellular carcinoma with intrahepatic metastases. Cancer Chemother Pharmacol 1994; 33 Suppl: S48–S54

[7] Ryoma Y, Moriya Y, Okamoto M, Kanaya I, Saito M, Sato M. Biological effect of OK-432 (picibanil) and possible applica-

[8] tion to dendritic cell therapy. Anticancer Res 2004; 24 5C: 3295–3301

[8] Yoshida T, Sakon M, Umeshita K et al. Appraisal of transarterial immunoembolization for hepatocellular carcinoma: a clinicopathologic study. J Clin Gastroenterol 2001; 32(1): 59–65

[9] Alexander HR, Jr, Butler CC. Development of isolated hepatic perfusion via the operative and percutaneous techniques for patients with isolated and unresectable liver metastases. Cancer J 2010; 16(2): 132–141

[10] Deneve JL, Choi J, Gonzalez RJ et al. Chemosaturation with percutaneous hepatic perfusion for unresectable isolated hepatic metastases from sarcoma. Cardiovasc Intervent Radiol 2012; 35(6): 1480–1487

[11] Forster MR, Rashid OM, Perez MC, Choi J, Chaudhry T, Zager JS. Chemosaturation with percutaneous hepatic perfusion for unresectable metastatic melanoma or sarcoma to the liver: a single institution experience. J Surg Oncol 2014; 109 (5): 434–439

[12] Diener-West M, Reynolds SM, Agugliaro DJ et al. Collaborative Ocular Melanoma Study Group. Development of metastatic disease after enrollment in the COMS trials for treatment of choroidal melanoma: Collaborative Ocular Melanoma Study Group Report No. 26. Arch Ophthalmol 2005; 123 (12): 1639–1643

[13] Narayanan G, Froud T, Suthar R, Barbery K. Irreversible electroporation of hepatic malignancy. Semin Intervent Radiol 2013; 30(1): 67–73

[14] Rubinsky B, Onik G, Mikus P. Irreversible electroporation: a new ablation modality—clinical implications. Technol Cancer Res Treat 2007; 6(1): 37–48

[15] Thomson KR, Cheung W, Ellis SJ et al. Investigation of the safety of irreversible electroporation in humans. J Vasc Interv Radiol 2011; 22(5): 611–621

[16] Narayanan G, Froud T, Lo K, Barbery KJ, Perez-Rojas E, Yrizarry J. Pain analysis in patients with hepatocellular carcinoma: irreversible electroporation versus radiofrequency ablation-initial observations. Cardiovasc Intervent Radiol 2013; 36(1): 176–182

[17] Cannon R, Ellis S, Hayes D, Narayanan G, Martin RC, II. Safety and early efficacy of irreversible electroporation for hepatic tumors in proximity to vital structures. J Surg Oncol 2013; 107(5): 544–549

[18] Narayanan G, Hosein PJ, Arora G et al. Percutaneous irreversible electroporation for downstaging and control of unresectable pancreatic adenocarcinoma. J Vasc Interv Radiol 2012; 23(12): 1613–1621

[19] Kuruppu D, Tanabe KK. Viral oncolysis by herpes simplex virus and other viruses. Cancer Biol Ther 2005; 4(5): 524–531

[20] Chase M, Chung RY, Chiocca EA. An oncolytic viral mutant that delivers the CYP2B1 transgene and augments cyclophosphamide chemotherapy. Nat Biotechnol 1998; 16(5): 444–448

[21] Markert JM, Medlock MD, Rabkin SD et al. Conditionally replicating herpes simplex virus mutant, G207 for the treatment of malignant glioma: results of a phase I trial. Gene Ther 2000; 7(10): 867–874

[22] Kemeny N, Brown K, Covey A et al. Phase I, open-label, dose-escalating study of a genetically engineered herpes simplex virus, NV1020, in subjects with metastatic colorectal carcinoma to the liver. Hum Gene Ther 2006; 17(12): 1214–1224

[23] Geevarghese SK, Geller DA, de Haan HA et al. Phase I/II study of oncolytic herpes simplex virus NV1020 in patients with extensively pretreated refractory colorectal cancer meta-

static to the liver. Hum Gene Ther 2010; 21(9): 1119–1128

[24] Hu JC, Coffin RS, Davis CJ et al. A phase I study of Onco-VEXGM-CSF, a second-generation oncolytic herpes simplex virus expressing granulocyte macrophage colony-stimulating factor. Clin Cancer Res 2006; 12(22): 6737–6747

[25] Senzer NN, Kaufman HL, Amatruda T et al. Phase II clinical trial of a granulocyte-macrophage colony-stimulating factor-encoding, second-generation oncolytic herpesvirus in patients with unresectable metastatic melanoma. J Clin Oncol 2009; 27(34): 5763–5771

索 引

B

丙型肝炎病毒　83

不可逆电穿孔　60

C

磁共振引导超声聚焦术　160

D

胆管癌　152

F

放射性肺炎　87

放射性栓塞综合征　133

非酒精性脂肪肝炎　83

非小细胞肺癌　37

G

肝动脉栓塞术　139

肝结直肠癌　125

肝细胞癌　59

骨水泥成形术　165

骨肿瘤　160

H

化疗栓塞　72

J

假性血管平滑肌脂肪瘤　9

介入引导系统　185

经动脉化疗栓塞术　125

经皮肝动脉灌注的饱和化疗　189

经皮冷冻疗法　38

经皮冷冻消融术　39

L

冷冻消融术　5

M

门静脉栓塞术　178

免疫栓塞　188

R

热消融术　37

溶瘤病毒　193

S

射频消融术　5

神经内分泌肿瘤　139

肾上腺恶性肿瘤　15

肾上腺皮质癌　29

肾上腺转移瘤　29

肾细胞癌　1

肾细胞癌经皮消融治疗　1

数字减影血管造影术　73

栓塞后综合征　145

T

体外放射治疗　160

W

微波消融术　19

X

选择性内部放射治疗　83

Y

乙型肝炎病毒　83

Z

转移性肾上腺皮质癌　29

转移性嗜铬细胞瘤　33

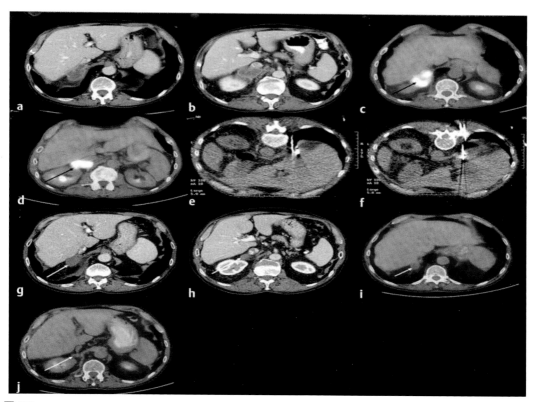

图 2.3

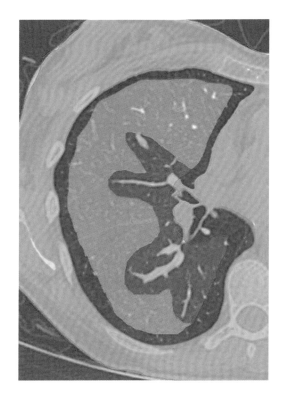

图 3.2

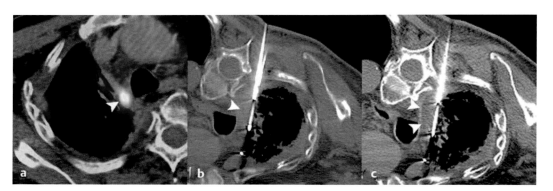

图 3.5

彩插 2

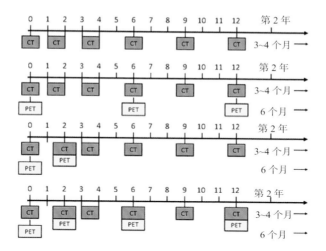

图 3.14

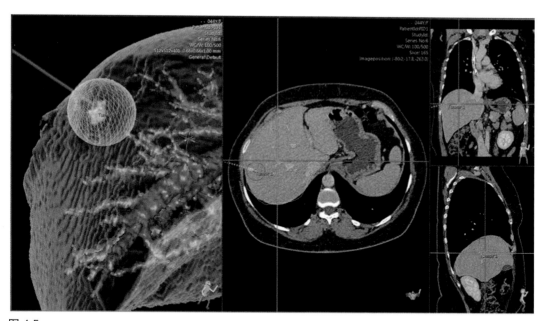

图 4.5

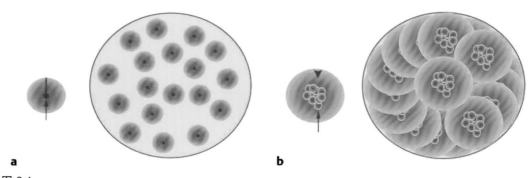

a

b

图 6.1

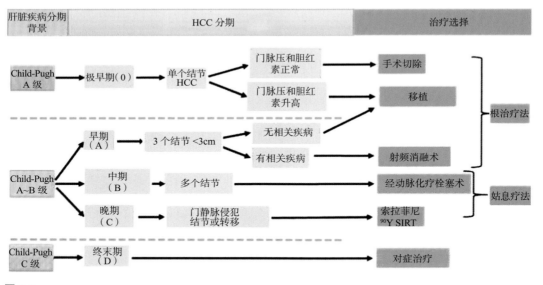

肝脏疾病分期背景	HCC 分期			治疗选择

图 6.2

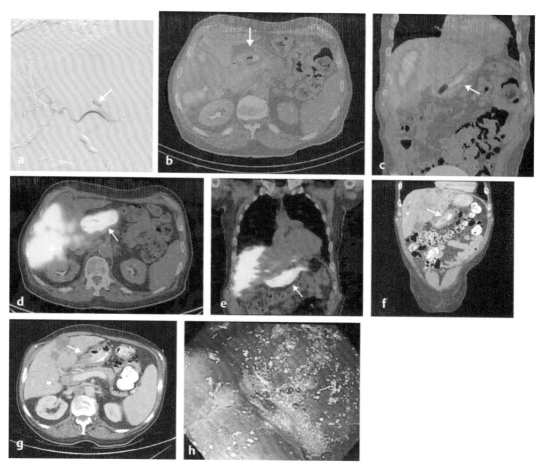

图 6.4

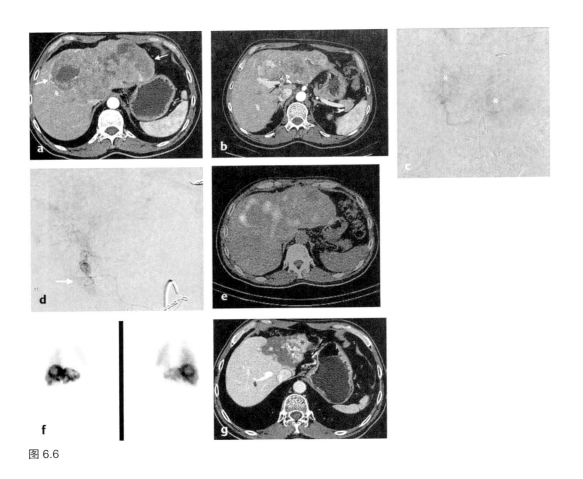

图 6.6

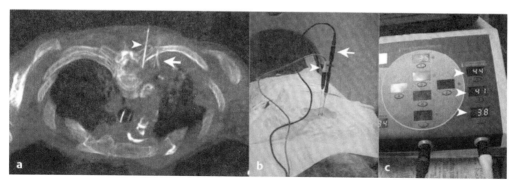

图 11.3

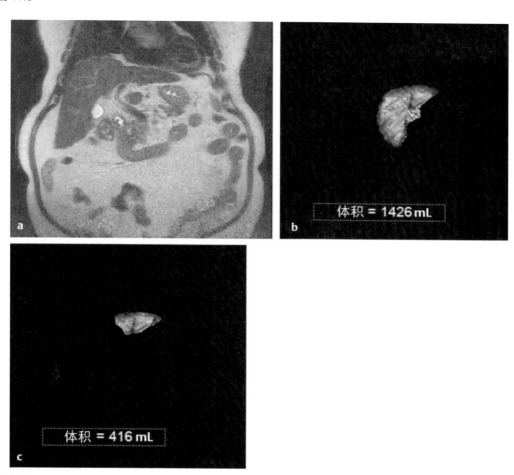

图 12.1

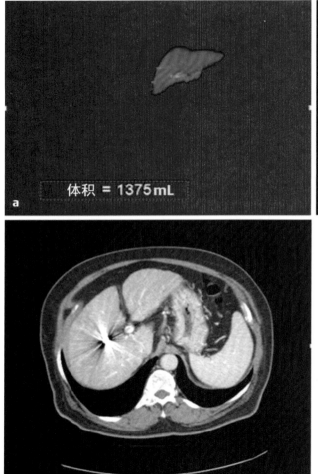

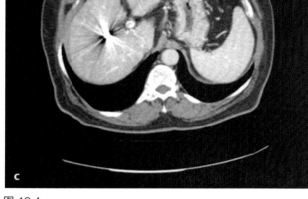

图 12.4

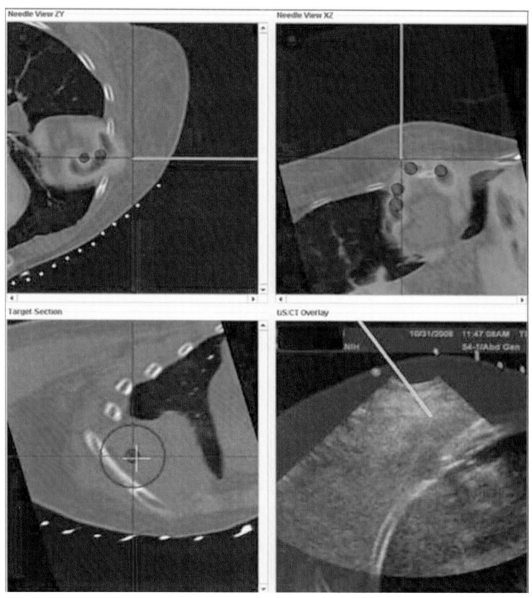

图 13.1

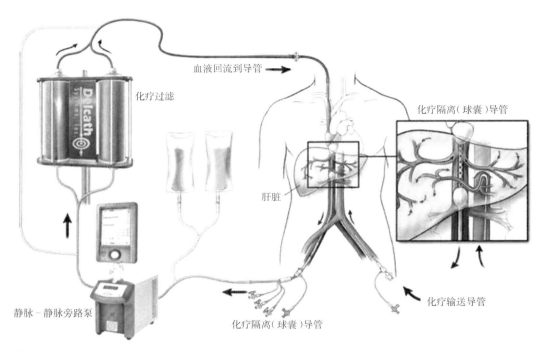

血液回流到导管

化疗过滤

化疗隔离（球囊）导管

肝脏

静脉－静脉旁路泵

化疗隔离（球囊）导管

化疗输送导管

图 13.2

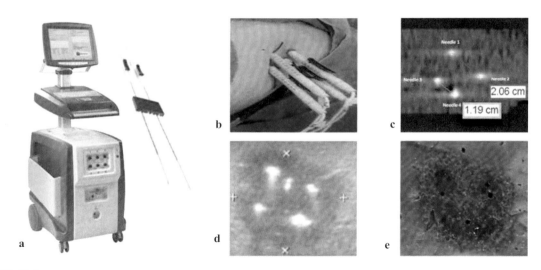

a

b

c
2.06 cm
1.19 cm

d

e

图 13.3

彩插 10

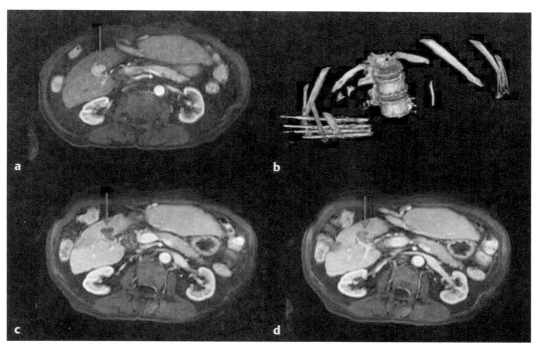

图 13.4